中医膏方治验

王绪前 编著

U0212426

人民卫生出版社

图书在版编目（CIP）数据

中医膏方治验/王绪前编著. —北京：人民卫生出版社，2020
ISBN 978-7-117-30137-4

Ⅰ.①中… Ⅱ.①王… Ⅲ.①膏剂-方书-中国 Ⅳ.①R289.6

中国版本图书馆 CIP 数据核字（2020）第 107338 号

人卫智网	www.ipmph.com	医学教育、学术、考试、健康，
		购书智慧智能综合服务平台
人卫官网	www.pmph.com	人卫官方资讯发布平台

中医膏方治验

编　　著：王绪前
出版发行：人民卫生出版社（中继线 010-59780011）
地　　址：北京市朝阳区潘家园南里 19 号
邮　　编：100021
E - mail：pmph @ pmph.com
购书热线：010-59787592　010-59787584　010-65264830
印　　刷：三河市博文印刷有限公司
经　　销：新华书店
开　　本：710×1000　1/16　　印张：13
字　　数：213 千字
版　　次：2020 年 7 月第 1 版　2024 年 4 月第 1 版第 2 次印刷
标准书号：ISBN 978-7-117-30137-4
定　　价：42.00 元

打击盗版举报电话：010-59787491　E-mail：WQ @ pmph.com
质量问题联系电话：010-59787234　E-mail：zhiliang @ pmph.com

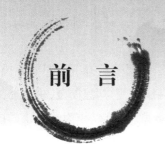

前　言

　　夫医者,赞天地化育,生生之道也,明斯道者,诚仁孝之大端,养生之首务。中医之用膏方,无病养之,有病治之,由来久矣。其疗疾病,重辨证论治也,乃中医治病之精髓,昔于初学中医者而言,难度大矣。有人望而生畏,畏医书之浩如烟海,而难静心以仔细搜求;或言古籍之艰涩难懂,而置案头却终生不读;或秘效方而师门相授,苟非至亲而绝不外传,故而虽喜爱之,但却步于中医门外。有人死啃书本,却难达效果,有人纸上谈兵,却不明医理,有人按图索骥,却收效甚微。

　　笔者从事中医教学、临床四十余年,努力探索将中医辨证论治的精髓结合于临床,为了让更多的人感受中医的魅力,用中医来保健强身,用中药来祛除疾病,毕生研究中医中药,人生在世不留遗憾留痕迹,笔者将自己的一些经验,尤其是应用膏方的体会,公之于世,毫不保留地传授给世人,以企救治芸芸众生。

　　自入中医门墙,研读岐黄典籍,涉猎神农濒湖,白日授课应诊,夜幕读书笔耕,深恐学不博而误人子弟,技不精而祸人性命。多年从事中医药,反复临床实践,逐渐形成个人之临床经验体会。多年临床,深悟患者受年龄、性别、嗜好、环境诸多因素影响,接受中医药的体验并不一样,有人喜爱汤剂却病,有人习用丸剂图治,有人愿意膏剂调理,有人愿以酒剂享用,各随其便而用之。

　　中医膏方乃杏坛治病之精髓,国医之奇葩,传播中医膏方,光大中医,此亦吾之责也。膏方者,博雅润泽也。博乃指膏方应用的药物广博,雅乃指不用或少用对身体伤害的药物,润乃指滋润稠厚之物,泽乃指光泽,外观漂亮。中医中药乃中华民族文化的璀璨明珠,为民族繁衍昌盛做出了重大贡献,中医膏方为民众的健康做出新的贡献,此亦吾心之所系也。尤其是年老之人、妇幼者,更钟情于膏滋。以膏滋调理，同样能保护人体健康。健康者，体壮曰健，心怡曰康。

膏剂，是中医用以治病的一种剂型，属于中医里膏、汤、丸、散、丹、酒、露、锭八种剂型之一。其具有未病先防、有病早治、既病防变、病愈防复、摄生防衰等多方面的特点。既可以作为调养身体的一种剂型，也可以作为治疗疾病的手段之一。膏方的特点：①从组成来看：有繁简之殊。繁者，全面照顾，不偏不倚，有条不紊，杂而不乱；简者，药物精炼，组方简单，配伍精当，突出重点。从现在所用膏方来看，多以较多药物组成，既可以全面照顾病情，又可以协调药物之间的作用。②从服法而言：有内服外用之别，内服者，直达病所，不损胃气，易于消化，有利吸收，尤宜于平素胃肠功能不佳、体弱多病者，老少皆宜，无汤剂味苦难服之忧，服用方便，口感怡人，便于携带，易于保管，省时省事，省力省钱，行之有效；外用者，以外用见长，既可治外亦可疗内，既可近疗又可远治，无服药之苦，效果斐然，使用方便，副作用少，易于接受。③从功效分析：有祛病、延年之不同，祛病者功专力宏，目的单一，直捣病之巢穴，一击而病退；延年者一方多功，补益气血，调理阴阳，平和而功久。④从制法来辨，有清膏、稠膏之分：清膏者自药成膏，无需外加其他之物；稠膏者外辅以蜜、脂、糖、饴、胶之品，以助其成形。膏方之制，选药精当，炮制考究，制法精炼，四季用之，祛病延年，寿夭可长，且易懂、易学、易用。内服膏滋有滋补强身、抗衰延年、防病治病的作用，但膏方并非单纯补益剂，乃包含救偏却病的特点。传统的膏剂如益母草膏、夏枯草膏、枇杷膏等，可根据客观情况灵活选用。

膏方不是单纯的滋补品，也不是保健品，中医膏方具有中药复方优势，也是治疗各种疾病的剂型之一，有人将膏滋药理解为只有内科疾病患者可以服，也有人以为中老年人可以服膏滋药，青年及儿童不宜服用，还有人将膏滋药作为万能的，取代汤剂、丸剂等。这些看法和认识，是片面和不够准确的。实际上膏滋药适用对象非常广泛，膏方并不完全等于补药，其中，既有以补为主的膏药，也有以治病祛邪为主的膏方。

古代所制膏方，源流庞杂，故弄玄虚，参以迷信，不可而就，吾涉猎文献，考究渊源，采集精华，希冀读者能轻松了解、应用膏方，读之自然，用之自如，对于解除自身的痛苦或他人的痛楚有所裨益。

本书力求将自己所用之膏方，尽力录之，突出膏方的实用性、可操作性，吾涉猎群书知识有限，经验有限，水平有限，但愿将自己所学之体验，所用之收获,和盘托出,希冀开小径于书山,置苇舟于学海,添枝叶于杏林,增滴水于橘井。

现在一些书刊、讲座将中医膏方一律作为补益的代名词,实在是对膏方的误解。吾曾编写《临床中药应用鉴别速览》《临床中药学解悟》《中药谚语集成》《方药传心录》《中医食疗》等书,本书所收载之方大部分散载于诸书中。希冀使学者有所知,习者有所得,用者有所获,医者受其益,病者受其利。

全书分上篇、下篇。上篇主要从理论上对于膏方进行阐述;下篇按照疾病用膏方进行分述。每个疾病统一按照发病原因、表现特点、治疗体会、预防调摄、病案举例五个方面进行编写,其中治疗体会又分为方名、组成、方歌、功效、主治、用法、加减、使用注意、体会等栏目编写。

余教学偶有心得,临床或有体验,夜读时有新知,皆笔之于书,积久而成册,此乃读书心得,管见一二,希冀弘扬岐黄,然书山难窥全貌,学海无涯,舛讹之处,敬请读者指正是幸。

湖北中医药大学　王绪前

2020 年 2 月

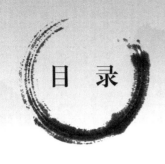

目　录

上篇 理论阐释

中医使用膏方治病养生历史悠久,并一直传承,成为中医药中的瑰宝。膏方起于汉唐,传于两宋,盛于明清,流于盛世民间,最早在《黄帝内经》中就有记载,例如马膏。长沙马王堆西汉古墓考古发现的帛书《五十二病方》中也有用膏方的记载,如肪膏、脂膏、彘膏等。

古往今来,以膏方告别病痛,救人水火,脱离疾苦,世所认同,但仅为医家所用,虽博大精深,却湮没医籍中,无闻于世,有待挖掘、整理,呈精华于大众,以造福芸芸众生,以膏方治病养生也是一重要途径。中医中药乃中华民族文化的璀璨明珠,为民族繁衍昌盛做出了重大贡献,中医膏方亦是中医药学之精髓。

一、膏方释义

膏药是一个较为广义的剂型,有外敷和内服两种,外敷膏剂是中医外治法中常用药物剂型,多用于骨伤科、外科、皮肤科疾患,也用于其他疾病,如内科、妇科等病证。常用的有软膏药、硬膏药,古代称为"薄贴"。

膏方,又名膏剂,是以其剂型为名,属于中医膏、汤、丸、散、丹、酒、露、锭八种剂型之一。现在所云膏方多指内服药,是根据个人的不同体质、不同疾病、不同表现特点而确立的不同处方,将饮片再三煎熬,取浓缩液掺入如阿胶、鹿胶、龟胶、蜂蜜、饴糖、木糖醇等制成的一种稠厚状半流质或冻状剂型。一年四季均可用膏方调理,但以冬令进膏方作用最佳,多具有营养滋补、治疗和预防等综合作用。膏方以滋补类为多,但又并不限于滋补,现在以膏方治病已经非常普遍,制作过程严格,只有经过精细加工的膏方才能最终成为上品。

膏的含义较广:①以油脂为膏。②以凝而不固称膏,即浓稠的糊状物。

1

③指口味,以甘美滑腴为膏。④指内容,以物之精粹为膏。⑤指作用,以滋润为膏。

中医之用膏方,以正阴阳之不和,以调疾病之偏颇,以延寿夭之短长,有病治之,无病养之。中医膏方乃杏坛治病之精髓,国医之奇葩。膏方者,不损胃气,易于消化,有利吸收,老少皆宜,无汤剂味苦难服之忧,口感怡人,便于携带,易于保管,省时省事,省力省钱,行之有效,尤宜于亚健康状态人群进行调养。

二、膏方发展

关于膏,在《周礼·天官冢宰·宫正·外饔(yōng)》有记载:"凡用禽献:春行羔豚,膳膏香;夏行腒鱐(sù),膳膏臊;秋行犊麛(mí),膳膏腥;冬行鲜羽,膳膏膻。"郑玄注引汉·郑司农曰:"膏臊,豕膏也,以豕膏和之。"所谓豕膏:即猪油煎熬去滓,冷冻而成,将猪膏含于口中,使猪油膏保留被覆于疽上,三天便会病愈。此乃外用之。

先秦古籍《山海经》虽有记载羊脂类药物,用于涂擦皮肤防治皲裂,但并未形成气候。《黄帝内经》中有关于膏剂的记载,如《灵枢·痈疽》云"痈发于嗌中,名曰猛疽,猛疽不治,化为脓,脓不泻,塞咽,半日死;其化为脓者,泻则合豕膏,冷食,三日而已……"。《灵枢·经筋》云"足阳明之筋……其病足中指支胫转筋,脚跳坚,伏兔转筋,髀前踵,癞疝,腹筋急,引缺盆及颊,卒口僻;急者,目不合,热则筋纵,目不开。颊筋有寒,则急,引颊移口,有热则筋弛纵,缓不胜收,故僻。治之以马膏,膏其急者;以白酒和桂,以涂其缓者,以桑钩钩之,即以生桑炭置之坎中,高下以坐等。以膏熨急颊,且饮美酒,啖美炙肉,不饮酒者,自强也,为之三拊而已"。书中记载有豕膏、马膏。张介宾《类经·卷十七·十二经筋痹刺》注:"马膏,马脂也,其性味甘平柔润,能养筋治痹,故可以膏其急者。白酒辣,桂性味辛温,能通经络,行血脉,故可以涂其缓者。"

内服膏滋是由汤药(煎剂)浓缩演变发展而来,凡汤丸之有效者,皆可熬膏服用,故膏方也有相当漫长的发展历史。《神农本草经》有"药性有宜丸者,宜散者,宜水煮者,宜酒渍者,宜膏煎者"的记载。最初的膏方,外用的叫"薄贴",内服的叫"煎"。《金匮要略》中的乌头煎(乌头、蜜),猪膏发煎(猪膏、乱发),其制法类似现代膏滋方的制法。这也是将膏滋方作为内服的最早记录。

《金匮要略·腹满寒疝宿食病脉证并治》载"乌头煎方：乌头大者五枚（熬，去皮，不咬咀）。上以水三升，煮取一升，去滓，内蜜二升，煎令水气尽，取二升，强人服七合，弱人服五合。不差，明日更服，不可一日再服"。这里的乌头煎之"煎"，实乃膏之意。《金匮要略·黄疸病脉证并治》载"诸黄，猪膏发煎主之。猪膏发煎方：猪膏半斤，乱发如鸡子大三枚。上二味，和膏中煎之，发消药成，分再服。病从小便出"。这里的"煎"，也是膏的意思。这一时期，膏方已经出现端倪，并已在临床上应用，但所治疗的病种、病证尚单一，工艺较为简单。

晋代葛洪《肘后备急方》诸膏方制剂有用苦酒（即醋）与猪油做溶剂的特点，药制成后，既可外用以摩病处，又可内服。如《肘后备急方·卷二·治伤寒时气瘟病方》治温毒发斑，大疫难救之黑膏（生地黄、豆豉、猪脂、雄黄粉、麝香），功能清热解毒，活血散结。

晋唐时期将膏方也称为薄贴，根据现在的解释，薄贴的意思是：①为膏药之古称。②现在所云薄贴包括膏药、油膏，也包括由其他基质所调制的膏剂。晋末《刘涓子鬼遗方》中有多种"薄贴"的记载。该书主要针对外科用药，故所制作的所谓薄贴多为外用，其"薄贴"类似于现在所谓的"狗皮膏药"的制法。其制法是：将药物浸泡在麻油内几天，入锅煎熬，待药物枯黑，去渣，熬至极为稠厚的状态时，加入铅丹拌匀，将锅离火，药液逐渐凝固，凝固后取出切成大块，浸泡凉水中去火毒。用时加热融化，摊于布或厚纸或薄油纸上，贴于局部。这种内科膏药有祛风、化湿、行气、活血、止痛等作用。外科膏药对肿疡有祛腐、生肌、收口、护肉等作用。东晋陈延之的《小品方》中也有关于膏方的记载，如地黄煎（生地黄），是单独一味作为滋补膏方。

唐代，膏方已用于滋补强身，比如杏仁煎、枸杞煎。此时期内服膏方仍然叫做"某煎"，除用于治疗外，亦作为药饵补剂向养生延伸。《千金翼方·卷二十三》专设"薄贴"，其药方命名也多用此名称，如松脂贴、升麻薄、白蔹薄、寒水石薄、野葛贴等。薄贴作外用。

《备急千金要方》中有个别"煎"方已与现代膏滋方大体一致，如《备急千金要方·卷十八·大肠腑·咳嗽第五》的苏子煎（苏子、杏仁、白蜜、生姜汁、地黄汁）将药味捣碎，取汁，去滓，熬如脂状，纳蜜，煎如饴状，治阴虚咳喘已久。《备急千金要方·卷五·少小婴孺方》的五物甘草生摩膏（甘草、防风、白术、雷丸、桔梗），治疗新生儿肌肤柔弱，身体壮热、手足惊掣。

王焘的《外台秘要·卷三十一》载"古今诸家煎方六首",如鹿角胶煎(鹿角胶、生地黄、紫苏子、生姜、猫牛酥、白蜜),蒜煎方(蒜、牛乳、牛膝),实际上同现代的膏方。这些煎方均作滋补强壮剂。

宋代,内服膏方的叫法由"煎"逐渐向"膏"过渡,并以内服为主,基本沿袭唐代风格,用途日趋广泛,如《太平惠民和剂局方·卷十》之助胃膏,治疗小儿胃气虚弱,乳食不进,腹胁胀满,肠鸣泄泻,哯(xiàn 呕吐意)乳便清,或时夜啼,胎寒腹痛。钩藤膏治疗小儿胎寒胃冷,腹肚疼痛,夜间啼哭等。

金元时期,内服膏方的称谓才正式改为"膏方",制作工艺也日渐完善,标志着膏方发展到了成熟阶段,而此时已从药用发展到膳食调养,强调延年益寿,填精补髓,发白变黑,返老还童的作用。如《饮膳正要·卷二》之天门冬膏、《东垣试效方·卷五》之清空膏等。在此期间,膏方也逐渐引入到食疗中,如《饮膳正要·卷二》用赤赤哈纳(原为酸刺,即沙棘)。

明清膏方更趋完善和成熟,临床应用更加广泛。表现为膏方的命名正规、制作规范,膏专指滋补类方剂,煎指水煎剂,数量大大增加,临床应用更加广泛。膏方的名称,多采用"某膏"的方式命名。明代缪希雍《先醒斋医学广笔记·卷四》谓:"膏者,熬成稠膏也。"膏已成为滋润补益类方剂的专用名称,煎则转为水煎剂的同名语。膏滋备受人们欢迎,医家更是撷取膏滋之长,加以辨证处方,调治体弱之人,从而出现了因人处方而制的膏方,由于疗效显著,不断得以发展,成为中医药剂中的一大剂型。明代一些著名膏方,组成简单,流传至今,影响极大,如洪基《摄生总要》"龟鹿二仙膏"、龚廷贤《寿世保元·卷四》"茯苓膏"、张景岳《景岳全书·卷五十一》"两仪膏"等。内服膏方在制作方法方面也基本固定,即用水多次煎煮,浓缩药液,最后加蜂蜜等成膏。

清代,膏方已广泛用于内外妇儿各科,上至宫廷,下至民间,此时期在膏方的制作上有了严格的规定。吴尚先系统地进行了总结,而《理瀹骈文》是当时颇有代表性的膏方专著。书中对膏方的治病机制、应用方法,尤其在制备工艺上均进行了详细的论述和较完整的总结,并专列"膏药制法""膏药施治",其对膏药膏方的评价很高,他在《理瀹骈文·略言》中说:"膏,纲也;药,目也。膏判上中下三焦,五脏六腑,表里、寒热、虚实,以提其纲;药随膏而条分缕析,以为之目。膏有上焦心肺之膏,有中焦脾胃之膏,有下焦肝肾之膏。有专主一脏之膏,脏有清有温,有专主一腑之膏,腑有通有涩,又有通治三焦、通治脏腑、通治六腑之膏。又有表里寒热虚实分用之膏、互用之膏、兼用之膏。"并批评有人但知痞癖用膏，风痹用膏，而不知一切脏腑之病皆可用膏。吴氏制方，基于外治与内治相通之理，主要取辨证论治之内服汤丸制作膏药。膏方取法，不外于汤丸，凡汤丸之有效者皆可熬膏。若外用膏方，其在《理瀹骈文·六淫》云"大凡膏药用温暖及香料者，其奏效甚捷，若贴膏后加以热熨尤效"。清代叶天士《临证指南医案》中载有膏方医案，《叶氏医案存真》中，治精血五液衰夺，阳化内风之证，治咳甚呕血吐食，均"进膏滋药"。

晚清使用膏方已较为盛行，此时膏方用药往往已达二三十味，甚至更多，收膏时常选加阿胶、鹿角胶、龟胶、鳖甲胶等以加强补益阴精的作用，并增加膏剂的黏稠度。强调应用配制膏方，尤强调辨证而施，不拘泥于补益之膏方。这种膏方对后来医家影响较大。清代膏方不仅在民间流传，宫廷中亦广泛使用。

近代，膏方发展更为普及。历史悠久的中药店，皆有其独特之长，自制膏滋药，秦伯未在膏方上卓有成效，在《谦斋医学文稿》有"膏方通论"，《谦斋医案》载有膏方医案。蒲辅周老中医在应用膏方调理慢性病时，喜用膏丸缓图，临床治验甚多。

近年来，随着膏方应用范围的不断扩大，受益群体日益增加，用膏方来防治疾病的人群不断增多，在各大医院、药店开展得如火如荼，一时出现了膏方热，使更多人从中受益。以膏方治未病的倡导与建立，越来越受到人们的青睐。依据《黄帝内经》提出的养生基本理论"不治已病治未病"，膏方已成为治未病的重要剂型，具有未病先防，已病防变，瘥后防复的作用。临床可以根据不同的体质辨体调养。

三、膏方组方原则

膏方并非单纯补剂，也能却病祛疾，其最大的特点是因人处方，量身定做，对症下药，针对性强。也可以扶正补虚，防治疾病，增强体质，延年益寿。膏方的组成必须充分体现中医辨证论治和理法方药的传统特色，而不是头痛治头，脚痛治脚。

1. **量体用药** 每个人均有自身的体质，膏方重在以药物之性调整体质之偏差，从而恢复人体阴阳的动态平衡。人体体质的减弱，是病邪得以侵袭，导致疾病产生的主要原因，而体质因年龄、性别、嗜好、饮食、环境等不同而异，故选方用药也不尽相同。膏方针对个体差异，还要因人、因时、因病、因证、因地制宜,通过望闻问切四诊合参,对患者的病情与体质进行详细的诊察,根据患者不同体质特点和不同症状、体征而组方,全方位辨证,充分体现个体化治疗原则。

个体调节的优势是膏方大多由复方组成,其组成看似庞杂,实则井然有序,针对个体进行调治,一人一方,有的放矢,随病加减,其作用优于市售千人一方之膏滋。其特点:①因人而异:膏方应根据人的不同体质、病情、禁忌、嗜好、病史等不同表现特点而确立不同配伍的处方。个体人群,体力有强弱,质性分阴阳,生长有南北,性情有刚柔,筋骨有坚脆,肢体有劳逸,年龄有老少,奉养有膏粱藜藿之殊,心境有忧劳喜乐之别,天时有寒暖凉热之不同,受病有深浅轻重之各异,故医者必细审个体之种种不同,根据患者不同的体质特点和不同的病情、症状、体征进行详细诊查与辨证,从整体出发,辨证施膏,充分体现以人为本的特点,所以膏方又称“个体化的保健品”。②因地而异:我国幅员辽阔,地理环境各异,人们的生活方式不同,同属冬季,西北地区与东南沿海的气候条件有别。冬季的东北、西北地区天气寒冷,膏方宜用偏温热之药,而长江以南地区虽已入冬,但气温较北方地区要温和得多,同时湿气也较大,膏方中应加用一些清补甘温除湿之品。地处高原山区,雨量较少且气候偏燥的地带,膏方中则应加用甘润生津之品。③因病而异:针对患者不同病情进行辨证处方,做到一人一方,每一剂膏方只适合该患者本人服用。故膏方在配伍中,除了常用中药的配伍需根据患者不同病情予以变化外,还应结合病程久暂、用药情况等多方面因素而处方。④因时而异:临床应用膏方,应结合四时季节的变化,如春气温,食麦以凉之;夏气热,食菽以寒之,冬气寒,食黍以热之。所以前人总结为“法四时之气以为治,则治寒以热,治热以寒”。顺应四时,春天养生气,夏天养长气,秋天养收气,冬天养藏气。⑤因证而异:病证不同,用药也是不同的,如虚损,又分为气血阴阳的不同,各有不同的补益方法,需要结合具体病证用膏方,方能有的放矢。

2. 平衡阴阳　阴平阳秘,精神乃治。平衡体内阴阳,是中医治病的根本大法。利用药物的偏胜之性,来纠正人体阴阳气血的不平衡,以求“阴平阳秘,精神乃治”,是中医养生和治病的基本思想,也是制订膏方的主要原则。膏方用药,既要考虑“形不足者,温之以气;精不足者,补之以味”,还应根据患者的症状,针对瘀血、痰浊等病理产物,适当加以理气活血,祛痰化浊等,保持气血的流通,以达气机的升降出入有常,疏其血气,令其条达,而致和平。

3. **五脏兼顾**　在拟制膏方调补五脏时，一般重点在于补益脾肾二脏。肾为先天之本，补先天以充后天，且补肾中之阴，可起到滋水涵木作用，补肾中之阳，又可起到补火暖土之功。脾为后天之本，补后天以养先天。药不在贵，对症则灵；食不在补，适口为珍，胃以喜为补，本性酷好之物，可以当药。适合人的口味，吃下去舒服的食物就是"胃喜"的食物，对人体有益，胃以喜为补的意义在于，在饮食养生时，要照顾到饮食的口味，只有人体喜欢或能接受的食物，营养成分才能被充分吸收。

4. **辨证论治**　中医有"有是证，用是药"之说，就是说，病人有某些病证，就要根据这种症状来选择药物。由于膏方不仅是滋补强壮的药品，更是治疗慢性疾病的佳选剂型，所以膏方的制订，首当重视辨证论治。医家应从患者错综复杂的症状中，分析其病因病位，正气之盛衰，病邪之深浅，探求疾病的根源，从而确定固本清源的方药。这套理法方药的中医特色，必须全面体现在中医膏方的脉案中，切忌头痛治头，脚痛治脚，膏方强调理法方药、君臣佐使的用药特点。

5. **攻补兼施**　膏方强调整体调治，调补与祛邪并施，以达到调整阴阳、脏腑、气血之偏盛偏衰的作用。一般而言，膏方内多含补益气血阴阳的药物，其性黏腻难化，若纯补峻补，每每会妨碍气血运行，留邪内闭，故配方用药必须兼顾补泻结合，补而不过，泻不伤正，循行渐进，防欲速则不达。

6. **辨证辨病**　现代研究揭示了很多中药的药理作用，如降压、降脂、降糖、升压、生血、生脉、利尿、通便等，这也为膏方的辨病选药提供了客观依据。在开具膏方时，可以辨证为主，辨病为辅，临证互参，提高临床疗效。如肥胖病者可选用荷叶、生首乌、玉米须、泽兰等；高血压者可选用天麻、钩藤、夏枯草、川牛膝、地龙、菊花等；糖尿病者可选用黄连、山药、玄参、苍术、天花粉、玉竹等；高脂血症者可辨证选用荷叶、决明子、生山楂、泽泻等；低血压者可以选用升麻、柴胡、人参、黄芪等。

7. **口感怡人**　膏方与其他剂型如汤、散、丹等相比更为方便，且适用于较长时期服用。通常一次制备，贮藏得法往往可以服用一个多月。应用膏方，历史悠久，其口感怡人，易于消化，有利吸收，稳定性好，节约时间，减少体积，易于保管，亚健康者，尤为适宜，经济实惠，行之有效，效果斐然。且药物浓度高，服用的用量一般比中药汤剂少。具有调养、滋补、防病、治病等多种作用，广泛用于内、外、妇、儿、骨伤、眼耳口鼻等科疾患。随着冷藏设备进入家庭，方便了膏方的贮藏,因而一年四季均可制备使用。

8. 未病先防 圣人不治已病治未病,不治已乱治未乱,治未病的观点是中医学的重要思想,是中医预防医学的实践和总结,是医学的最高境界。《淮南子·说山训》亦云:"良医者,常治无病之病,故无病。圣人者,常治无患之患,故无患。"中医历来防病重于治病。春生夏长,秋收冬藏,尤其是冬季万物潜藏,人体的阴精阳气也趋于潜藏,此时应用膏方调补,能使体质得到全面增强,可真正起到扶正固本、治未病的作用。

9. 综合调理 膏方在辨证论治及整体调理的理论指导下,根据人体脏腑阴阳、气血虚实之变化,尤其适合亚健康体质来进行调理。以膏方调理可以激发机体的潜在功能,增强对疾病的抵抗力。久病多虚,虚则补之是宿疾的治疗原则,尤其是一些慢性病更适合用膏方。慢性疾病在临床上往往表现为:①病程较长,病情在很长的一段时间内呈慢性进展状态,且常被人们忽视。②兼症较多,常合并一种至数种慢性疾病,病情和治疗复杂。③整体功能处于下降状态,慢性病的消耗导致机体的各项生理功能减退不全,从而加重病情,要在一张普通处方中兼顾多方面的治疗,最好的方法就是应用膏方。

10. 慎用毒药 因膏方服用时间较长,开膏方时应尽量避免一些有腥臭味的药物,以免影响服用者的口感。再者,一般有毒的药物或含有重金属药物应尽量少用或者不用,如因病情特殊需要,有毒药物的药量都宜偏小,不宜过大,以免造成蓄积性中毒,损伤脏腑气血。在收膏时尽量应用病家容易接受的药材,如蜂蜜、饴糖、冰糖、阿胶等。

四、膏方制作

1. 配伍原则 用膏方治病,既可单方一味,又可使用复方。单方药简功专,针对性强,复方药多效广。一般来说,膏方的药材比较多,按照病情需要和用药法度,将两种以上药物合用,就是配伍。配伍应用原则是:①降低毒副作用。②照顾复杂多变的病情。③增进疗效。④一方治多病。

2. 制作方法 熬制膏方传统选用大号铜锅,因铜锅传热性能好,受热均匀,性质稳定,不易与中药中的化学成分发生不良反应,煎煮出来的药汁质量好。不宜用铁锅,因铁锅化学性质不稳定,容易与药材的一些成分发生化学反应,导致颜色改变,口味改变,质量改变,疗效改变。也不易用铝锅。现在也有用不锈钢锅通电熬制的。

　　膏方的制作要经过调配、浸泡、煎煮、过滤、浓缩、收膏、存放等多道工序，慢熬而成，一料膏滋熬制需要几天时间。①浸泡：先将配齐的药料放入容量相当的洁净砂锅（不要用铁器）内，加入适量的洁净水浸润药料，水应高出药面5cm左右，浸泡4小时左右（夏季浸泡时间不宜过长），令其吸收水分膨胀，以便药材的有效成分能充分地煎煮出来。②煎煮：先用武火煮沸后，降低火力，保障沸腾，并常搅拌，约3小时，此时药汁渐浓，即可用纱布过滤出头道药汁，再加清水煮，煎法同前，此为二煎，待至第三煎时，气味已淡薄，滤净药汁后即将药渣倒弃（如药汁尚浓时，还可再煎1次）。将前三煎所得药汁混合一处，静置后再沉淀过滤。③浓缩：将过滤洁净的药汁入锅中进行浓缩，先用大火煎熬，加速水分蒸发，并随时撇去浮沫，让药汁慢慢变得稠厚，再改用小火进一步浓缩，此时应不断搅拌，因为药汁转厚时极易黏底焦煳，在搅拌到药汁滴在纸上不散开来为度，此时方可暂停煎熬，这就是经过浓缩而成的清膏。④收膏：把蒸烊化开的胶类药（如阿胶等）或糖（如蜂蜜等），倒入清膏中，在小火上慢慢熬炼，不断搅拌，直至达到滴水成珠（将膏汁滴入清水中凝结成珠而不散）即可。在此之前应将胶类进行处理：中医膏方中使用的胶类主要有阿胶、龟甲胶、鳖甲胶、鹿角胶、黄明胶等，应先将胶粉碎成细粉，置容器内，再加入适量黄酒加热使其融化后备用。加黄酒的目的有二：一是清除胶类的腥味，起矫味作用；二是胶类粉碎成细粉后在黄酒中能很快融化。⑤特殊药材处理：有些贵重药材不需要煎熬，或有些不耐高热的药材也不需要煎熬，如人参粉、三七粉、西洋参粉、川贝母粉（要求药末极细，在膏中不产生沉淀）等，将其他药材煎好后，加入膏方中，收膏即可。⑥存放：待收好的膏滋装入清洁干净的瓷质容器内，先不加盖，用干净纱布将容器口遮盖上，待完全冷却后，再加盖，放入阴凉处或冷藏箱中，若药膏未冷却透，盖上了盖子，此药膏容易长霉变质。

　　3. 正确用膏方　①个性调节：应针对不同的年龄、性别、病程、个体差异，有的放矢选择药材，才能更适合自身服用。熬制膏方选用的药材，一般来说作用较为平和，可以找中医来组方。②药质要好：膏方要选择地道药材，不同的药材调制出的膏方其作用、价格不同，俗话说药材好，药才好，这样才能达到预想的目的。③制作规范：熬制膏方，要有一定的技术，比如药材要浸泡多长时间，熬的时间长短，药材熬制的程度，熬到什么时候应加什么药材等都应按照规范来。④口感要好:熬制膏方一定要口感好,服用者在感官上、感情上能够接受,不要用怪味、异味、刺激性药材熬制,以免不能服用。

五、膏方选药原则

1. **表证选药** 解表药发散表邪,治疗感冒所致恶寒发热、头身疼痛等病证。以解表药熬制膏剂时,因能发汗,用量不宜过大,以免发汗太过,耗伤阳气,损及津液,造成亡阳、伤阴。血汗同源,汗多者应慎用。应分清发散风寒药、发散风热药的应用特点。另外熬制治疗感冒的膏滋时,量不能太多,多适合于小儿用膏。

2. **热证选药** 这类药药性寒凉,通过清热泻火、凉血解毒及清虚热等不同作用,使里热得以清解。即所谓热者寒之,疗热以寒药。清热药主要用治温热病高热烦渴、湿热泻痢、温毒发斑、痈肿疮毒及阴虚发热等里热证。一般而言,清热药以苦味居多,熬制膏剂时,对于苦味药尽量少用,以免口感不佳,同时用膏方清热,力量不能太猛。

3. **便秘者选药** 通过泻下通便,以排出燥屎、积滞等,用于大便秘结,胃肠积滞,实热内结等里实证。还能起到上病治下、釜底抽薪的作用。泻下药易伤正气及脾胃,故熬制膏剂时,一般多选用润肠通便之品,如麻仁、郁李仁、当归、肉苁蓉等,尤以习惯性便秘者多用,一般不用峻猛有毒之品。

4. **风湿痹证选药** 应选用祛除风寒湿邪或热邪之品,这类药物多辛苦温,能祛除留着于肌肉、经络、筋骨的风湿之邪,用于风湿痹证之肢体疼痛,关节不利、肿痛,筋脉拘挛等。使用祛风湿药熬制膏剂时,应根据痹证的类型、邪犯的部位、病程的新久等进行选药。一般而言,痹证多属慢性疾病,熬制膏剂更方便服用。但需注意辛燥药易伤阴耗血。

5. **湿浊证选药** 湿浊病证应选用芳香化湿之品,这类药材气味芳香,性偏温燥,能化湿运脾,用于湿浊内阻所致的脘腹痞满、呕吐反酸、大便溏薄、食少体倦、口甘多涎等。使用化湿除湿药熬制膏剂时,因多含挥发油,与其他药材配伍熬制膏剂时,提倡后下。

6. **水肿者选药** 水肿者应选用利水渗湿药,以通利水道,渗泄水湿,治疗水湿内停病证,用于小便不利、水肿、泄泻、痰饮、淋证、黄疸、湿疮、带下等。使用利水药熬制膏剂时,要防止其伤阴,同时气行则水行,气滞则水停,故利水渗湿药常与行气药配伍使用,以提高疗效。

7. **寒证者选药** 寒邪病证者应选用祛寒或温里之品,治疗里寒证的药,多辛温,所谓寒者热之,疗寒以热药,用于脘腹冷痛、呕吐泄泻;痰鸣咳喘、痰白清稀;少腹冷痛、寒疝腹痛或厥阴头痛;阳痿宫冷、腰膝冷痛、夜尿频多、滑精遗尿等。以祛寒药熬制膏剂时,应注意辛热燥烈,易耗阴动火,故天气炎热时或素体火旺者当减少用量。

8. **气滞者选药** 理气药多辛苦温而芳香,可通过畅达气机、消除气滞而达到止痛之效。气滞病证者,需根据脏腑气滞的不同部位选药用膏。理气药可以用于治脾胃气滞所致脘腹胀痛、嗳气吞酸、恶心呕吐、腹泻或便秘等;肝气郁滞所致胁肋胀痛、抑郁不乐、疝气疼痛、乳房胀痛、月经不调等;肺气壅滞所致胸闷胸痛、咳嗽气喘等。以理气药熬制膏剂时,很少单独使用,多配伍于其他治病方中。在应用补益药物时,常常适当配伍理气药,以防止壅滞。

9. **食积者选药** 消食药的特点是消食化积,主治饮食积滞,部分药物还具有健脾开胃,和中的作用。消食药多甘平,主治宿食停留,饮食不消所致脘腹胀满,嗳气吞酸,恶心呕吐,不思饮食,大便失常。消食药熬制膏剂时,尤多用于小儿,常与健脾开胃药配伍应用。

10. **虫证者选药** 驱虫药以驱除或杀灭人体内寄生虫为主,促使其排出体外,可用治蛔虫、蛲虫、绦虫、钩虫等多种肠道寄生虫病。驱虫药物对人体正气多有损伤,故要控制剂量,防止用量过大中毒或损伤正气。以驱虫药制成膏剂,主要用于小儿,选药不能太苦,以免小儿不接受。

11. **出血者选药** 止血药能制止体内外出血,治疗各种出血病证,用治咯血、咳血、衄血、吐血、便血、尿血、崩漏、紫癜以及外伤出血等各种出血病证。根据前人的用药经验,止血药多炒炭用。一般而言,炒炭后可增强止血之效,但并非所有的止血药均宜炒炭用。用止血药熬制膏剂时,应注意止血不留瘀,可以适宜配伍行气或活血药应用。

12. **瘀血者选药** 活血药以通利血脉,促进血行,消散瘀血为主要功效,用于瘀血病证。此类药物多为辛苦温,能散瘀活血,使血脉通畅,瘀滞消散,即"血实者宜决之"之法。以活血药熬制膏剂时,应注意配伍行气药,以增强作用效果。因行散力强,易耗血动血,不宜用于出血证无瘀血现象者,对于孕妇尤当慎用或忌用。

13. **痰证者选药** 化痰药主治痰证。痰者,既是病理产物,又是致病因素,随气升降,无处不到,所以痰的病证甚多,并非单纯指的呼吸道排出的痰。以化痰药熬制膏剂时,应注意痰证所在部位,脾为生痰之源,常配健脾燥湿药同用,以标本兼顾。又因痰易阻滞气机,气滞则痰凝,气行则痰消,故常配理气药同用,以加强化痰之功。

14. 咳喘者选药　止咳平喘药物主要用治咳嗽、喘息,咳喘每多夹痰,痰多易发咳嗽、喘息,以止咳平喘药熬制膏剂时应注意配伍化痰之品,又因为咳喘分寒热虚实,应注意分清其性质再选用药物。

15. 失眠者选药　安神药能安定神志,治疗心神不宁病证。根据安神药的不同特点,分为重镇安神及养心安神药两类。以安神药熬制膏剂时,应注意针对导致神志不宁的病因、病机的不同,进行相应的配伍。一般以植物类药物应用更多。矿物药容易伤胃,并且矿物药不容易出膏。

16. 阳亢者选药　平肝药和息风止痉药治疗肝阳上亢或肝风内动病证,如眩晕,耳鸣,面红,口苦,目赤肿痛,烦躁易怒,头痛头昏等。以平肝息风药熬制膏剂时,应根据引起肝阳上亢、肝风内动的病因、病机及兼证的不同,进行相应的配伍。现常用于高血压所导致的病证。

17. 气虚者选药　形不足者,温之以气。五脏均可能出现气虚,但以脾气虚、肺气虚多见,故补气重在补益脾肺之气,以振奋衰减的功能,改善或消除形衰乏力等证。补气药多甘温,用于肺气虚所致的短气,少气,动则气喘,声低,自汗;脾气虚所致倦怠乏力,食欲不振,脘腹胀满,大便溏泄或脏器下垂,出血等;心气虚所致心悸气短,胸闷胀满或痛。以补气药熬制膏剂时,因多有强壮作用,又要防止壅气,可以佐以行气之品。

18. 血虚者选药　补血药多甘温,质地柔润,适用于血虚证,如心血不足所致的心悸,健忘,失眠;肝血虚所致的头痛眩晕,眼花耳鸣,妇女月经不调;脾虚所致的食少纳差,大便失调,倦怠乏力等。以补血药熬制膏剂时补血,要防止其滋腻,适宜佐以行气药。又因为气能生血,应配伍补气药同用。

19. 阴虚者选药　精不足者,补之以味,适应于阴虚证,如口干舌燥,舌红少津。肺阴虚者现干咳,咯血,虚烦,身热,口渴;胃阴虚者现津少口渴,舌红苔剥或胃中嘈杂,干呕;肝肾阴虚者现两眼干涩,头晕眼花,骨蒸潮热,颧红,五心烦热,遗精等。以补阴药熬制膏剂时,分为平补、滋补。一般平补的药物作用平和,多不泥膈,滋腻的药物容易泥膈,影响脾胃的消化功能,要佐以行气之品。

20. **阳虚者选药**　阳者,卫外而为固也。补阳药多甘温,用于阳虚证,如肾阳不足畏寒肢冷,腰膝酸软,性欲淡漠,阳痿早泄,精寒不育或宫冷不孕,尿频遗尿;脾肾阳虚之脘腹冷痛或阳虚水泛之水肿;肺肾两虚,肾不纳气之虚喘及下元虚冷,崩漏带下等证。应用补阳药熬制膏剂时应注意,要因时补阳、因地补阳、因人补阳、因病补阳,并防止上火。

21. **滑脱者选药**　收涩药治疗各种滑脱病证,所谓涩可固脱,故用酸涩药,以敛其耗散。主要用于久病体虚,正气不固,脏腑功能衰退所致的自汗盗汗,久咳虚喘,久泻久痢,遗精滑精,遗尿尿频,崩带不止等滑脱不禁的病证。收涩药性涩敛邪,误用有闭门留寇之弊。用收涩药熬制膏剂时,因缓缓图进,不可收涩太过,操之过急,另外收涩药口感不佳,应调配好口感,注意加用一些甘味之品。

六、收膏常用药材

1. **饴糖**　饴糖为米、麦、粟或玉蜀黍等粮食,经发酵糖化制成。有软、硬两种,均可入药,但以胶饴为主。

饴糖甘,温。①补中缓急。②润肺止咳。以饴糖作为收膏辅料口感好,便于服用,缺点是甜度高,湿热者不宜选用。糖尿病患者不用饴糖收膏。

2. **白糖**　白糖为禾本科植物甘蔗的茎汁,经精制而成的乳白色结晶体。

白糖甘,平。①补中缓急。②润肺生津。③解毒疗疮。久贮的糖容易产生螨虫。糖尿病、结核、胃炎、肝炎、胆石症、便秘、肾炎、尿结石、高血脂、高血压、肥胖、龋齿、癌症、皮肤病、骨折患者不宜用,会加重病情。由于甜度较高,老年人、痰湿者、痞满者不宜食。

此外糖类还有红糖、冰糖。近来人们提倡饮食低热量、低糖化,主要是因为糖尿病、肥胖病、心血管疾病的发病率高,故选用替代糖,选用最多的是木糖醇。

3. **蜂蜜**　蜂蜜为蜜蜂科昆虫中华蜜蜂所酿的蜜。生用或炼后用。

蜂蜜甘,平。①补中,止痛。②润燥止咳。③润肠通便。④解毒。熬制膏滋常加蜂蜜,选择优质蜂蜜是保证膏滋质量的关键。蜜以质厚,色白如凝脂,味甜而香,兼有鲜味,黏性强者为佳。熬制的膏滋加蜂蜜太甜则不好服用,笔者的经验是收膏时将蜂蜜与木糖醇各半量比较合适。较单用蜂蜜要好。尤其是血糖高者不宜使用蜂蜜时可以木糖醇代之成膏。

4. 阿胶 阿胶为马科动物驴的去毛之皮经熬制而成的固体胶。

阿胶甘,平。①补血滋阴。②止血。熬制膏剂所用胶类,主要是阿胶,因滋补力好,还具有美容养颜,延缓衰老,增强记忆,延年益寿等多方面的作用。其他如鹿角胶、龟甲胶、鳖甲胶、黄明胶,均可以作为膏剂的配制物,但各自有不同的功用。阿胶长于滋补阴血,更适合于妇女,鹿角胶温阳补肾,更适合男子。鳖甲胶与龟甲胶都能养阴,且能清虚热,适合易上火者采用,这是阿胶和鹿角胶所不具备的。鳖甲胶还有通血脉的作用,破瘀散结有专功,龟甲胶强健筋骨,骨质疏松者可考虑优先选用。黄明胶(牛皮熬制)有温补之功,但性燥,少用。

5. 木糖醇 其甜度与蔗糖相当,是一种具有营养价值的甜味物质,广泛存在于各种水果、蔬菜中。木糖醇为白色晶体,外表和蔗糖相似,性凉,其含热量低。若不适于用饴糖、蜂蜜患者,可以用木糖醇收膏,但缺点是不及蜂蜜等容易成膏状。

在熬制膏滋方的时候,除选用上述药材外,对于不适合用上述之品的人,需要选加其他辅料促使其成为稠状,辅料可以改善膏滋的口味,增加膏滋的固体成分,增强膏滋的补益作用,祛除膏滋的异味,促进药效。

出膏率高的药物如熟地、生地、龙眼肉、旱莲草、桑椹子可以适当配伍入方中。也可以将药材研成极细粉末状,加入膏中,促成膏状,常用的如人参。有些药材更能成膏,如茯苓、山药、莲子肉、芡实、葛根等,可以灵活加入。

七、四季应用膏方

春生夏长,秋收冬藏,春夏养阳,秋冬养阴,是因时养生的根本之法。以膏方防治疾病,一年四季均可以用之。四季不同气候对人体的影响不同,春季应平补,夏季应清补,秋季应润补,冬季应温补。夏天阳气旺盛,服用膏方,顺势调治,达到冬病夏治的目的,所以,吃膏方调治不一定非得冬天。

1. 春季用膏方 春季膏方以疏肝理气,调和肺脾为主。

春季用膏方调理应注意:①多选用生发之品,条达气机,疏发壅滞。②膏剂适宜佐以宣畅之品,因早春时节,春寒料峭,阳气动而未发。③应注意固护阴液,春夏相交之时阳气逐渐升腾,养阴以护阳。④以膏方疏发肝气时,忌用大温大热之品。⑤高年之人,不可过用疏利之药,否则精神昏困,宿病发动。又兼冬时,拥炉熏衣,啖厚腻之品,至春发泄,四肢倦怠,腰脚无力,恐伤脏腑,另生他疾。⑥宜用消风、和气、凉膈、化痰之剂,调停以治,自然通畅。

2. 夏季用膏方 夏季膏方应以清热养心,益气养阴为主。

夏季用膏方调理应注意:①以甘淡、甘平、甘凉之品为主,清热解暑,养阴保津。若火旺,应吃"苦"。②宜选用清暑益气生津的药物,以清除体内的暑热。③注意调理脾胃,因夏季脾胃消化功能差,食欲减退。④应注意祛湿,因暑多夹湿,宜芳香化浊、健脾化湿。⑤强调解毒,因夏季易罹患疮疖、痱疹、肿毒。⑥宜注意清心火,诸痛痒疮皆属于心,夏气通于心,清心火以避夏暑。

3. 秋季用膏方 秋季膏方应以清肺润燥,益气养阴为主。

秋季用膏方调理应注意:①应防燥,因秋燥肆虐,易伤体津,常见皮肤干燥,口唇干燥,要注重滋润养阴。②应轻宣,兼顾肺肾两脏。因秋燥最宜伤肺。③适宜加用润燥食物或药物。

4. 冬季用膏方 冬季膏方以补益阳气,祛寒固本为主。

冬季用膏方调理应注意:①注意保暖,应适宜加用温热之品。②应防冻伤,适宜加用活血药物。③防郁积,因冬季户外活动不多,心情容易抑郁。④应补肾,因冬令主肾,此时补肾最为适宜,最宜于阳气潜藏。

此外,四季脾胃皆容易受损,脾胃为后天之本。食物都要经过脾胃的消化才能被人体吸收,从而生化气血,营养全身。一旦脾胃虚弱,就会造成全身营养缺乏,引发各种疾病。因此,中医膏方一般都要加入健脾运脾,保护胃气之品。

八、体质调理用膏方

1. 气虚体质 指元气不足,以神疲乏力、气短自汗、少气懒言等为主要表现。①形成原因:先天禀赋不足,后天失养,饮食不当,偏食厌食,或病后虚损,年老体弱等。②形体特征:肌肉松软不实。③临床特点:平素语音低弱,气短懒言,疲乏无力,精神不振,容易出汗,面色萎黄,唇色少华,毛发不泽,大便溏泄,便后有未尽感。④心理特征:性格内向,不喜欢冒险、拼搏。⑤发病倾向:易内脏下垂,反复感冒,病后抗病能力弱等。⑥适应能力:不耐受风、寒、暑、湿邪。

膏方应用特点:以补气为主,可以以四君子汤(党参、茯苓、白术、甘草)为基本方,伴反复感冒,自汗畏风,声音低怯,神疲体倦等,再根据肺气虚、脾气虚、心气虚、肾气虚等不同情况选加药物。

2. **血虚体质**　指血液亏损,以面色苍白、心悸失眠、爪甲不荣等为主要表现。①形成原因:先天禀赋不足,或后天失养,一是生血不够,二是耗血过多。②形体特征:唇、爪、眼睑色淡,懒于行动。③临床特点:头昏眼花,心悸健忘,失眠多梦,手足发麻。女性则月经愆期,量少,乃至闭经。④心理特征:性格内向,胆小怕事。⑤发病倾向:易患血液生成不足或耗血过多类的疾病,如月经过多。若气虚无力固摄血液,会出现各种慢性失血的症状。⑥适应能力:不耐暑邪、燥邪、湿邪。

膏方应用特点:膏方以四物汤为基本方(当归、川芎、熟地、芍药),可加制首乌、枸杞子、鸡血藤、紫河车等。因气能生血,常配伍补气之品。伴头昏眼花,气短懒言,心悸怔忡等症状,则辨为气血两亏,方用八珍汤、十全大补汤或人参养荣汤。

3. **阴虚体质**　指阴液亏虚,以口燥咽干、手足心热、盗汗潮热等为主要表现。①形成原因:先天因素是遗传,后天因素则包括饮食不当、作息时间无规律,月经紊乱,出血过多,纵欲耗精,积劳阴亏等。②形体特征:形体瘦削,目眶凹陷。③临床特点:皮肤、口唇、鼻咽干燥或皲裂,五心烦热,口渴喜冷饮,小便短少,大便干结,毛发干枯,皮肤失去弹性,精神萎靡不振或燥扰不宁。④心理特征:性格外向,活泼好动,易烦躁。⑤发病倾向:平素性急,容易发火。⑥适应能力:耐寒不耐热,耐冬不耐夏,不耐受燥邪。

膏方应用特点:以六味地黄丸为基本方(山茱萸、山药、熟地、茯苓、丹皮、泽泻),可加麦冬、百合、贝母、玄参、龟甲、鳖甲等。再结合脏腑部位的虚损,选加药物。

4. **阳虚体质**　指阳气衰少,以畏寒怕冷、四肢厥逆、小便清长等为主要表现。①形成原因:先天禀赋不足,或后天失养,久病体弱或年老阳衰。②形体特征:形体白胖,肌肉松软不温。③临床特点:经常畏冷,四肢不温,嗜睡蜷卧,面色㿠白,口淡不渴,或渴喜热饮,或口泛清涎,小便清长,大便溏薄或完谷不化等。可兼神疲乏力、气短懒言、自汗、食少等气虚症状。④心理特征:性格沉静内向,喜欢独处。⑤发病倾向:发病多为寒证,或易从寒化,易病痰饮、肿胀、泄泻、阳痿。⑥适应能力:易感湿邪,耐夏不耐冬,不耐受寒邪。

膏方应用特点:以右归丸为基本方(熟地、山药、枸杞、鹿角胶、菟丝子、肉桂、附子、杜仲、当归、山茱萸),再结合心阳虚、脾阳虚、肾阳虚等不同证型,加用温阳散寒之品。

5. 痰湿体质　指痰湿不化，以形体肥胖、头昏嗜睡、脘闷腹胀等为主要表现。①形成原因：先天禀赋不足，或后天过食肥甘厚味，运动量不足等。②形体特征：体型偏胖，尤其是腹型肥胖，易生痰核、瘰瘤、乳癖。③临床特点：咳喘有痰，痰质黏稠，胸闷脘痞，食少纳呆，肢重体困，甚至肢麻偏瘫，嗜卧思睡，眩晕心悸，面部皮肤油脂分泌较多，多汗且黏，口不渴，或渴喜热饮，小便短少，大便不爽，或下肢微肿，平素舌体胖大。④心理特征：性格偏温和，稳重内敛，随和通达。⑤发病倾向：易患消渴、卒中、胸痹等疾病，以及泌尿、生殖系统疾病。⑥适应能力：对梅雨季节及潮湿环境适应能力差，易染湿邪。

膏方应用特点：以三仁汤为基本方（杏仁、滑石、通草、白蔻仁、薏苡仁、竹叶、厚朴、半夏），再根据痰湿所在部位，灵活加减用药，或加行气之品，或加化痰之药。

6. 湿热体质　指湿热内蕴，以面垢油光、口干黏腻、大便黏滞等为主要表现。①形成原因：先天禀赋不足，或久居湿地，喜食辛辣肥甘之物，或长期抽烟饮酒。②形体特征：形体偏胖，声浊气粗。③临床特点：咳痰黄稠，脘腹痞闷胀满，呕恶口苦，纳呆厌食，肢体困重，小便短黄，大便溏泄不爽，或身目发黄，或皮肤瘙痒，易生粉刺痤疮。男性阴囊潮湿，女性带下量多且黄，有异味。④心理特征：性格急躁易怒，优柔寡断。⑤发病倾向：易患疮疖、粉刺、囊肿、黄疸等。⑥适应能力：对潮湿伴气温偏高的环境，尤其是夏末秋初季节交替时的气候难以适应。

膏方应用特点：以甘露消毒丹为基本方（滑石、茵陈、黄芩、石菖蒲、川贝、藿香、射干、木通、连翘、薄荷、白豆蔻），再随证根据湿热轻重加减用药。

7. 气郁体质　指肝气郁滞，以性格内向、情绪抑郁、胁满肋痛等为主要表现。①形成原因：先天禀赋不足，或因精神刺激，暴受惊恐，所欲不遂，忧郁思虑。②形体特征：形体偏瘦，神情淡漠。③临床特点：神情多烦闷不乐，忧郁面貌，平素胸胁或少腹胀闷窜痛，喜太息，或嗳气呃逆，咽部有异物感，睡眠较差，食欲减退，惊悸不安，健忘痰多，大便偏干。屡见痰核、瘰瘤、乳癖、瘰疬、胁下积块。女性可见乳房肿痛、月经不调、痛经甚至闭经。④心理特征：性格忧郁脆弱，内向，敏感多疑，情绪不稳定。⑤发病倾向：易患郁证、脏躁、百合病、不寐、梅核气等疾病。⑥适应能力：对精神刺激适应能力较差，不喜欢阴雨连绵的气候。

膏方应用特点：以柴胡疏肝散为基本方（柴胡、陈皮、枳壳、川芎、香附、芍

药),可加当归、白术、茯苓、佛手、薄荷、生姜、麦芽等。

8. 血瘀体质 指血行不畅,以肌肤甲错、肤色晦黯、舌下络脉迂曲为主要表现。①形成原因:先天禀赋不足,或后天跌打损伤,忧郁气滞,久病入络。②形体特征:瘦人居多,或体重严重超标的肥胖人群也易出现血瘀体质。③临床特点:平素面色晦黯,眼眶、鼻部、口唇、皮肤偏黯或色素沉着,身体局部容易出现瘀斑、青紫、肿胀,刺痛拒按,发易脱落,肌肤干或甲错,甚至肢体麻木不仁,或可触及质硬肿块。女性乳胀、痛经、闭经或经色紫黑有块,舌质黯有瘀点或片状瘀斑。④心理特征:情志抑郁,急躁易怒,怒则易狂乱。⑤发病倾向:易患癥瘕积聚、出血、梗死、卒中、胸痹等。⑥适应能力:不耐风邪、寒邪。

膏方应用特点:以桃红四物汤为基本方(桃仁、红花、当归、川芎、熟地、芍药),可加三七、丹参、延胡索等。再根据瘀血所在部位加用活血散瘀、行气之品。

9. 特禀体质 指先天禀赋不足,以生理缺陷、过敏反应剧烈等为主要特征。①形成原因:先天禀赋不足、遗传,或环境因素、药物因素等。②形体特征:或有畸形,或有先天生理缺陷。③临床特点:有垂直遗传性疾病,先天性家族性疾病,环境污染等。④心理特征:因禀赋特异情况不同而不同。⑤发病倾向:过敏体质者对药物过敏,环境过敏,易患花粉症;遗传性疾病如血友病等先天疾患。⑥适应能力:如过敏体质者对过敏原适应能力差,易引发宿疾。

膏方应用特点:特禀体质多责之先天精气不足,肾藏先天之精气,有赖后天之本的固养,膏方中多选用健脾益肾之品。但肾分肾阴肾阳,两者相互依存转化。所以选药时需别阴阳,具体辨证制膏,需要结合个体而言。

10. 平和体质 指气血阴阳调和,以体态适中、面色红润、精力充沛等为主要特征。①形成原因:先天禀赋充足,或后天调养适当,可尽终天年。②形体特征:体型匀称健壮,阴阳气血调和,身体和谐,稳重自控力强,精力充沛。③临床特点:面色、肤色润泽,头发稠密有光泽,不油腻,不干涩,目光有神,鼻色明润,嗅觉通利,唇色红润,不易疲劳,精力充沛,体重适中,耐受寒热,睡眠良好,大小便正常。④心理特征:情绪稳定,性格平和,七情六欲适度,饮食有节,起居有常,思维敏捷不偏激。⑤发病倾向:调养得当即患病概率很小,对治疗反应敏感,自我恢复能力强。⑥适应能力:对自然环境和社会环境适应能力强。

膏方应用特点:平和体质之人通过调神来达到精神和悦饱满,调形来达到体魄健康强壮,调息来达到身心平衡协调。只要法于阴阳,和于术数,食饮有节,起居有常,不妄作劳,病则无由入其腠理。若生活中有不适,可以灵活采用膏滋进行调理。

九、膏方服用

1. **服用方法** 根据患者病情、药物性质和服用需要,膏方的服法主要分为:①冲服:取适量膏滋,放杯中,将白开水冲入搅匀,使之溶化,服下。如果方中有滋腻药,黏稠难于溶化,根据情况可以略煮,或饮用已经溶化的药液,再加开水溶化。②噙化:亦称含化,将膏滋含在口中,让药慢慢在口中溶化,如治疗慢性咽炎用青果熬膏者。③调服:将胶类药材如阿胶、鹿角胶等研细末,用适当的汤药或黄酒等,隔水炖热,调好和匀服下。一般以冲服最多用,作用也更好一些。

2. **服用时间** 服膏方时间大致可分为:①空腹服:其优点是药物迅速入肠并被吸收,并保持较高浓度而发挥药效。②饭前服:一般在饭前 30~60 分钟服药。病在下焦,欲使药力迅速下达者,宜饭前服。③饭后服:一般在饭后 15~30 分钟服药。病在上焦,欲使药力停留上焦较久者,宜饭后服。④半饥半饱时服:如完全空腹时服用肠胃有不适感,可以改在半饥半饱时服用。⑤睡前服:一般在睡前 15~30 分钟服用。补心脾、安心神、镇静安神的药物宜睡前服。笔者个人认为以饭后服用膏滋最好。

3. **服用剂量** 服用膏方的剂量要根据膏方的性质、患者病情或身体情况而定,尤其要注意患者脾胃的运化功能。①逐渐加量:先从小剂量开始,待适应一段时间之后再加量,如每次先服 1 汤匙,每日 2~3 次,如果患者脾胃运化功能正常或病情需要,也可适当加大剂量。②慎用毒药:凡有毒、峻烈的药物,用量宜小,以免中毒或耗伤正气。③权衡利弊:轻病、慢性病,剂量不必过重;重病、急性病,用量可适当增加。因为病轻药重,药过病所,反伤正气;病重药轻,药力不足,杯水车薪,往往贻误病情。④个体差异:患者体质强弱、年龄、性别的不同,在剂量上应有差别。老年人的用药量应小于壮年;病人体质强,用量可重于体质弱的人。妇女用药量,一般应小于男子,而且妇女在经期、孕期及产后,又应小于平时。

4. **不良反应及处理** 膏方服用时间较长,受生活习惯、气候变化、个体差异等原因影响,患者在服用膏方后有些不良反应:①病情出现波动:可能因病情、环境、用量有误出现不良反应。处理方法:应暂停服熬制好的膏滋药,待波动消失后再考虑是否继续服药。②脾胃功能受损:如出现食欲不振、胸闷、腹胀,消化吸收功能差,出现虚不受补现象,或在服用膏方期间因伤风感冒,生闷气等变故而出现胃肠功能紊乱。处理方法:医师在开出滋补膏滋方时注意配伍木香、砂仁、陈皮、山楂等行气、和胃、导滞、助消化药物。遇到感冒或情绪郁闷时,应暂停服药。对于轻度胃胀、腹胀者,可减半服用原膏滋药。③出现上火现象:服用某种膏滋药后出现口干口苦、口腔溃疡、鼻衄齿衄、牙龈肿痛、身热面赤、大便干结等,俗称上火,可能是膏滋处方中温热、壮阳药物应用不当,药不对症或用量过大,过犹不及;或患者近期过食麻辣及其他大热动火食物,或久晴无雨,天气干燥,或久蹲空调房间,室温过高。处理方法:暂时停服膏滋,待上火症状消失后再酌情服用原膏滋方或减量服用原膏滋方。对过度上火者,可用金银花 10g,芦根 30g,煎水后代茶饮用。④过敏反应现象:服某种膏滋方后,若出现皮肤瘙痒、荨麻疹、红斑、红疹,说明对膏滋方中的某种药物过敏。处理方法:停服该膏滋方,并服用相关抗过敏药物。为避免膏方的不良反应,应该从源头控制。开具膏方时尽量不要使用对身体有损害的药物,如近年来发现马兜铃、关木通、青木香有毒,应尽量不用。⑤增肥长胖现象:有部分人服用膏方后会长胖,体重增加,这也是女性患者极不愿意看到的问题,所以在配制膏方时需防止长胖,应加用瘦身之品,如生山楂、生首乌、泽泻、泽兰、冬瓜皮、茯苓皮、益母草、玉米须、决明子等,若已经出现这种情况,则服用膏方减量,或另用瘦身之品煎水饮服。

十、膏方应用特色

1. 一人一方　膏方多由复方组成,不同于一般的中成药也不同于保健品,其组成看似庞杂,实则井然有序。膏方是医家针对患者的具体病情而拟定,通过仔细询问和诊察,将望闻问切四诊所得的资料,结合既往病史和身体现状辨证处方的。膏方配伍可以全面考虑体内气血阴阳的变化,组方严密,因人制宜,一人一方,整体调理,个体调节,膏出有据,膏立有法,祛病为主,可以药食结合,因而其功效也优于市售之膏滋。

一人一方为个体方,针对性强,量体用膏,用药更为细腻,切中要点,有的放矢。千人一方为群体方,针对患者群,笼统用膏,用药较为大众化。个体膏方是医生为病人量身定制的,按照个体差异,结合东南西北地理位置之分,抓住寒温燥湿邪气之殊,考虑男女老少高矮胖瘦之别,辨清饮食偏嗜酸甜苦辣之异,以及个人情绪喜怒忧思等情志之不同,故人之患病,病因不同,所治也不同,所以个体膏方是医生严格遵循君臣佐使原则配制的中药制剂。

2. 因人制宜 根据患者年龄、性别、体质、生活习惯等个体差异,制订不同的膏方。①年龄:不同年龄具有不同的生理和病理特点,如小儿为纯阳之体,生机旺盛,但气血未充,脏腑娇嫩,患病易寒易热,易虚易实,病情变化较速,且接受治疗的药效反应也较快,故小儿用药剂量轻小,一般不宜用峻泻、涌吐以及大温大补的药物,多以甘淡清轻之品调养。老年人脏气衰退,气血亏虚,患病多虚证,或虚实夹杂,用药剂量也比青壮年较轻,补益药较多用,祛邪峻猛药须慎用。同时气血运行迟缓,故膏方中多佐行气活血温通之品。青壮年气血旺盛,发育成熟,脏腑功能趋于稳定,但工作压力大,又多喜食肥厚之品,对各类疾病的抵抗力也强,在患病时,多表现为邪正搏斗激烈的实证、热证,治疗用药禁忌相对少些,攻邪药较多使用。②性别:男女性别不同,各有其生理和病理特点。妇女以血为根本,常现肝气郁滞,阴血不足,故宜辅以疏肝解郁、养血补血之药。又有经、带、胎、产等情况,治疗时必须加以考虑。如月经期和妊娠期,对峻下逐水、祛瘀破血、滑利走窜和有毒性的药物,当慎用或禁用。

3. 因时制宜 根据季节气候的特点制定适宜的治疗方法。如四季气候不同,各季节的常见病、多发病的表现特点也各有不同。气候变化影响着人体的生理、心理和病理变化,故在养生防病中,要顺应四时气候变化的规律,法于四时,四气调神,春夏养阳,秋冬养阴,与自然环境保持协调统一,使精神内守,形体强壮。在气候变化剧烈或急骤时,应注意虚邪贼风,避之有时,防止病邪侵犯人体而发病。在治疗疾病时,要做到"必先岁气,无伐天和",了解气候变化的规律,并根据不同季节的气候特点来考虑治疗用药。因时制宜的用药原则一般是春夏慎用温热,秋冬慎用寒凉。但对"能夏不能冬"的阳虚阴盛者,夏不避温热;对"能冬不能夏"的阴虚阳亢者,冬不避寒凉。夏用温热之药培其阳,则冬不发病;冬用凉润之品养其阴,则夏日病减。遵四时之变而预培人体之阴阳,可收到事半功倍之效。此所谓冬病夏治,夏病冬治。

4. 因地制宜　按照地域环境的不同,而制订适宜的治疗方法。不同地区的自然环境,如气候、水土以及生活习惯,对人体的生理活动和病理变化有着不同的影响,治疗用药也有所差异,如气候寒冷、干燥少雨的高原地区,外邪致病多为寒邪、燥邪,治疗宜用辛散滋润的药物。炎热多雨、地势低洼、气候潮湿的地区,外邪致病多为湿邪、热邪,治疗宜用清热化湿的药物。

5. 因证制宜　根据不同的病证,采用相应的治法,热证用寒药,寒证用热药,此乃中医治病的根本大法,应用中医膏方同样采取辨证论治的方式,有是证用是药,全面考虑患者体内的邪正变化,阴阳盛衰,灵活配制膏方,更为细腻,更切中病情,是以效果会更好。

6. 口味怡人　一料好的膏方,除了合理的处方、上乘的药材及配料外,加工工艺至关重要,膏滋具有药效浓度高,饮服后易于吸收等特点。在收膏时,辅以冰糖、饴糖、蜂蜜、阿胶等,口感怡人,便于服用,人们更容易接受膏滋的味道。即使不加糖的膏滋也适量地加入了矫味用的甜味剂,掩盖了中药的苦味,使得膏滋在口感上,甘甜中有药香,细腻稠厚而滑润,克服了中药汤剂味苦难闻,难以下咽的不足。所以膏滋易于被服用者所接受,即使儿童也不再畏惧中药的苦味。

7. 补养结合　膏滋处方往往较一般的汤剂药味多,更便于医生组方配药,常服食达 1 个月以上。膏滋既能疗疾,又能补虚。若因病致虚、因虚致病,可用膏方补偏救弊,补虚疗疾,补中寓治,治中寓养,养治结合,疗养为善。慢性、顽固性、消耗性疾患,可用膏方。膏方能补气养血,提高机体抗病力,改善内环境,减少疾病的发生,减缓疾病的发展。

8. 重视辨证　应用膏方也与其他剂型一样,强调辨证论治,调节病理状态,改善机体环境,如同属补益,先确定益气、养血、温阳、滋阴之主次,补不单用,兼顾体质,再结合具体情况选加药物,如痰多者佐以化痰,气郁者行气解郁,湿盛者予以化湿、燥湿或利湿,热重者投以清热,血瘀者活血化瘀。重视辨证是中医用药特色,也是中医治病的精髓,结合病证的寒热虚实,脏腑部位,随证处方,有是病症,则用是方药,故药虽多,法却严,力宏而功专。

9. 四季咸宜　膏方四季咸宜,但总体来说,药性多滋润,作用缓和持久。服用一料膏方,少至 20 天,多至几个月,加上膏方配伍注重整体调理,辨证论治,从根本着手,所以常常能收到稳定持久的疗效。相对而言,膏滋药力缓和,亦疗亦补,尤其适合一些慢性疾病患者、年老体虚之人、亚健康人群,患有某些慢性疾病者,只要在医生的正确指导下服用膏滋,可以不受"冬令进补"的局限,四季皆宜,坚持用药,必然起到恢复元气,祛病延年的作用。

10. 存携方便　膏方制剂是以毒性小、副作用小、用量小为前提,追求高效、速效、长效的"三效"目标,以及符合生产、运输、贮存、携带、服用均方便的"五便"要求而盛行的中药制剂。膏滋是经过提取浓缩的制剂,体积减小,服用时只需按时取出适量,用温开水冲服即可,也可以含化服用,免去了一般中药汤剂的煎煮过程,因而有即取即服、节约时间、方便快捷的特点。膏滋盛放在有盖的器皿中,这样不仅可以方便取用,而且可以根据气候和环境温度的不同,适时冷藏,以免受到污染或发霉变质。也可以采用密封小包装,即开即食,特别适合于休闲旅游、外出工作、异地往返者,由于小包装存取方便,不易外溢,携带十分方便,不会受到出门在外的限制,近年来颇受青睐。

十一、膏方常用治法

1. 补法　补法是通过补益人体气血阴阳,补五脏之侧重,主治各种虚弱证候的一类治法。①补泻兼施:纯补的膏方相对较少,因为虚能致邪,或者邪能致虚,所以用药时应补泻结合。历来的膏方滋补,在配方中或多或少配伍有防止敛邪之品,以免闭门留寇。补不敛邪,泻不伤正,补泻结合,相得益彰。②补而勿滞:补药虽有补虚作用,但多滋腻,尤其是滋补膏方,更容易妨碍脾胃运化功能,所以应用膏方调补身体,要适宜佐以行气疏通之品,动静结合,补而不滞,临床上常使用陈皮、木香、砂仁、炒二芽、茯苓之属,可以防止静药过分滋腻,阻碍中焦运化。③调补脾肾:在拟制膏方调补五脏时,一般重点是补益脾肾二脏,脾肾为先后天之本,考前人治虚劳之验,基本都从脾肾着手,尤其应重视脾胃的功能健全,所以膏方中常用人参、党参、西洋参、黄芪、白术、山药、麦芽、谷芽、茯苓、熟地、沙苑子、菟丝子、肉苁蓉、鹿角胶等药,补先天以充养后天,补后天以滋养先天。另外补肾中之阴,可起到滋水涵木作用,补肾中之阳,又可起到补火暖土之功。

2. 温法　温法是通过温里祛寒,治疗里寒证的一类治法。里寒证的形成,有外感、内伤的不同,或由寒邪直中于里,或因失治误治而损伤人体阳气,或因素体阳气虚弱,以致寒从中生。里寒证又有部位浅深、程度轻重的差别。

由于里寒证形成和发展过程中,往往阳虚与寒邪并存,所以温法又常与补法配合应用。对于使用温补膏方的患者,须注意温燥伤阴,所以要阳中求阴,阴中求阳,则阳得阴助而生化无穷。

3. **清法** 清法是通过清热、泻火、解毒、凉血等作用,以清除里热之邪的一类治法。适用于火证、热毒证及虚热证。由于里热证有热在气分、营分、血分、热壅成毒及热在某一脏腑之分,因而在清法之中,又有清气分热、清营凉血、清热解毒、清脏腑热等不同。热证最易伤阴,大热又易耗气,所以清热剂中常配伍生津、益气之品。若温病后期,热灼阴伤,或久病阴虚而热伏于里的,又当清法与滋阴并用,更不可纯用苦寒直折之法。对于膏方而言,清法多为祛邪之法,宜短期应用,中病即止,防止苦寒伤阳。

4. **和法** 和法是通过和解或调和的方法,使半表半里之邪,或脏腑、阴阳、表里失和之证得以解除的一类治法。至于调和之法,一般认为寒热并用之谓和,补泻合剂之谓和,表里双解之谓和,调理气血之谓和,平衡阴阳之谓和,平其亢厉之谓和。所以和法是一种既能祛除病邪,又能调整脏腑功能的治法,无明显寒热补泻之偏,性质平和,全面兼顾,适用于邪犯少阳、肝脾不和、肠寒胃热、气血营卫失和等证。膏方多用于需要调理的患者,服用时间较长,若全方不和,易助偏为害。一言以蔽之,"谨察阴阳所在而调之,以平为期"。

5. **下法** 下法是通过泻下、荡涤、攻逐等,使停留于胃肠的宿食、燥屎、冷积、瘀血、结痰、停水等从下窍而出,以祛邪除病的一类治法。凡邪在肠胃而致大便不通、燥屎内结,或热结旁流,以及停痰留饮、瘀血积水等均可使用。由于病情有寒热,正气有虚实,病邪有兼夹,所以下法又有寒下、温下、润下、逐水、攻补兼施之别,并与其他治法结合应用。下可祛邪,也可伤正,对于使用膏方者而言,大多伴虚弱之候,使用下法时应较一般膏方时间短,或酌加扶正之品,不可妄下及过下,中病即止,以免戕伐正气。

6. **消法** 消法是通过消食导滞、行气活血、化痰利水、驱虫等方法,使气、血、痰、食、水、虫等渐积形成的有形之邪渐消缓散的一类治法。用于饮食停滞、气滞血瘀、癥瘕积聚、水湿内停、痰饮不化、疳积虫积以及疮疡痈肿等。消法与下法虽同是治疗内蓄有形实邪的方法,但在适应病证上有所不同。下法所治,邪在肠胃,必须速除。消法所治,病在脏腑、经络、肌肉之间,来势较缓,多虚实夹杂,不可能迅即消除,必须渐消缓散。膏方中使用消法,一则可助胃之运,再则消可防滞,流动气机,三则消可祛邪,力缓而正不伤,但须防止消伐过度,正气消耗。

十二、膏方应用防误区

1. **膏方并非价高效好** 以膏方调理,也有用之补益的,而补益则常含有诸多贵重药物,但膏方并非越贵越好,也并非人人均需要用贵药。究其原因,中医用药讲究"有是病,用是药",证辨得准确,泻药即是补药,证辨错了,补药亦成毒药,如鹿茸乃峻补肾阳之药,用于肾阳虚之重证,如果该患者辨证属阴虚火旺,则断非所宜,服用只会加重病情。如遇病轻、证缓,贵药还可用他药代替,如人参,取其补脾益肺作用之时,可用党参代替,而取其大补元气,治疗阳气欲脱时,则非他药所能。

2. **膏方并非定要冬季服用** 在人们的眼中,认为只有冬季才能服用膏方,其实这是一个误区,古人因保管方面的原因,多在冬季服用膏方,而现在保鲜、保寒技术已经很普遍,有冷柜、冰箱,夏季也便于保存而不变质,加之膏方并非定是补剂,也是用治疾病的剂型之一,所以一年四季均可以应用膏方。

3. **膏方并非全是补剂** 不少人误以为,冬令用膏方就是补,好像膏方离不开人参、鹿茸等大补之品,其实这些观点都是对冬令进补的片面认识,"补"应理解为"去多余、补不足",寓"固本清源"为一体。不能小病大补、盲目进补,应在呵护胃气、调畅气血的前提下制订理、法、方、药。盲从服用补益膏方,不仅不必要,反而造成浪费。膏方并不一定是补剂。中药的制剂形态各种各样,包括传统的汤、膏、丸、散、丹、酒、露剂,以及近代出现的片剂、针剂、冲剂、口服液、胶囊剂、气雾剂等。膏方经过煎熬浓缩的药汁能够起到营养濡润五脏六腑、燮理阴阳、益气养血、补虚强壮、防治疾病的作用,所以膏方又俗称膏滋药。当然若身体虚损,也是可以用膏方补益的。①峻补:适用于极虚之人,垂危之病,元气大伤者,可见于产后、大失血、心力衰竭、过度劳累等,常选用人参、熟地、龟胶、鹿胶等。②温补:即用补阳之法,治疗阳虚之证,又有温心阳、温脾阳、温肾阳的不同,常用药有桂枝、肉桂、附子、干姜、巴戟天等药。③清补:适用于实热、阴伤病人,需结合脏腑虚损用药,常用生地、麦冬、石斛、玄参、花粉等清而不凉,补而不腻之品。④平补:是用药性平和,不寒不热,不腻不燥的补药治疗体虚不甚,或脾胃虚弱,不宜大补或疾病不重,不需大补者,常用菟丝子、柏子仁、桑椹子、大枣、山药、黄精等。⑤涩补：补而兼涩之品，宜于滑脱之证，如莲子、芡实、诃子、山茱萸等。⑥缓补：缓缓调理，不急功近利，不操之过急，根据具体情况选方用药，如癌肿病人经过手术或放疗、化疗后身体虚弱，此时用补应缓调细理，从长远着手，方能达到远期效果。纵观古今膏方，其中确有纯补之剂，如两仪膏、二冬膏、龟鹿二仙膏等，这些纯补的膏方毕竟只适用于少数人群，人的疾病更多的是虚实并存。膏剂滋之，不专在补，并却病也，由于古代膏方滋补药占很大比例，所以有人误以为膏方就是补益之药。其实膏方是一种调理身体，全面考虑的制剂，不能等同于补药。不当补而误补益疾，当补而不分气血，不辨寒热，不识开阖，不知缓急，不分五脏而误人也！

4. **膏方并非越贵越好** 现在有一个俗语叫"名贵中药"，其实这种说法是错误的，有名气之药并非一定是贵药，而贵药并非定要是名药，例如人们熟悉的生姜，其止呕作用尤佳，孙思邈甚至认为乃是呕家圣药，而生姜根本就不贵，人们生活中常见的药食两用的大枣、山药、枸杞、莲子等都是很有名的药材，但都不是很贵。再如阿魏，民间有"黄芩无假、阿魏无真"的说法，意思就是说阿魏因价格贵，多为假货，但很多人并不知道这味药的作用、特点。所以选用药材并不一定要贵药，只要能治病，对症，就是好药，就是名药。

十三、服用膏方注意事项

1. **防止虚不受补** 素体脾胃虚弱者对补益之剂常难以运化吸收，再加上补益之品多味甘质腻，易于碍胃滞气，故中虚者服之，不唯虚损之脏难以得到补养，反而又添脾失运化中满纳差之证，即所谓虚不受补。对此宜先调理脾胃，或在补益之中佐以健脾和胃，理气消导之品。即使平素脾胃功能健旺者，亦应在遣药组方时照顾脾胃，使补而不滞。

2. **防止闭门留寇** 应用补益膏方时，若又夹有外感之邪，本着"急则治其标，缓则治其本"的原则，须先祛邪外出，然后以膏方缓图治本，否则闭门留寇，不利于疾病治疗。对于虚体受感之人，可以扶正解表同用，但也需注意补不碍邪。对于正气虚损又兼湿阻、痰滞、热扰、食积等，应视邪实与正虚的主次缓急，酌情采取先攻后补，或先补后攻，或攻补兼施，务使祛邪而不伤正，补虚而不碍邪。

3. **防止损阳耗津** 寒凉之剂，易伤中土，若多用、过用、久用，必定耗损人体阳气,在使用此类膏方时应特别注意,可以小剂量使用或者短期应用或者伍以醒脾、和胃、温中之品,使得热去而胃阳不伤。补益之剂,多辛燥温热,若用之不当,必定耗损人体阴精,因此应用膏方不能一味蛮补,需酌加养阴之品,护阴以防阴精耗伤。

4. **防止虚虚实实** 临床上,典型的虚候一般不难鉴别,在某些特殊情况下,可因虚损太过,脏腑功能异常而产生一些看似实证的表现。虚者宜补,实者宜泻,此易知也。而不知实中复有虚,虚中复有实,至虚之病,反见盛势,大实之病,反有赢状。对于真虚假实之证,切不可误认为实证而妄图攻伐,使得虚者更虚。对于真实假虚之证,切不可误认为是虚证遽进补益之剂,使得实者更实,终成危候。对于本虚之人,使用祛邪之法时,应时时固护正气,中病即止,防止过则伤人。如素有阴津亏虚者,不可妄用汗法和下法,防止阴津进一步损伤,加重其虚;如素有阳虚者,不可过用苦寒,防止寒过伤阳。

5. **注意适当忌口** 为了达到治疗目的,服药期间要求病人忌食某些食物,叫做忌口。一般服药期间,应忌食生冷、油腻、辛辣、海鲜等不易消化及有特殊刺激性的食物等。若误食所忌饮食,常使膏方的疗效降低,或引起不良反应。服膏方时应忌吸烟、喝酒,不宜喝咖啡、可乐等含有咖啡因的饮料。不宜用茶水、牛奶送服,因为茶叶中含有大量的鞣酸,容易与药材中的生物碱结合,产生不被人体吸收的沉淀物,从而影响药物的吸收,降低药物作用。阳虚有寒者,应忌食生冷饮食。阴虚火旺者,忌食辛辣上火食物。

6. **其他注意事项** ①有过敏现象者应停服膏方,特敏体质者对于某些中药过敏,容易出现不良反应,如荨麻疹、皮肤瘙痒,应立即停服膏剂,并进行相应处理。②感冒发热应暂停服用膏方。③服用膏方时,忌生冷、油腻、辛辣、不易消化,以及有较强的刺激性食物,以免妨碍脾胃消化功能,影响膏方的吸收。若胃肠功能紊乱如呕吐、便溏、消化不良、急性腹痛应暂停服膏方。④服用膏方后出现上火现象,如齿龈、鼻腔出血,面赤生火,应分析是否属热性体质,膏方是否过于温燥,宜减量服用,并可用清热泻火药煎汤代饮,若上火可用金银花泡水饮服。⑤若湿邪中阻,或脾胃虚弱之候,宜减量服用膏方,可同时配合运脾化湿方以助消化。⑥若膏方过于滋腻,过甜难以接受,可减量或者改为饭后服用,必要时停服,辅以健脾助运中药调理。⑦若患者忌讳某药者,应避免使用服用者不能接受的药材,如动物药等。⑧不宜空腹服用,若空腹服用容易引起腹部不适或食欲下降,导致消化功能不好。⑨不宜冷服,应以温开水冲泡后服用。⑩膏滋配方中大部分应采用植物药,因为植物药出膏率高。⑪服用膏方如出现便秘,而停用后大便通畅了,说明便秘与膏方有关。继续服用时应适当减少膏方的剂量,同时在饮食中增加膳食纤维。⑫食欲不振时应减少服用剂量,或加服助消化的食物或药物。⑬服用膏方应循序渐进,刚开始用少量,饭后服用,如没有不适感觉,可以适当加量。⑭若服用膏方量太多引起腹泻,停服后腹泻会停止,再服时则应减量。⑮服膏时不宜饮浓茶,也不宜用茶水冲饮,因茶叶能解药性而影响疗效。⑯选药用道地药材,只有好药材,作用才会好,只有用好药,配好方,才能熬出好膏方。⑰膏滋用瓷器装,保存于冰箱,不宜用铝、铁锅存放。取膏滋时要使用干净、固定的汤匙,汤匙不能见水,否则会长霉。

十四、进补用膏方

过去是"吃饱求生存",如今是"吃好求安康",只有健康的体魄,才有强壮的身体,身体虚弱,当补益气血阴阳。要开好膏方,以膏方进补绝非易事。宁看十人病,不开一方膏,就是说开膏方要有相当的技术,既要有扎实的中医基本功,也要有熬制膏方的技术。

1. **补气不忘行气** 气虚之人,常表现为气短乏力,面色㿠白,精神不振,少气懒言等。又有各个脏腑气虚的不同情况,肺气虚证常见短气自汗,声音低怯,咳嗽气喘,胸闷,易于感冒,甚至水肿等病症。脾气虚证常见饮食减少,食后胃脘不舒,倦怠乏力,形体消瘦,大便溏薄,面色萎黄等。心气虚证常见心悸气短,多汗,劳则加重,神疲体倦。肾气虚证常见神疲乏力,眩晕健忘,腰膝酸软乏力,小便频数而清,白带清稀。分别选取补气之品,如人参、黄芪、白术、山药、大枣等制成膏方,为防止补气时出现壅塞现象,要适宜配伍诸如木香、陈皮、砂仁等。

2. **补血不忘活血** 补血药主要用于血虚病证,如面色萎黄,面白无华,唇爪苍白,头晕眼花,心悸多梦,手足发麻等。心血虚证常见心悸怔忡、健忘、失眠多梦。肝血虚证常见耳鸣目眩、惊惕不安、月经不调等。分别选用补血之品,如当归、黄芪、白芍、龙眼肉、大枣、熟地黄等制成膏方,为防止补血出现瘀阻现象,要配伍活血药以补而不滞。

3. 补阴不忘助阳　阴虚体质的人，多因津液消耗，常表现为五心烦热，低热，潮热盗汗，形体消瘦等。心阴虚证常见心悸失眠，健忘，口舌生疮等。肺阴虚证常见干咳无痰，或痰少质黏，或咳而痰中带血丝，午后颧红，口干咽燥，喉痒音哑等。胃阴虚证常见口干舌燥、容易饥饿，胃脘隐痛不适等。肝阴虚证常见眩晕耳鸣，目涩胁痛，或手足蠕动，经闭经少等。肾阴虚证常见腰膝酸软、耳鸣耳聋、身体消瘦、大便干燥等。分别选用补阴之品，如麦冬、南沙参、北沙参、龟板、玉竹、石斛等制成膏方，为防止补阴恋邪，宜适当助阳，以阳中求阴，阴得阳升而泉源不竭。

4. 补阳不忘助阴　阳虚体质的人，多因阳气衰退，常表现为畏寒肢冷，四肢不温，嗜睡蜷卧，口淡不渴，或渴喜热饮，或口泛清涎，小便清长，大便溏薄或完谷不化等。心阳虚证常见心悸，自汗，神倦嗜卧，心胸憋闷疼痛，面色苍白等。脾阳虚证常见面色萎黄，食少，形寒，神疲乏力，少气懒言，大便溏薄，肠鸣腹痛，每因受寒或饮食不慎而加剧。肾阳虚证常见腰背酸痛，遗精，阳痿，多尿或不禁，面色苍白，畏寒肢冷，下利清谷或五更泄泻等。分别选用补阳之品，附子、肉桂、杜仲、干姜、菟丝子、鹿角胶、枸杞等制成膏方，要适宜养阴，以阴中求阳，阳得阴助而生化无穷。

5. 时时照顾脾胃　脾胃为后天之本，只有脾胃功能健全，饮食物才能转化为营养物资，身体才健康，所以对于胃肠功能差、消化不良、经常腹胀者，在进补膏方前，要先给予"开路药"，如用陈皮、半夏、厚朴、枳壳、神曲、山楂等药煎汤服用，以理气化湿、改善脾胃运化功能。

虚不受补的人不适宜骤然用膏方进补，进补过急容易上火，只能缓慢调养，以防滋腻呆胃之弊。外邪未尽的情况下，也不要过早用膏方，避免"闭门留寇"。必要时可在祛邪药中加入补益之品，以达到扶正祛邪、攻补兼施的目的，待外邪祛除、恢复健康后再用膏方调理。膏方虽多用于虚损病证，强调的是补益加调整，假如体质不虚，身强力壮，就不一定要吃膏方来进补，乱补常常适得其反，有损安康。笔者曾诊治一脱发患者，即因过服人参导致脱发而成光头。

6. 治病必求其本　膏方是在充分收集患者资料基础上，通过中医辨证论治，遵循组方原则的基础上产生的，从此种意义上来讲，膏方也是辨证论治的产物，因而其强调抓住疾病的本质，即调治求本，或正治，或反治，或治标，或治本，或标本兼治，或实而泻之，或虚而补之，总之需见病知源，采取针对性的措施,抓住产生疾病的根本,从源头治疗,方能见效显著。如《本草纲目·卷二十六》载:"尝有一妇,衄血一昼夜不止,诸治不效。时珍令以蒜敷足心,即时血止,真奇方也。"这是将药物捣烂成膏状外敷而取上病下治之法。又如《本草纲目·卷三十二》载:"咽喉口舌生疮者,以茱萸末醋调贴两足心,移夜便愈。其性虽热,而能引热下行,盖亦从治之义;而谓茱萸之性上行不下者,似不然也。"所以中医之用药物,是调整人体阴阳的动态平衡,治病以求本,而不是头痛医头,脚痛医脚。

下篇 临床应用

汗 证

汗证是指不正常出汗的一种病证,表现为全身或局部出汗过多,甚则大汗淋漓。汗证包括自汗、盗汗等,多由于阴阳失调,腠理不固,而致汗液外泄。若白昼时时汗出,动辄益甚者为自汗;寐中汗出,醒来汗止者为盗汗,亦称寝汗。汗证既有单独为主而成病者,也有其他疾病夹杂而成病者。汗证尚有黄汗、战汗等。

汗是人体五液(汗、涕、泪、涎、唾)之一,是由阳气蒸化津液而来。心主血,汗为心之液,阳为卫气,阴为营血,阴阳平衡,营卫调和,则津液内敛。反之,若阴阳脏腑气血失调,营卫不和,卫阳不固,腠理开阖不利,则汗液外泄。汗出过多容易损伤气血、伤津耗液、损伤脾胃、体质下降、诱发疾病。

西医学中的甲状腺功能亢进、自主神经功能紊乱、糖尿病、风湿热、结核病、更年期综合征等可表现本病证的特征。

一、发病原因

1. **肺气不足** 素体薄弱,病后体虚,或久患咳喘,耗伤肺气,肌表疏松,表虚不固,腠理开泄而致自汗,动则尤甚,汗出恶风,稍劳尤甚,神疲乏力,面色少华,平时易患感冒。

2. **营卫不和** 体内阴阳失调,腠理开阖不利,卫阳不固,卫外失司,而致汗出,以自汗为主,微寒怕风,精神疲倦,胃纳不振。

3. **心血不足** 汗为心液,思虑太过,损伤心脾,血虚失养,血不养心,汗液外泄太过,心悸少眠,睡则汗出,醒则汗止,气短神疲,面色不华。

4. **阴虚火旺** 虚火内生,或邪热耗阴,阴津被扰,不能自藏而外泄,导致盗汗或自汗,虚烦少眠,寐则汗出,形体消瘦,骨蒸潮热,五心烦热,或有久咳虚喘,女子月经不调,男子遗精。

5. **邪热郁蒸** 肝火或湿热内盛,或情志不舒,或嗜食辛辣厚味,湿热偏盛,以致津液外泄而致汗出增多。

二、表现特点

综合症状:时时汗出,久之疲倦乏力,或睡梦中汗出,醒后汗止,或动则汗出,汗透湿衣。

1. **阳虚自汗** 因阳气虚弱,腠理不密所致自汗证,表现为倦怠,畏寒肢冷,面色㿠白,大便溏薄,汗出觉冷,小便清长等。

2. **气虚自汗** 由气虚卫表不固所致自汗出。表现为自汗恶风,汗出常冷,疲乏无力。

3. **阴虚盗汗** 由阴虚热扰,津液外泄所致盗汗,因阴虚不能制火,火炽则灼伤阴液,两者常互相影响。表现为五心烦热或午后潮热,盗汗,颧红,消瘦等。

4. **其他出汗** ①营卫不和汗出:汗出恶风,周身酸楚,时寒时热,或半身、某局部出汗。②阳明气分热盛汗出:蒸蒸汗出,口渴喜冷饮,面赤烘热,烦躁不宁,或兼发热,或肢节烦痛,或大便干结。③阳明腑实濈然汗出:濈然汗出是连绵不断的、一阵接一阵的微汗出。④漐漐汗出:即汗出之微细连绵。⑤偏汗:俗称"半身汗"。见于一侧身体,或左侧或右侧,或上半身或下半身。⑥心汗:是指心窝局部多汗,多因忧思惊恐、损伤心脾所致。⑦湿热暑热汗出:表现为阵阵热汗外出,出汗以头面为多,身热不扬,身体困重,口腻作渴,苔黄腻,脉濡数或滑数等。⑧黄汗:以汗出沾衣,色如黄柏汁,症见口渴发热,胸部满闷,四肢头面肿、小便不利、脉沉迟等。病因是由于风、水、湿、热交蒸所致。湿热伤及血分时,又可并发疮疡。因汗出入水,水热互郁于肌表,所致身肿、发热、汗出色黄如柏汁的病症。⑨瘀热自汗:临床见汗出,局部发热,或午后或夜间发热,肌肤甲错,舌有瘀点或瘀斑等症状。⑩少阳汗出:三阳合病,但欲眠睡,目合则汗。⑪战汗:振栗,发热,汗出,是体内邪正相争,正胜邪却的结果。⑫绝汗脱汗:指病情危重,正气衰弱、阳气欲脱时,汗淋漓不止,多伴有呼吸急促、四肢厥冷、脉象微弱,时有时无等危症,是阳气将绝之象,多见于心衰、虚脱的病人。⑬其他:还有肝经湿热,气血亏虚,食积胃热,外感风热等。

三、治疗体会

多汗者皮肤表面常湿润,且有阵发性的出汗。一般健康之人,在运动或遇高温时,汗腺的分泌都会增加,这是为了让上升的体温下降的生理作用。因此,肥胖者往往较瘦者汗量多,体温容易上升,为了降低过高的体温,必须以多排汗来调节。局部多汗常见于手掌、足跖、腋下、鼻尖、前额、阴部等,常伴有皮肤湿冷,易生冻疮。汗证多属虚证,自汗以气虚、阳虚为主;盗汗以阴虚、血虚为主。肺卫不固证多汗以头颈胸背为主;营卫失调证多汗而不温;气阴亏虚证汗出遍身而伴虚热征象;湿热迫蒸证则汗出肤热。

临床上以自汗、盗汗多见,治疗也以此为主。自汗、盗汗以腠理不固、津液外泄为共同病变,治疗当以固护卫外功能为主,补虚是其基本治疗原则。若肺卫不固者益气固卫止汗,营卫失调者调和营卫止汗,心血不足者补血养心止汗,阴虚火旺者滋阴降火止汗,邪热郁蒸者清热化湿止汗。若汗证日久,可加固涩之品,并宜根据虚实夹杂而用药。笔者根据出汗尤以气虚为多见,结合多年临床体会,拟一通用方治疗汗证:

1. **方名** 黄芪止汗汤。

2. **组成** 黄芪30g,白术15g,防风10g,麻黄根10g,浮小麦30g,五味子10g,桂枝6g,白芍15g,生姜10g,大枣15g,生晒参15g,麦冬10g,山茱萸15g,红景天30g,绞股蓝30g,酸枣仁30g,甘草6g。

3. **方歌** 黄芪止汗桂枝汤,景天生脉绞股蓝,枣皮枣仁玉屏风,麻根浮麦又敛汗。

4. **功效** 培补正气,固表止汗。

5. **主治** 多种汗证,包括自汗、盗汗。

6. **用法** 以上述药物煎汤或熬成膏剂服用。

7. **加减** 若出汗甚者可以选加收敛固涩之品,如龙骨、牡蛎。笔者个人体会,若遇到患有颈椎病者,虽出汗多也不宜选用具有收敛作用的药物,因收敛之品会加重颈椎病的症状,导致诸如头昏头痛,颈部酸胀;盗汗甚者加地骨皮10g。

8. **使用注意** 使用收涩止汗之品时,不能收涩太过,尤其是夹有湿热者,不可单纯使用收敛之品以防恋邪。

9. **体会** 汗证虽有多种,但以自汗、盗汗为常见,多是由于阴阳失调,腠理不固,而致汗液外泄失常的病证。对伴见于其他疾病的汗证,在治疗原发疾病的基础上,以中医药论治,亦可明显改善症状。一般来说,汗证以虚者为多,所谓自汗者阳虚、盗汗者阴虚。

此方黄芪止汗汤将具有固表止汗的玉屏风散(黄芪、白术、防风)同用,达到扶正固表,提高正气作用,方中所含桂枝汤(桂枝、白芍、大枣、生姜、甘草)调和营卫,红景天、绞股蓝补虚强身,生脉饮(生晒参、麦冬、五味子)养阴生津,益气敛汗,酸枣仁、山茱萸收敛止汗。全方并有强壮作用,当汗证病人服用以后会感觉精神状况逐渐好转,出汗慢慢减轻直至痊愈。

个人比较习用酸枣仁、山茱萸、玉屏风散、麻黄根、浮小麦等止汗,笔者认为山茱萸、酸枣仁配伍应用,止汗作用增强。对于收涩药物,笔者临床比较慎用,因为其容易恋邪,当然也要结合患者具体情况辨证用药。

四、预防调摄

1. **适当辅以食疗** 平时可以多吃糯米食品,因糯米能健脾益气敛汗,适用于表虚不固性的汗证。平时要合理搭配膳食,避免油腻,多吃青菜和水果。汗液中含有较多的盐分和钙,出汗后应补充食盐。

2. **注意饮食禁忌** 汗出过多之人,勿食辛辣、煎炒、炙烤、肥甘厚味,以免刺激汗腺导致出汗。

3. **保证足量饮水** 要养成平时多饮水的习惯,出汗后更要及时补充水分,在空调房间里久坐,即使不出汗也要比平时多喝水,因为体内水分会因空气干燥而蒸发。

4. **不要汗出当风** 容易出汗之人,腠理空虚,易于感受外邪,故当避风寒,以防感冒。年轻人进行较长时间剧烈运动,大量出汗不要紧,但老年人就不要剧烈运动了,因为体质较差的人大量出汗会引起虚脱。最舒适的出汗量是微微出汗。

5. **及时更衣防病** 衣着要透气凉爽,汗出之后,应及时用干毛巾将汗擦干。出汗多者,需经常更换内衣,并注意保持衣服、卧具干燥清洁。

6. **配合外用药物** ①五倍子粉适量,以醋调成糊状,每晚临睡前敷脐中。②龙骨、牡蛎粉适量,每晚睡前外扑。

五、病案举例

沈某,女,72岁。自述出汗10多年,时时汗出,身体瘦弱,气短,尤其怕风,头部为甚,需戴帽外出,否则即头痛,曾服中药但未坚持,舌质淡,苔薄白,脉沉。处方:黄芪40g,附片15g,白术15g,防风10g,浮小麦40g,仙鹤草15g,桂枝10g,白芍20g,柴胡6g,生晒参15g,炒二芽各15g,甘草6g,枣仁30g,枣皮15g,麻黄根10g。7剂。服药后感身体轻松,恶风有所好转,为服用方便,要求用膏滋调理。乃投以黄芪止汗汤加味。处方:黄芪30g,白术15g,防风10g,麻黄根10g,浮小麦30g,五味子10g,桂枝6g,白芍15g,生姜10g,大枣15g,生晒参15g,麦冬10g,山茱萸15g,红景天30g,绞股蓝30g,酸枣仁30g,甘草6g,阿胶15g,山药20g。10剂,收膏。膏滋服完后,多年的出汗症消失,头上无恶风感。

咳　喘

咳喘包括咳嗽和喘息,为肺系疾病的常见病。前人认为有声无痰谓之咳,有痰无声谓之嗽,现在一般多统称咳嗽。咳嗽既是独立性疾病,又是肺系多种疾病的一个症状。喘息分为哮病和喘病。哮病是一种发作性的痰鸣气喘疾患,发作时喉中有哮鸣音,呼吸困难,甚则喘息不能平卧。喘病以呼吸困难,张口抬肩,鼻翼扇动,不能平卧为特征。现一般统称为哮喘。哮喘经常发作,影响情绪,影响交往,消耗体力,呼吸不畅,容易导致骨折、脏腑功能失调,诱发气胸,甚至突然死亡。

西医学的上呼吸道感染、支气管炎、肺炎、支气管扩张、肺气肿、肺结核、肺脓肿、胸膜炎、矽肺等可表现为咳喘。

一、发病原因

1. **外邪侵袭**　外感风寒或风热之邪,未能及时表散,邪蕴于肺,壅阻肺气,肺气不得宣降,因而上逆作喘致咳。

2. **过敏反应**　①饮食过敏:尤其是婴幼儿吃了过敏的食物导致咳喘更易见,但这种食物过敏现象会随着年龄的增长而逐渐降低。最常见的食物过敏是鸡蛋和牛奶、鱼等。②尘螨过敏:尘螨是诱发支气管哮喘、咳嗽的重要变应原。③吸入过敏：如吸入花粉、柳絮、粉尘、油烟、煤气、香烟等会诱发咳喘。④气体过敏：过敏体质接触油漆等刺激性气味，会引发咳喘。⑤接触过敏：如化妆品、洗发水、洗洁精、染发剂、冷热空气、紫外线、辐射、肥皂、塑料、化纤用品、金属饰品、细菌、霉菌、病毒、寄生虫等。⑥药物过敏：有些西药可导致咳喘发作。

3. 饮食不当 恣食生冷、肥甘，或嗜酒伤中，脾失健运，痰浊内生，或急慢性疾患影响于肺，致肺气受阻，气津失布，津凝痰生，痰浊内蕴，上阻肺气，肃降失常，发为喘促。

4. 情志失调 情怀不遂，忧思气结，肝失调达，气失疏泄，情绪激动、紧张不安、怨怒等，都会促使咳喘发作。

5. 过度劳累 身体的过度疲劳，五脏虚损，影响脏腑功能失调出现咳喘。

6. 劳欲久病 ①肺气不足：肺系久病，咳喘伤肺，肃降失职，痰湿停聚，痰升气动，痰气相搏，气道不畅，呼吸受阻，气道壅塞，出现胸膈胀闷，喘咳等。②脾气虚弱：脾失健运，水湿停聚成痰导致咳喘。③肾阳虚衰：肺病及肾，精气内夺，肺之气阴亏耗，肾之真元伤损，根本不固，气失摄纳，导致咳喘。

二、表现特点

综合症状：反复咳嗽，喘息，伴随有痰多，咽喉不适，久之气短乏力，精神疲倦。

1. 外邪犯肺 ①风寒袭肺：咽痒咳嗽声重，气急，咯痰稀薄色白，常伴鼻塞，流清涕，头痛，肢体酸楚，恶寒发热，无汗等。②风热犯肺：咳嗽痰黄而稠，气粗，或咽痛，或流黄涕，痰黏稠或稠黄，口渴，头痛，肢楚，恶风，身热等。③燥邪伤肺：喉痒干咳，连声作呛，咽喉干痛，无痰或痰少而黏，不易咯出，或痰中带有血丝，口干，初起或伴鼻塞、头痛、微寒、身热等。

2. 痰浊犯病 ①痰热郁肺：发热烦躁，咳喘气息粗促，或喉中有痰声，痰多质黏厚或稠黄，咯吐不爽，或有热腥味，面赤或有身热，欲饮水，小便短赤，大便干结。②寒饮袭肺：绝大多数单纯哮喘属于寒喘范畴，平时畏寒背冷，喉中痰鸣，夜间尤重，烦躁不安，喷嚏频频，流涕不止，痰液清稀或呈泡沫状，小便清长。

3. 正气不足 ①肺虚型：咳喘气短、痰多清稀，面色无泽，语低懒言，或畏寒自汗，稍感风寒容易发病，发病前喷嚏频频，流清涕不止，鼻眼奇痒，咽痒鼻堵。②脾虚型：咳嗽痰多，面黄少华，倦怠乏力，食欲不振，腹胀便溏，或见浮肿。③肾虚型:哮喘病史较长,反复发作,气短息促,呼多吸少,活动尤甚,吐泡沫痰,腰酸腿软。肾阳虚者畏寒肢冷,手足不温,面色苍白,动则息促,耳鸣,自汗,小便清长或夜尿多;肾阴虚者头晕耳鸣,五心烦热,痰少黏稠,口干咽燥,尿黄,大便干。

三、治疗体会

张仲景治喘有小青龙汤、苓甘五味姜辛汤、麻杏石甘汤、射干麻黄汤等方,这些方子如果稍有辨证错误,就会带来不良反应,所以中医向有"内不治喘、外不治癣"的说法,意思就是说喘证很难治疗,咳嗽同样如此。笔者认为,哮喘的主要病因为痰,加上气候、饮食、情志、劳累、环境等各种诱因而致病,伏痰遇感而发,痰随气动,气因痰阻,相互搏结,壅塞气道,通畅不利,肺失宣降,引动停积之痰,导致痰鸣气促,呼吸困难,甚则喘息不能平卧。对此,笔者通过多年临床实践,反复探索,结合个人的用药经验及用药习惯,总结出一首治疗咳喘的通用方。

1. **方名** 一二三四五六汤。

2. **组成** 葶苈子15g,陈皮15g,法半夏15g,茯苓15g,莱菔子15g,白芥子15g,苏子15g,炙麻黄6~10g,杏仁15g,党参15g,白术15g,炙甘草6~10g。

3. **方歌** 一二三四五六汤,葶苈二陈三拗上,三子养亲四君入,寒热虚实喘哮康。

4. **功效** 健脾化痰,止咳平喘。

5. **主治** 各种咳嗽喘息,包括寒热、虚实、内伤、外感、有痰或无痰所致的咳喘。

6. **用法** 上方水煎服,若病程长,年老体弱者,则做成膏剂内服。此方一般无严格的禁忌证。

7. **加减** 咳喘日久可以加白果,肾不纳气者加沉香。体虚在原方中加入大枣,取葶苈大枣泻肺汤之义,防葶苈子伤正气,也可以合人参蛤蚧散同用。治疗咳喘适当通便有助于肺气通畅,所谓肺与大肠相表里,可加当归、桃仁,正气虚加黄芪,体虚甚党参改为人参,一般多用生晒参。

8. **使用注意** 应用此方一般无严格的禁忌证,若临床见到咳喘病证均可以选用,只是应针对不同年龄、不同性别、病程长短、病情轻重灵活把握剂量。

9. **体会** 本方由一味葶苈子、二陈汤、三子养亲汤、三拗汤、四君子汤、五味异功散、六君子汤组成,故名一二三四五六汤。此方是笔者经过多年的临床实践总结的验方,可以用于多种咳喘病证。

笔者体会葶苈子泻肺祛饮,尤对于痰涎壅盛,饮邪为患的喘息咳嗽效果良好,乃治疗痰涎壅盛的要药,凡是咳喘应为首选。二陈汤(陈皮、半夏、茯苓、甘草)燥湿化痰,理气和中,主治湿痰证之咳嗽痰多,色白易咯,恶心呕吐,胸膈痞闷,肢体困重,或头眩心悸;三子养亲汤(白芥子、紫苏子、莱菔子)降气化痰,理气消食,主治痰壅气逆咳嗽喘逆,痰多胸痞,食少难消;三拗汤(麻黄、杏仁、甘草)宣肺祛痰,止咳平喘,主治咳喘痰多;六君子汤(人参、白术、茯苓、甘草、陈皮、半夏,含四君子汤、五味异功散、二陈汤)益气健脾,燥湿化痰,主治脾胃气虚兼痰湿证之食少便溏,胸脘痞闷,呕逆等。全方 12 味药,有补有泻,健脾祛痰,调养身体。方中将寒温性质不同的药物熔于一炉,达到协调阴阳的作用。诸药合用,兼顾寒热、虚实,补泻、止咳、平喘、化痰,基本可以不需要辨证,或适当增损方中药物,有的放矢,就能达到良好效果。为防止麻黄辛散,一般将其蜜炙用。

咳久可以致喘,喘亦可由咳引起,脏腑功能的失调均可能导致咳喘的发生,治咳不离乎肺,又不限于肺,其标在肺,其本在脾肾,实证治肺,虚证治脾肾。因脾为生痰之源,肺为贮痰之器,若临床治疗咳喘,不善化痰,则难以达到理想的效果。外邪袭肺不论是寒是热,必然聚湿酿痰,经热灼蒸,则更胶结,阻气机之肃化,碍治节之下行,气不得降,必然为咳为喘,所以治疗咳喘,当予祛痰。

笔者体会,人参与莱菔子同用,对于体虚又有腹胀者作用更佳,不存在莱菔子降低人参作用的问题,临床上笔者经常如此用之。

四、预防调摄

1. **增强抗病能力** 预防咳喘,重点在于提高机体卫外功能,增强皮毛腠理适应气候变化的能力,遇有感冒及时治疗。

2. **注意保暖防寒** 若常自汗出者,要防止汗出过多,应及时更换衣物,也应随季节增减衣物。因为汗多更衣不及时容易诱发咳喘发作。防止过冷或过热,以免引起汗液过多外泄又受寒。

3. **忌食辛辣之物** 饮食上忌食辛辣动火、刺激性食品,慎食肥甘厚腻之品,以免碍脾助湿生痰。

4. **防止异味刺激** 避免接触烟尘刺激,应戒烟,尤其要防止被动吸烟或吸二手烟。

5. 冬病夏治更佳 就是利用夏季机体阳气充沛的有利时机,调整人体的阴阳平衡,使一些宿疾得以恢复。冬病指某些好发于冬季,或在冬季加重的病,如支气管炎、支气管哮喘、风湿与类风湿关节炎、老年畏寒,以及属于中医脾胃虚寒类疾病。夏治指夏季这些病情有所缓解,趁其发作缓解的季节,适当地内服和外用一些方药,以预防冬季旧病复发,或减轻其症状。

6. 适当辅以食疗 用一些补虚强身的药膳来调治咳喘具有一定作用,如平时多吃核桃、杏子、银杏等。

7. 加强身体锻炼 劳逸结合,增强体质,提高机体抗病能力。冬季多晒太阳以抵御寒气侵犯人体。运动量以微微出汗不觉疲劳为度。

五、病案举例

刘某,本校职工家属,女,51岁。原有慢性气管炎20年,近半年来反复咳喘,喉中鸣响,哮鸣音明显,咽部有痰,但不易咳出,因咳喘而精神不佳,夜间较甚,一直用中西药物治疗,但效果不显,精神疲倦,食欲、大便正常,因咳喘影响睡眠,疲乏无力,舌质淡,苔微腻,脉沉。辨证则寒热虚实均不明显,先服一二三四五六汤7剂,病情很快稳定,痰涎减少,精神转佳。乃投以一二三四五六汤(15剂)加阿胶收膏,服用1月余,症状全部消失,无咳喘,精神好,原每年冬季均会哮喘发作,自服用膏方以后,这两年哮喘未再发作。

鼾　　症

打鼾俗称打呼噜,也叫睡眠呼吸暂停综合征,是指睡眠之中的人喉里发出鼾声,司空见惯,有人甚至把打呼噜看成睡得香的表现。笔者遍查古代文献,极少有关鼾症方面的论述、治疗和方法。其原因可能是认为打鼾没有必要治疗,或者认为睡眠打鼾是睡得深沉的意思,再就是病家打鼾,并不找医生治疗,以至于古今用中药治疗鼾症者鲜见。

打鼾其实是健康的大敌,久鼾成病,打鼾使睡眠呼吸反复暂停,造成大脑、血液缺氧,尤其是老人容易导致痴呆。小儿打鼾会妨碍身体发育,影响智力以及记忆力等。打鼾会造成睡眠不足、诱发疾病、导致全身伤害。

一、发病原因

1. **痰湿阻滞** 痰是津液凝聚所致,胖人多痰湿,体内痰湿重就会影响到肺的宣降功能,气机不畅,痰阻气道,睡觉时就爱打鼾。

2. **饮食不当** 嗜食大鱼大肉,"鱼生火,肉生痰",这些食物过食后脾胃消化不了,就会形成痰湿影响气道,出现打鼾。饮酒之后有少数人也出现打鼾现象。

3. **气机不利** 多食少动,痰浊内郁,阻塞脉络,肺的宣降气机功能失常,就会打鼾。

4. **睡姿不对** 因枕头高度或睡觉姿势不对,导致气道不利出现打鼾。对于轻度打鼾病人,只要把仰卧姿势变成侧卧躺,再适当调节就可减轻症状。

西医学认为打鼾的因素有多种:①舌头肥大。②咽部原因。③身材肥胖。④鼻部异常。⑤遗传原因。⑥年龄因素。⑦吸烟原因。⑧疾病因素。⑨环境因素。

二、表现特点

综合症状:入睡即鼾,鼾声或大或小,喉中犹有痰涎,体型多胖。

1. **产生疾病** 打鼾因气血流通不畅会造成面色萎黄、皮肤粗糙、肥胖臃肿、口臭口苦等严重损伤身体健康的疾病,出现黑眼圈,大眼袋,面部皮肤松弛,眼白浑浊不清。

2. **精力不济** 打鼾之人给人以暮气沉沉、老气横秋的感觉,长期打鼾,会造成头痛头昏、失眠健忘、记忆力减退、免疫力下降等。

3. **精神紧张** 打鼾会导致心理压力较重,睡眠时精神紧张,白天工作和学习时昏昏沉沉,给人一种无精打采、丢三落四的感觉,进而形成自卑、孤僻、焦躁等性格。

4. **影响人际关系** 因打鼾会影响同室之人的睡眠,进而导致人际关系不融洽,同时也会出现性格障碍。

三、治疗体会

古今用中药治疗鼾症者鲜见,无论何种年龄,均不可忽视鼾症的危害。古今少有论述和治疗鼾症的文献。通过多年临床,笔者总结出一首治疗鼾症的验方。

1. **方名** 葶苈止鼾汤。

2. **组成** 葶苈子 15g,牛蒡子 15g,半夏 15g,炒白术 15g,茯苓 20g,石菖蒲 15g,焦神曲 15g,竹茹 15g,泽泻 10g,黄芩 10g,苍耳子 10g,辛夷 10g,炒杜仲 15g,丹参 20g,合欢皮 15g。

3. **方歌** 葶苈止鼾苍牛子,苓术芩夏杜辛夷,丹泽竹茹神曲用,合欢菖蒲并入宜。

4. **功效** 祛痰利咽,通窍止鼾。

5. **主治** 多种鼾症,如久治不愈难治性鼾症。也用于慢性肥厚性鼻病、后鼻道阻塞性病变。

6. **用法** 水煎服,或熬制成膏滋服用,尤以熬制膏滋为好。

7. **加减** 治疗鼾症尤其要注意化痰,临床还可以适当加用化痰之品,如陈皮、天南星、旋覆花等。

8. **使用注意** 胸部受压会妨碍呼吸,所以打鼾的人不妨试试改用低枕头。

9. **体会** 治疗鼾症应将祛痰放在首位,鼾症的病位在咽喉,主要是痰湿内阻,祛痰乃是最重要之点,要注意宣通鼻窍。治疗鼾症当以祛痰、补肾、通窍、利咽为基本大法。笔者体会葶苈子乃是治疗鼾症的要药,其泻肺除饮,因痰饮停留,滞于咽喉,导致呼吸不畅而现鼾声不已,其无论何种原因致鼾,视为首选。经过配伍可以应用于各种痰证,痰热、痰湿、痰饮、痰滞所致多种病证均可以使用。神曲可以重用,有时用到 50g。此二药治疗鼾症必不可少。久鼾成病,因为打鼾使睡眠呼吸反复暂停,造成大脑、血液缺氧,进而诱发心脑血管疾病。鼻为咽喉门户,宣通鼻窍乃利于痰涎消除,故用牛蒡子清利咽喉,苍耳子、辛夷、石菖蒲宣通鼻窍。半夏、竹茹乃化痰要药,两者一温一寒,协同配伍,有利于痰涎消除,茯苓、泽泻利水湿,防止痰湿留恋加重痰证,治疗鼾症应顾及肾,故用杜仲补肾,白术、神曲健脾,以利于运化,丹参、合欢皮活血,黄芩起反佐作用,诸药配伍,达到通利咽喉,化痰除鼾。

四、预防调摄

1. **枕头不宜太高** 通常以高约 10cm(约 1 拳头高)为宜,不宜软枕头。要选择软硬适度的枕头。因躺下去头很容易向后仰,使喉部肌肉过度紧张,从而加重打鼾的程度。

2. **睡眠侧卧为宜** 因仰睡或趴着睡会让呼吸道不顺畅,侧睡时,相比较而言不会堵住呼吸道。尤以右侧卧位为宜,避免在睡眠时舌、软腭、腭垂松弛后坠,加重上气道堵塞。有效保持晚上睡眠时气流的通畅,最大限度减轻睡眠呼吸暂停。

3. **睡前保持平静** 睡前的活动最好以柔缓的为主,不要让情绪太过激昂,不从事刺激的活动。

4. **避免烟酒嗜好** 吸烟能引起呼吸道症状加重,饮酒加重打鼾、夜间呼吸紊乱。尤其是睡前饮酒不好。

5. **注意减肥瘦身** 胖人打鼾是瘦人的3倍,所以体重过重要瘦身。

6. **晚餐不宜太饱** 因饱食影响睡眠,保持七八分饱,控制零食。不要吃过咸和过于油腻的食物,多吃些粗粮,带有糠和麸皮的食物可以消食化积。

五、病案举例

欧阳某,男,45岁,体型较胖,平时身体并无大碍,每入睡即鼾声如雷,家人甚是烦恼,既影响他人入睡,也担心就此发生意外,多年来单独睡一房间,否则与之同室之人无法入睡。乃投以葶苈止鼾汤,服药5剂,即鼾声明显减小,且鼾声并不影响他人入睡,收到明显效果。为巩固疗效,将葶苈止鼾汤20剂,收膏应用。

健　　忘

健忘是指记忆力减退,遇事善忘的一种病证。亦称喜忘、善忘,即暂时性记忆障碍。健忘以后天失养,脑力渐致衰弱者为多见。善忘前事,而思维意识仍属正常,与痴呆之智能减退,不晓其事不同。

临床可见:①功能性健忘者,精力往往不易集中,学的东西,往往记得不牢,尤以年老者多见,不如青少年时期。②器质性健忘者,多因脑肿瘤、脑外伤、脑炎等,造成记忆力减退或丧失;某些全身性严重疾病,如内分泌功能障碍、营养不良、慢性中毒等,也会损害大脑造成健忘。健忘所带来的危害是不可忽视的,随着年龄的增长,记忆力会越来越差,使人愚钝、影响形象、加快衰老、容易出事、处事尴尬。

一、发病原因

1. **年龄因素** 相对年轻人而言,四十岁以上的中老年更容易患健忘症。年龄越大记忆力越低。年迈气血不足,肾精亏虚,心脑失养均可导致健忘。

2. **精神紧张** 持续的压力和紧张会产生疲劳,进而导致健忘。心理因素对健忘症的形成也有不容忽视的影响,情绪压抑会导致记忆力减退。

3. **生活无序** 过度吸烟、饮酒、缺乏营养等可以引起记忆力下降。长期饮酒,酒精对人体造成伤害引起健忘。熬夜也会加剧身体的疲惫感,尤其是工作到后半夜的人,身体超负荷,导致气血失衡,久之会健忘。若气血逆乱,痰浊上扰亦可引起健忘,《素问·调经论》说:"血并于下,气并于上,乱而喜忘。"《丹溪心法·卷四·健忘》则认为"健忘,精神短少者多,亦有痰者"。

4. **疾病因素** 患有一些疾病,如神经症、强迫症、抑郁症、脑炎等原因引起健忘。

5. **精血不足** 因思虑过度,阴血损耗,劳伤心脾,化生无源,心脑失养,或过度疲劳,用脑过度,导致大脑供血不足,长期缺氧而出现记忆力下降,出现健忘。或房事不节,则精亏髓减,脑失所养,令人健忘。《医方集解·补养之剂·孔圣枕中丹》指出:"人之精与志,皆藏于肾,肾精不足则肾气衰,不能上通于心,故迷惑善忘也。"《严氏济生方·惊悸怔忡健忘门》云:"夫健忘者,常常喜忘是也。盖脾主意与思,心亦主思,思虑过度,意舍不精,神宫不职,使人健忘。治之之法,当理心脾,使神意清宁,思则得之矣。"指出心脾不足,肾精虚衰易致健忘。

二、表现特点

综合症状:记忆力减退,神情恍惚,白天容易头昏,失眠、多梦、易醒,烦躁,甚至抑郁。器质性健忘是由于损害大脑所造成的,功能性健忘多由于疲惫,身体虚弱所致。

1. **心脾不足** 记忆力减退,或健忘前事,心悸不寐,精神疲倦。

2. **肾精亏耗** 健忘,腰酸腿软,头晕耳鸣,遗精早泄,五心烦热,精神萎靡,甚则滑精早泄。

3. **阴虚火旺** 健忘多梦,心烦不寐,五心烦热,午后潮热,盗汗,男子遗精,女子梦交。

4. **瘀痰内阻** 健忘,头晕而痛,身体困重,胸闷脘痞,呕恶,心悸不宁。

5. **肝郁气滞** 健忘心悸,胸闷胁胀,易怒,喜太息。

三、治疗体会

健忘证以虚证居多,健忘者有时对于已经发生的事情,短时间内却无法回忆起细节。反复进行的日常生活发生变化时,一时也难以适应,丢三落四,即使以前曾经熟练进行的工作,现在重新学习起来也有困难。对同一个人经常重复相同的话,反复提相同的问题,说话时突然忘了说的是什么,记不清某件事情是否做过。

治疗健忘症需针对病因,防患于未然,或通过调整以减缓症状。对新事物要保持浓厚的兴趣,也是提高记忆力的方法。经常与人交流,可以使大脑精力集中,从而减缓衰老。保持良好情绪有利于脏腑功能协调,使机体的生理代谢处于最佳状态,对提高记忆力颇有裨益。通过临床,笔者结合多年治疗体会,总结一首治疗健忘病证的药方。

1. **方名** 益智膏。

2. **组成** 龙眼肉 15g,当归 15g,白芍 15g,生晒参 15g,丹参 20g,竹茹 15g,炙远志 10g,法半夏 15g,甘草 10g,陈皮 15g,酸枣仁 30g,郁金 10g,木香 6g,柴胡 6g,石菖蒲 10g,白术 15g,茯神 20g。

3. **方歌** 益智龙眼归芍参,竹茹远志夏草陈,枣仁颠倒柴菖蒲,善治健忘术茯神。

4. **功效** 补益心脾,强肾益精。

5. **主治** 心悸失眠,健忘多梦,尤宜于因惊恐后夜寐不宁,梦中惊跳怵惕,健忘。

6. **用法** 以此比例收膏(另加阿胶)。亦可水煎服。

7. **加减** 治疗健忘,要使用具有开窍作用之品,尤其是石菖蒲、远志,乃是必用之药,《医学心悟·卷四》之安神定志丸(远志、石菖蒲、茯神、茯苓、朱砂、龙齿、人参)中即含有此二药。

8. **使用注意** 治疗健忘用药时间需要长一些,尤其是虚损病证,应慢慢调理。

9. **体会** 笔者体会治疗健忘症,安神是必须的,选用安神之品时,以植物药更好一些,从药材来看,植物药偏补,矿物药容易伤胃,尤以酸枣仁、远志、石菖蒲配伍应用效果好。五脏失养,气血不足,神不守舍,或热邪、痰浊、水饮扰乱心神,都会影响神志,出现健忘的表现。故治疗应以安神定志,补益脏腑,强壮身体为前提,再结合具体证型,如心脾不足、肾精亏耗、阴虚火旺、瘀痰内阻、肝郁气滞等来选加药物。

此方根据心藏神,结合产生健忘的原因如痰浊、瘀血、虚损等特点来选取药物。方中生晒参、白术、茯神、甘草,益气补虚,含四君子汤意,当归、白芍补血养血,丹参活血通络,木香、郁金配伍含有颠倒木金散方义,行气活血,治疗健忘除注重补虚外,要考虑痰浊瘀血窍闭,故用陈皮、半夏、竹茹、远志化痰,柴胡疏肝,石菖蒲、郁金、远志开窍,酸枣仁安神助眠,龙眼肉补益心血,全方达到补益心脾,强壮身体,安神益智,行气活血,治疗健忘之目的。

四、预防调摄

1. 养成好的习惯 有规律的工作、学习、活动、娱乐,防止身体内部功能的紊乱、失调。

2. 保持良好情绪 良好的情绪有利于保持人的精神面貌,使机体的生理代谢处于最佳状态,对提高记忆力颇有裨益。

3. 注意饮食调节 饮食质量影响记忆力,应多吃营养丰富的食物。饮食不宜过食甜食、咸食。少量饮酒可以促进血液循环。

4. 适量体育锻炼 体育锻炼能促进身体新陈代谢,延缓大脑老化。早期预防,发现问题,及早治疗,有助于疾病的好转,尤其是年老体弱之人,更应注意。

5. 保证充足睡眠 睡眠质量直接影响记忆力,睡眠可以补充消耗的能量。

6. 平时勤于动脑 勤于用脑,用则进,废则退是生物界发展的一条普遍规律,大脑亦是如此。勤奋的工作和学习往往可以使人的记忆力保持良好的状态。对新事物要保持浓厚的兴趣,敢于挑战,适当地有意识记一些东西,对记忆力也很有帮助。老年人要参与社交活动,不要闭在家中。

五、病案举例

华某,女,40岁。患者为一名检察官,因主持正义,被案犯家属以硫酸伤害身体皮肤,进行多次手术,现身体极度虚弱,精力不济,遇事健忘,时时感到疲劳,情志不畅,睡眠不佳,舌质淡,苔薄白。乃投以膏方调理。黄芪 30g,红景天 30g,绞股蓝 30g,龙眼肉 15g,当归 15g,白芍 15g,生晒参 15g,丹参 20g,竹茹 15g,炙远志 10g,法半夏 15g,甘草 10g,陈皮 15g,酸枣仁 30g,郁金 10g,木香 6g,石菖蒲 10g,白术 15g,茯神 20g,阿胶 15g。10 剂,收膏。后以此方加减,连续用膏 3 次后,记忆力明显好转,精力亦旺盛,面色亦呈现正常肤色。

高　血　压

高血压为常见的心血管疾病,是以动脉血压增高为主的临床症候群。常引起心、脑、肾等重要器官的病变。成人收缩压与舒张压超过 140/90mmHg 以上者即为血压高。现将高血压分为三级:Ⅰ级高血压(轻度)140~159/90~99mmHg。Ⅱ级高血压(中度)160~179/100~109mmHg。Ⅲ级高血压(重度)≥ 180 或 ≥ 110mmHg。

原发性高血压是一种以血压升高为主要表现特点而病因尚未明确的独立疾病,占所有高血压患者的 90% 以上,多在 40~50 岁发病。继发性高血压又称症状性高血压,是指在某些疾病中并发产生血压升高,如果原发病症治好,那么高血压就可以消失。城市的患病率高于农村,脑力劳动者高于体力劳动者。高血压会影响身体、影响情绪、并发症多,如损害心脏、大脑、肾脏、眼睛,严重者会导致猝死。

一、发病原因

1. **遗传因素**　大约 60% 的高血压患者有家族史。

2. **精神因素**　长期的精神紧张、激动、焦虑,导致血压升高。

3. **环境因素**　受噪声或不良视觉刺激等因素引起血压升高。

4. **年龄因素**　发病率随着年龄增长而增高,40 岁以上者发病率高。

5. **药物因素**　避孕药、激素、消炎止痛药等均可影响血压。

6. **饮食因素**　膳食结构不合理,如过多的钠盐、低钾饮食、大量饮酒可使血压升高。吸烟可加速动脉粥样硬化过程导致血压升高。

7. **体重因素**　体重超标,血压则会升高,体重减轻,血压则随之下降。肥胖者体内血容量增高,使肾上腺素活性增高,可导致血压升高。肥胖者出现高血压患病率是体重正常者的 2~3 倍。

8. 其他因素　糖尿病、甲状腺疾病、肾脏实质损害等也可以引起血压升高。

二、表现特点

综合症状：患者早期可无症状，仅仅会在劳累、精神紧张、情绪波动后发生血压升高。随着病程延长，逐渐会出现各种症状，如头痛眩晕，面红目赤，视物模糊，五心烦热，耳鸣健忘，烦躁易怒，心悸失眠，腰膝酸软，遗精阳痿，便秘尿频，夜尿增多，肢体麻木，记忆力减退等症状。晚期高血压可引起心、脑、肾等器官的病变及出现相应症状。也有人血压不太高，不适症状很明显，也有人血压虽然很高，但症状不明显。

1. 肝阳上亢　性情急躁，头痛头胀，面红目赤，口干口苦，心烦失眠，舌红、脉弦有力。

2. 阴虚阳亢　头部空虚感，头痛易怒，眩晕耳鸣，面部潮红，手足心热，腰膝无力，心悸失眠，脉弦细而数，舌苔黄，舌质绛红。

3. 阴阳两虚　走路觉轻浮无力，畏寒肢冷，头痛耳鸣，眩晕心悸，腰酸腿软，夜尿多，记忆力减退，舌淡苔白、脉弦细。

4. 风痰兼夹　肢体麻木，言语障碍，神志呆钝，半身不遂，出冷汗，脉细弦，舌苔白腻，舌质红。

三、治疗体会

高血压是由肝、肾、心三脏阴阳的消长失去平衡所致，病理机制是本虚标实，尤其是以阴虚阳亢者最多见。早期宜平肝潜阳，中期宜滋阴潜阳，后期宜滋补肝肾、育阴潜阳，并结合辨证随兼症不同而加减。结合临床体会，自拟一首降压方。

1. 方名　天麻降压汤。

2. 组成　天麻15g，钩藤15g，菊花15g，杜仲15g，决明子15g，白芍15g，牛膝15g，枣仁30g，桑叶15g，夏枯草15g，桑寄生15g，龟甲30g。

3. 方歌　天麻降压钩藤菊，杜仲决明芍牛膝，枣仁桑叶夏枯草，寄生龟甲消眩疾。

4. 功效　滋养肝肾，平抑肝阳。

5. 主治　高血压所致头痛眩晕，烦躁易怒，腰膝酸软，睡眠不佳。

6. **用法** 上方可以水煎服,但以应用膏方为宜,若熬制膏剂,应为清膏,若嫌味苦,宜稍加蜜,不可太甜。

7. **加减** 若血压过高,应加用重镇降压之品,相对而言,矿物药、动物药从降压作用来看力量较强,可以适当选用。根据临床辨证来看,尚有夹杂有痰者,应适当加用化痰之品,如半夏、陈皮、茯苓、甘草、枳实、天南星等药。根据现在的认识,具有降压作用的药物如石决明、代赭石、龙骨、牡蛎等可以灵活选用。

8. **使用注意** 对于高血压者,使用降压中药应以缓缓图治为宜,不可大剂、猛剂进行降压,以防适得其反。

9. **体会** 高血压根本病因病机是脏腑功能失调,主要有阴虚、瘀滞、痰湿、火旺等,阴虚则阳亢,正虚邪实混杂,可以辨病与辨证相结合进行治疗。高血压治则以育阴、补益肝肾为主,需要较长时间服药,不轻易选用收涩品,因为收涩药会导致血管收缩,血压升高。应适宜配伍安神之品,因为安神药能平静血压,上方立法原则即如此。

脏腑阴阳平衡失调,表现在阴虚和阳亢两方面病变,阳亢主要为肝阳上亢,但久延可致伤阴,发展为肝肾阴虚;而肝肾阴虚,阴不制阳,又可导致肝阳上亢,两者之间互为联系、演变,故其病理中心以阴虚阳亢为主,表现为下虚上实之候,后期阴伤及阳,可致阴阳两虚。上方中的药物均能降压,有利于调节身体阴阳失衡。天麻、钩藤平降肝阳,二药配伍,作用增强,桑叶、菊花、决明子、夏枯草清肝明目,对于肝阳上亢、风热上攻、肝火上炎以及肝肾精血不足所致头风头眩,目赤肿痛,目黯昏花均有良好效果,杜仲、桑寄生、龟甲补益肝肾,白芍平抑肝阳,补益肝血,牛膝引血下行,酸枣仁养血安神,全方共奏平降肝阳,补益肝肾之功。

四、预防调摄

1. **注意生活规律** 高血压往往与疲劳、工作紧张等有关,血压升高后,要适当放慢工作节奏,注意适度休息,起居有序,养成良好的生活习惯。

2. **保持心情愉悦** 不要急躁、发怒、忧愁、悲伤等。这些情志因素都对稳定血压不利。结合个人的兴趣爱好,可以参加各种娱乐活动,缓解工作压力,使心情愉悦,消除疲劳,恢复体力、精力。

3. **饮食定要清淡** 少用盐、糖,少吃油腻荤腥,以蔬菜淡水鱼为主,多食绿叶蔬果,因饮食是降低血压的重要辅助因素。

4. 保持大便通畅 大便干燥时用润肠药,不能用力大便。注意食些纤维素,有利于排便。

5. 不吸烟少饮酒 香烟中存在尼古丁,能收缩血管,使血压升高。饮酒容易使交感神经兴奋,诱使血压进一步升高。

6. 注意适度活动 适宜活动有利于稳定血压,但冬天不宜起得太早,夏日不宜出汗太多。

7. 顺应四季调摄 遵循四季养生法则,精神乐观、心境清净,有助于高血压的调治。

五、病案举例

钱某,女,73 岁,患高血压 20 多年,经常头昏,睡眠不佳,精神不振,腰膝酸软,乏力,下肢肿,现血压 160/100mmHg,舌质黯,苔薄白。检查血脂高。乃根据患者情况,以天麻降压汤为主方。天麻 15g,钩藤 15g,怀牛膝 15g,白芍 15g,夏枯草 15g,夜交藤 30g,桑寄生 15g,杜仲 15g,龟板 15g,生牡蛎 15g,代赭石 15g,菊花 15g,桑叶 15g,决明子 15g,茺蔚子 10g,女贞子 15g,旱莲草 15g,黄芪 20g,益母草 15g,泽泻 10g,车前子 15g,茯苓 20g,薏苡仁 30g。10 剂。蜜、木糖醇各半收膏。服药后感觉良好,血压稳定,睡眠可,精神面貌改观,要求续服膏方。

胸 痹

胸痹属于冠心病一类疾病(本篇主要阐述冠心病)。中医对此病早有记载,如《灵枢·厥病》:"真心痛,手足清至节,心痛甚,旦发夕死,夕发旦死。"这里所述的真心痛,是指冠心病的危重症,若失治、误治则预后不良。汉代张仲景《金匮要略》亦有叙述,指出"胸痹之病,喘息咳唾,胸背痛,短气,寸口脉沉而迟,关上小紧数,瓜蒌薤白白酒汤主之"。简要说明胸痹为胸中阳气闭塞引起,并扼要地描述了胸痹证的特征,胸痹病位在上焦。《灵枢·五味》已有"心痛宜食薤"的记载。《金匮要略》强调宣痹通阳为主的治疗原则,至今仍为临床所遵循,《世医得效方·心痛门》用苏合香丸芳香温通的方法"治卒暴心痛"。后世医家又提出了活血化瘀的治疗原则,如《证治准绳·诸痛门》用大剂红花、桃仁、降香、失笑散治疗死血心痛,《时方歌括·卷下》用丹参饮,《医林改错》用血府逐瘀汤等治疗胸痹心痛。

冠心病是因冠状动脉粥样硬化,心肌血液供应发生障碍引起的心脏病,亦有真心痛、厥心痛等称谓。本病常伴有高血压、高脂血症、糖尿病等,脑力劳动者多见,中医则认为多是气机郁滞,血脉瘀积所致。冠心病发病率高、致残率高、死亡率高、复发率高、并发症多。

一、发病原因

1. **肾气亏损** 脏气功能渐退,或未老而肾亏,命门火衰,不能温煦各脏腑,导致阳衰气滞,血行不畅,发生气虚血瘀;或肾阴亏乏,不能滋养脏腑之阴,也可导致阴虚血瘀。

2. **寒邪内侵** 胸阳不足,阴寒之邪乘虚侵袭,寒凝气滞,痹阻胸阳,或心阳不足,心脉阻滞,形寒怕冷,发为胸痹。

3. **饮食不节** 嗜肥甘厚味或长期饮酒,脾胃受损,运化失常,痰浊内生,阻遏胸阳,气机不畅,发为胸痹。

4. **情志失调** 缺乏运动,精神抑郁,情绪失衡,或过度紧张不安,思虑过度,致血行不畅,气滞血瘀。

二、表现特点

综合症状:心胸满闷,偶有胸痛,气短乏力,精神不佳,性情多不好。

1. **气滞血瘀** 心胸满闷疼痛,入夜为甚,隐痛阵发,如刺如绞,痛有定处,甚则心痛彻背,背痛彻心,或痛引肩背,时欲太息,遇情志不遂时容易诱发或加重,或兼有脘腹胀闷,得嗳气或矢气则舒,伴有胸闷,日久不愈,可因暴怒、劳累而加重,舌质紫黯,有瘀斑。

2. **痰浊闭阻** 胸闷重而心痛微,痰多气短,肢体沉重,形体肥胖,遇阴雨天而易发作或加重,伴有倦怠乏力,纳呆便溏,咯吐痰涎,舌体胖大且边有齿痕。

3. **寒凝心脉** 猝然心痛如绞,心痛彻背,喘息不得平卧,多因气候骤冷或突感风寒而发病或加重,伴形冷,甚至手足不温,冷汗不出,胸闷气短、心悸、面色苍白,苔薄白,脉沉紧或沉细。

4. **心阳虚损** 心悸而痛,胸闷气短,动则而甚,自汗,面色㿠白,神倦怯冷,四肢欠温或肿胀,舌质淡胖,边有齿痕,苔白或腻,脉沉细迟。

5. 气阴两虚　心胸隐痛,时作时休,心悸气短,动则益甚,伴倦怠无力,声息低微,面色㿠白,易汗出,舌质绛红,舌体胖而边有齿痕,苔薄白,脉虚细缓或结代。

三、治疗体会

现在认为胸痹的产生与高血压、高血脂、糖尿病、肥胖、痛风、饮食、寒冷刺激、不良情绪、遗传因素、年龄、性别、吸烟、不运动等因素有关。西医学认为冠心病有心绞痛型、心肌梗死型、心力衰竭型、隐匿型、猝死型。

冠心病是中老年人的常见病和多发病,患者平时容易疲倦乏力,四肢沉重,食欲不振,痰多气短,失眠心烦、心悸头晕、腰膝酸软等。若冠心病发作则出现胸部压迫窒息感、闷胀感、剧烈的烧灼样疼痛,疼痛常放射至左肩、左臂前内侧直至小指与无名指,疼痛在心脏负担加重时出现。治疗冠心病总的原则应活血化瘀,益气养阴,振奋心阳,采用膏方治疗则更能坚持用药,预期效果会更好。

1. **方名**　丹参活血汤。

2. **组成**　丹参 20g,生山楂 15g,葛根 15g,当归 15g,赤芍 10g,桃仁 10g,红花 10g,川芎 10g,生晒参 15g,桂枝 10g,黄芪 30g,延胡索 15g,瓜蒌 15g,薤白 10g,枳实 10g,炙甘草 10g。

3. **方歌**　丹参活血治胸痹,归芍桃红参桂芪,蒌薤枳延楂葛根,芎草化瘀尚益气。

4. **功效**　行气化瘀,益气通脉。

5. **主治**　用于瘀血内阻胸部,气机郁滞所致病证,如胸痹心痛,痛如针刺,且有定处,心悸怔忡,失眠多梦,急躁易怒等。亦用于胸部挫伤、脑血栓形成,血栓闭塞性脉管炎、脑震荡后遗症之头痛等属血瘀气滞病证者。

6. **用法**　以此熬制成膏滋服用,因冠心病需要一段时间用药方能达到疗效,不可操之过急。收膏时加用阿胶。

7. **加减**　若胸闷疼痛,可以加三七活血止痛;心胸憋闷加檀香、沉香;时时叹气,多有气虚现象,加重人参用量。

8. **使用注意**　因胸痹多发于年老之人,须时时固护正气,在使用攻伐之品时,应充分考虑到年龄、体质、病程方面的客观情况选用药物。

9. **体会**　胸痹者,脉络不通,气虚血瘀或气滞血瘀,是此病的主要病理基础。活血化瘀是治疗冠心病的通则,但同时又不能忽视气虚、痰浊、湿阻的现象,往往需要祛痰浊、利水湿与活血化瘀并重,因湿、痰不除,胸阳难复,所以在加减药中,要祛浊化痰。本病乃本虚标实,五脏虚损是病之本,包括气虚、阴虚、阳虚和阳脱,而气滞、血瘀、痰浊、寒凝是病之际。采用活血化瘀、补气活血、温经散寒、化痰通络法具有好的效果。活血化瘀方药可贯穿于冠心病的整个治疗过程,但并不拘泥于血瘀证,故忌长期峻投化瘀之品,益气活血时,益气药量应大于活血药,以取气充足则帅血行。理气活血时,活血药量常应大于理气药剂量,以取血行则气亦行,调理气机于轻灵之中。尤其是冠心病从痰论治,需分辨虚实,根据临床总结,苔薄为虚,苔腻为实。虚者以气虚为主,伴心悸气短,神疲腰酸,肾亏;实者以痰浊瘀血为主,伴有气滞,憋闷纳呆,尿黄便干。对于心脏功能不好,冠心病、血脂高,笔者常用三七、丹参、生晒参(或西洋参)各等量,共研粉,每天取5~8g内服,具有益气化瘀通络的作用,坚持应用,可以防止冠心病发作。

丹参活血汤是笔者多年总结的一个方子,方中当归、川芎、赤芍、桃仁、红花、枳实含血府逐瘀汤方义,具有活血化瘀,行气止痛之功效,主治胸中血瘀证,日久不愈,痛如针刺而有定处,丹参、葛根、生山楂、延胡索活血化瘀,葛根尚能扩张血管,延胡索尤为止痛要药,生晒参、黄芪益气强心,瓜蒌、薤白宽胸理气,桂枝温通心阳,甘草调和诸药。合而用之,达到益气活血、温通心阳之作用。

四、预防调摄

1. **调整饮食结构**　①多吃清淡食物,如蔬菜、瓜果、易消化的食物,晚餐量要少。肥胖病人应控制摄食量,以减轻心脏的负担。②低脂饮食,不宜过食油腻、脂肪、糖类,因会促进动脉血管壁的胆固醇的沉积,加速动脉硬化。③冬季气候寒冷,要多喝开水。④避免暴饮暴食,应食而不腻,壮而不胖。⑤不要大量饮酒,尤其不要饮烈性酒,以免加重心脏负担。⑥不抽烟,因为吸烟会引起冠状动脉痉挛,导致心脏的供血减少,引起心肌缺血。⑦限制食盐摄入。

2. **保持血压稳定**　理想血压是120/80mmHg,高血压的防治措施包括保持正常体重,以及在医生指导下服用降压药,血压稳定可防止冠心病症状加重。

3. **预防相关疾病** 高危人群要定期检查,适宜运动,积极预防和治疗相关疾病,如高血压、肥胖、高脂血病、糖尿病、肝病等。减轻体重,避免肥胖。

4. **保持大便通畅** 应养成良好的排便习惯,平时应多吃一些含粗纤维的食物以润肠通便。对于已患冠心病的人,大便一定要保持通畅,不能发生便秘,大便时不能用力,因为冠状动脉本来就已经很狭窄了,供血不好,如果用力过度,会造成冠状动脉的进一步缺血,产生很严重的后果。一旦发生便秘,切不可强行排便。

5. **注意防寒保暖** 在冬天应随时注意天气变化,及时增添衣物。外出时最好戴口罩,避免迎风疾走。在室内时,应避免将门窗开得过大,以防冷空气刺激诱发心绞痛和心肌梗死。当室内需要换气时,可把门窗开一条缝,使少许新鲜空气进入,但又不至于使室内温度一下子降得过低。

6. **积极锻炼身体** 适当地参加一些活动,如爬山、慢走、做操,促进体内脂肪分解利用。多动比少食更重要。

7. **注意情绪调节** 调节生活节奏,张弛有度,避免精神紧张,忌生气、发怒,当过分激动,特别是大喜大悲时,会导致血压上升、心跳加快、心肌收缩增强,使冠心病患者缺血、缺氧,从而诱发心绞痛或心肌梗死。

8. **保持良好睡眠** 午睡时间以 1 小时左右为宜。睡姿应取头高脚低、右侧卧位,以减少心脏压力,防止打鼾。

9. **适当按需进补** 可补可不补者一般不补,能食补者不要药补。若体质虚弱,应用膏方进补最恰当。

10. **禁忌严寒炎热** 严寒季节,冠心病患者不要忽视手部、头部、面部的保暖。因为这些部位受寒,可引起末梢血管收缩,加快心跳或冠状动脉痉挛。寒冷诱发血压升高。炎热季节,人体血液循环量大幅度增多,心跳加快,加重心脏的额外负担。

五、病案举例

陈某,男,65 岁。因冠心病做支架后,现气短乏力,胸闷不适,精神疲倦,睡眠不佳,稍活动甚即汗出,心情不畅,舌质黯,苔少,脉沉无力。考虑年老体弱,以丹参活血汤加味收膏应用。丹参 20g,生山楂 15g,葛根 15g,当归 15g,赤芍 10g,桃仁 10g,红花 10g,川芎 10g,生晒参 15g,桂枝 10g,黄芪 30g,延胡索 15g,瓜蒌 15g,薤白 10g,枳实 10g,酸枣仁 30g,合欢皮 15g,茯神 15g,绞股蓝 30g,灵芝 30g,红景天 30g,大枣 15g,炙甘草 10g,阿胶 15g。10 剂。熬制成膏剂服用。患者述服药后精神明显好转,睡眠良好,偶尔略有胸闷,较用药前体质有很大改善。

中 风

中风是以来势凶猛,猝然昏仆,不省人事,半身不遂,口眼歪斜,语言不利为主的病证。或仅有口歪,半身不遂,或语言不利。多急性起病,好发于 40 岁以上年龄。中风按病情轻重,有中经络、中脏腑的区别。因发病急骤,症见多端,病情变化迅速,与风之善行数变特点相似,故名中风、卒中。中风之后常留有后遗症。中风后遗症,严重影响患者的生活质量。

中风对健康和生命造成极大的威胁,给患者造成极大的痛苦,给家庭及社会带来沉重负担。中风发病率高、复发率高、并发症多,如肢体麻木、嘴歪眼斜、感觉异常、频频呵欠、口吃流涎、舌根发硬、生活不能自理、致残率高、死亡率高。

一、发病原因

1. **情志郁怒** 五志过极,心火暴甚,可引动内风而发卒中,尤以暴怒伤肝为多,因暴怒则顷刻之间肝阳暴亢,气火俱浮,迫血上涌而发病。忧思悲恐,情绪紧张亦为中风的诱因。

2. **饮食不节** 过食肥甘厚味,聚湿生痰,脾失健运,引动肝风,夹痰上扰,可致病发,尤以酗酒诱发最烈。

3. **气候骤变** 入冬骤然变冷,寒邪入侵,影响血脉循行,寒邪独留,则血凝涩,凝则脉不通,可诱发中风。

4. **血液瘀滞** 气滞血瘀导致血行不畅或气虚运血无力,瘀阻血管,导致中风。

5. **劳累过度** 阳气者,烦劳则张,若扰动太过,则亢奋不敛。或操持过度,形神失养,以致阴血暗耗,虚阳化风扰动为患。再则纵欲伤精,也是水亏于下,火旺于上,诱发中风。尤其是衰老,是增加脑中风风险的主要原因。

所以诱发中风的原因,归纳起来不外乎虚(阴虚、气虚)、火(肝火、心火)、风(肝风、外风)、痰(风痰、湿痰)、气(气逆、气滞)、血(血瘀)。

二、表现特点

综合症状：①头痛头晕：头痛突然加重或由间断性头痛变为持续性剧烈头痛，突然发生眩晕，可伴有视物旋转、恶心、呕吐。②运动障碍：如四肢一侧无力，或活动不灵，持物不稳，可突然跌倒在地，吞咽困难、呛咳、口眼歪斜、流涎等。③语言障碍：暂时的吐字不清或讲话不灵，说话错乱。④视物异常：突然出现一时视物不清或自觉眼前一片黑矇，甚至一时性突然失明。⑤感觉障碍：口唇、面舌、肢体麻木，耳鸣，听力下降。⑥精神改变：如行为、智能方面突然一反常态，变得孤僻寡言，抑郁焦虑或急躁多语，丧失正常的理解判断力。⑦后遗症状：中风之后常见半身不遂，口眼歪斜，语言謇涩，偏身麻木。

1. **肝阳上亢** 伴随有眩晕头痛，面红目赤，口苦咽干，心烦易怒，尿赤便干。

2. **风痰阻络** 伴随有头晕目眩，咳痰，痰多而黏，便秘。

3. **气虚血瘀** 伴随有气短乏力，口中流涎，自汗心悸，手足肿胀，口唇爪甲紫黯，皮肤青紫斑或粗糙，局部刺痛，或固定不移。

4. **阴虚风动** 伴随有烦躁失眠，眩晕耳鸣，手足心热，肢体颤动。

三、治疗体会

引起中风的原因很多，主要与人的饮食习惯、作息、工作有关。七高（高血压、高血脂、高血糖、高血尿酸、高血黏、高血凝、高体脂）人群是中风的高发人群，所以平时饮食、生活中要注意，养成良好的作息习惯，不要经常熬夜，不要过度劳累。中风之后会留下后遗症，采用中药治疗此病的原则，是根据前人的经验，应重在补气，同时还应滋阴潜阳、养血息风、活血通络、化痰镇肝。王清任的补阳还五汤乃是治疗此病的良方。

1. **方名** 补阳通络汤。

2. **组成** 生黄芪50g、当归15g、川芎15g、赤芍10g、白芍15g、桃仁10g、红花10g、地龙10g、水蛭10g、半夏15g、龟板20g、鳖甲20g、茯苓15g、胆南星10g、丹参15g、鸡血藤30g、天麻15g、钩藤15g、菊花15g、龟胶15g。

3. **方歌** 补阳通络还五汤，龟鳖钩麻菊抑阳，通络丹参蛭血藤，苓夏胶星可化痰。

4. **功效** 补气活血，化痰通络。

5. **主治** 中风后遗症气虚血瘀证之半身不遂,口眼歪斜,语言謇涩,口角流涎,小便频数或遗尿失禁。亦可用于冠心病、高血压、小儿麻痹后遗症,以及其他原因引起的偏瘫、截瘫,或单侧上肢、下肢痿软等属气虚血瘀痰阻者。

6. **用法** 将上述药物熬制成膏滋,每次 20ml,每日 3 次,饭后用开水冲服。若水煎剂则不用龟胶。

7. **加减** 半身不遂以上肢为主者,可加桑枝、桂枝横行肢节,通络止痛;下肢为主者,加牛膝、杜仲以引药下行,补益肝肾。

8. **使用注意** 治疗中风后遗症,时间长,进展慢,需要耐心,短期内难见效果,所以将其制成膏剂服用较为合适。

9. **体会** 对于中风,前人有久病必瘀,怪病必瘀的认识,中风的发生与虚(气虚、阴虚、血虚)、火(肝火,心火)、痰(风痰、湿痰)、风(肝风、外风)、气(气逆、气滞)、血(血瘀)有关。瘀血阻滞脑络为其主要环节。致瘀的病机多样,如因精虚血不充、血少行迟为瘀;因气虚行血无力为瘀;因嗜食肥甘,脾失健运,痰湿内生,阻滞脉络为瘀;因痰生热,热盛生风,风助热,燔灼津血为瘀;因阴虚上亢,津液亏损,气血滞留为瘀;因生风生火,扰乱脑窍为瘀。瘀血之证贯穿于中风之始终。所以治疗中风后遗症以活血化瘀为通用之法。补阳还五汤为清代王清任《医林改错》中的一首著名方子,治疗中风后遗症其疗效确切,因人体阳气为十分,而偏瘫伤失五分,补气恢复另五分,故有还五之说。笔者设计的补阳通络汤是在补阳还五汤的基础上再加平抑肝阳,活血通络,化痰之品。因中风后遗症恢复较慢,为服用方便,熬制成膏滋便于坚持应用。

笔者在补阳还五汤中加重了活血祛瘀药的用量,同时配伍有平肝、化痰、滋阴、养血药。水蛭活血作用强,根据现在的认识,其能破坏血小板,具有抗凝血的作用,防止瘀血的形成,故治疗中风后遗症,笔者个人尤喜用之。

重用补气药与活血药相伍,是治疗中风后遗症的原则,使气旺血行以治本,祛瘀通络以治标,标本兼顾,且补气而不壅滞,活血又不伤正。王清任有所谓"因虚致瘀"的认识,治当以补气活血为主。合而用之,则气旺、瘀消、络通,诸症向愈。根据王清任的经验,本方生黄芪用量独重,但开始可先用小量(一般从 30~60g 始),效果不明显时,再逐渐增加,使气旺血行,瘀去络通。尽管如此,临床却不可一见中风,便使用大量的活血化瘀之品,不可见标而只知治其标,忽略其病本的治疗与调护。《素问·阴阳应象大论》云:"年四十,而阴气自半也,起居衰矣。年五十,体重,耳目不聪明矣。年六十,阴痿,气大衰,九窍不利,下虚上实,涕泣俱出矣。"人至中年,脏腑功能下降,元气先虚,气虚则无力推动血流的正常运行,容易引起血流缓慢、瘀滞,乃至血瘀。因此,对于中老年群体的中风后遗症患者,常有气虚血瘀的病理状态存在,此时若使用大量的活血化瘀之品,而忽视气虚的本质,会出现不良后果。故补气为首务,以补阳通络汤共奏补气养血,活血化瘀,滋阴平肝,化痰活络,使气血旺,血脉通,血压降,痰浊消,恢复肢体正常活动。

四、预防调摄

1. **饮食结构合理**　以低盐、低脂肪、低胆固醇为宜,食物应清淡,多饮水,对少数不愿饮水者,可适当吃一些多汁的新鲜水果。

2. **应当戒除烟酒**　吸烟、酗酒对于血管性疾病不利,要养成良好的生活习惯,不要吸烟饮酒。

3. **防治血管病变**　积极治疗动脉硬化、糖尿病、冠心病、高脂血症、高黏血症、肥胖病、颈椎病等。高血压是发生中风最危险的因素,也是预防中风的一个中心环节,应有效地控制血压,坚持长期服药,并观察血压变化情况,以便及时处理,如果太高应予降压治疗,过低则应立即停止降压措施。

4. **注意调节情绪**　注意心理预防,保持精神愉快,情绪稳定。防止情绪波动、过度疲劳、用力过猛等。提倡健康的生活方式,规律的生活作息,留意头晕、头痛、肢体麻木、昏沉嗜睡、性格反常等先兆中风现象。中风前兆应引起高度重视,不要过度紧张惊慌,保持安静,卧床休息。

5. **保持大便通畅**　避免因用力排便而使血压急剧升高,引发脑血管病。

6. **注意户外活动**　户外活动有利于调节心情,改善大脑缺氧,促进血液循环,加强代谢,应室外走走,也有利于调整心态。

五、病案举例

陈某,男,62岁。中风后遗症。原有高血压、糖尿病,半年前因高血压中风,现行走不便,精神不好,左侧肢体活动不利,讲话吐词不清,睡眠一般,血压150/90mmHg,舌质略黯,苔微黄,脉微弦。因考虑到要持续用药,乃建议服用膏方。黄芪40g,当归15g,川芎10g,赤芍10g,桃仁10g,红花10g,地龙15g,水蛭10g,龟板20g,鳖甲20g,天麻15g,钩藤15g,菊花15g,延胡索15g,桑枝30g,杜仲15g,续断15g,桑寄生15g,夜交藤30g,徐长卿15g,三七10g,路路通 30g,怀牛膝 15g,苍术 15g,玄参 15g,土鳖 10g,丹参 15g,鸡血藤 30g,龟胶 15g。10 剂。以木糖醇收膏。因患者同时患有糖尿病,故在方中加用降糖药物苍术、玄参等,并配伍有大量降压之品,如龟板、鳖甲、天麻、钩藤、菊花、桑枝、杜仲、桑寄生、怀牛膝等。患者自述服药后感觉精神状况明显好转,血压稳定,行走较前稳,讲话利索。

失　眠

失眠亦称不寐,是以经常不能获得正常睡眠为特征的一类病证。主要表现为睡眠时间、深度的不足。轻者入睡困难,或寐而不酣,时寐时醒,对生活质量影响很小。中度失眠每晚都发生失眠,对生活有一定的影响,并且伴有一定的征兆如易怒、焦虑、疲乏或醒后不能再寐。重者彻夜难眠,常伴有头痛头昏、心悸健忘、神疲乏力、心神不宁、多梦等。由于睡眠时间及深度质量的不够,致使醒后不能消除疲劳。失眠虽不属于危重疾病,但常妨碍人们正常生活、工作、学习和健康,导致抗病力差、产生抑郁、容易脱发、加速衰老等。

西医学所说的神经官能症、更年期综合征、慢性消化不良、贫血、动脉粥样硬化等均可表现失眠的征象。

一、发病原因

1. **情志不遂**　如生活和工作中各种不愉快事件导致的焦虑、紧张、忧愁、过度兴奋、愤怒,持续的精神创伤导致的悲伤、恐惧等,肝气郁结,肝郁化火,邪火扰动心神,心神不安而不寐。或由五志过极,心火内炽,心神扰动而不寐。或由思虑太过,损伤心脾,心血暗耗,神不守舍,脾虚生化乏源,营血亏虚,不能奉养心神。

2. **饮食不节**　脾胃受损,宿食停滞,壅遏于中,胃气失和,阳气浮越于外而卧寐不安,或由过食肥甘厚味,酿生痰热,扰动心神而不眠。或由饮食不节,脾胃受伤,脾失健运,气血生化不足,心血不足,心失所养而失眠。

3. **身体虚弱**　病后、久病血虚、产后失血、年迈血少等,引起心血不足,心失所养,心神不安而不寐。《景岳全书·卷十八·不寐》说:"无邪而不寐者,必营气之不足也。营主血,血虚则无以养心,心虚则神不守舍,故或为惊惕,或为恐畏,或若有所系恋,或无因而偏多妄思,以致终夜不寐,及忽寐忽醒,而为神魂不安等证。"

4. **禀赋不足** 心虚胆怯素体阴盛,兼因房劳过度,肾阴耗伤,不能上奉于心,水火不济,心火独亢;或肝肾阴虚,肝阳偏亢,火盛神动,心肾失交而神志不宁。亦有因心虚胆怯,暴受惊恐,神魂不安,以致夜不能寐或寐而不酣。

5. **环境因素** 如吵闹、噪音、卧具不适、同室者鼾声干扰等,影响睡眠,经常出现此种情况而导致失眠。

6. **躯体因素** 如疾病折磨,或饥饿或过饱,均可以影响睡眠,或兴奋过度,导致失眠。

7. **药物因素** 如服用某些兴奋药物,或服药不当会影响睡眠。

8. **个体因素** 不良的生活习惯,如睡前饮茶,饮咖啡,吸烟等,或生活无规律,或白天、夜晚颠倒导致失眠。

9. **年龄因素** 老年人睡眠时间往往较短,睡眠浅,加上夜尿多,易醒等原因。

二、表现特点

综合症状:①入睡困难:辗转难眠,翻来覆去,心静不下来,睡眠时间明显减少。有人白天发困,昏昏欲睡,无精打采,夜间却兴奋不眠,遇到学习、开会、上课、看电视打盹,可一上床又精神起来,不能入睡。②睡眠质量差:虽能够入睡,但睡眠之后不能解乏,醒后仍有疲劳感。或自感睡不实,似睡非睡,一有动静就醒,醒后再难入睡,或经常做噩梦,容易惊醒。③睡眠感觉障碍:缺乏睡眠的真实感,虽然能酣然入睡,但醒后觉得自己没睡着,而同室之人或配偶却认为其睡眠好。④伴随症状:头晕头痛,神疲乏力,记忆力减退。

1. **阴虚火旺** 心悸不安,心烦不寐,入睡困难,头晕耳鸣,腰酸足软,五心烦热,口干津少,口舌糜烂。

2. **心肾不交** 心烦不寐,头晕耳鸣,烦热盗汗,精神萎靡,腰膝酸软,健忘,女子月经不调。

3. **心虚胆怯** 虚烦不得眠,入睡后又易惊醒,终日惕惕,心神不安,胆怯恐惧,遇事易惊,心悸气短。

4. **肝郁化火** 急躁易怒,不寐多梦,甚至彻夜不眠,伴有头晕头胀,目赤耳鸣,口干而苦。

5. **心脾两虚** 心悸健忘,不易入睡,多梦易醒,醒后再难以入睡,头晕目眩,神疲乏力,口淡无味,不思饮食,面色萎黄。

6. **痰热内扰** 不寐,胸闷心烦,泛恶,嗳腐吞酸,伴有头重目眩,口苦。《秘传证治要诀及类方·卷九·虚损门》认为:"有痰在胆经,神不归舍,亦令不寐。"同时指出,"惟当以理痰气为第一义"。

三、治疗体会

失眠所造成的痛苦只有自己知道,有的失眠患者精神压力大,更加重失眠。由于个体差异,对睡眠时间和质量的要求亦不相同,主要是以能否消除疲劳、恢复体力与精力为依据。谚云"吃人参不如睡五更",强调睡眠的重要性。顽固性的失眠,给病人带来长期的痛苦,甚至形成对安眠药物的依赖,而长期服用安眠药物又可引起医源性疾病。中医药通过调整人体脏腑气血阴阳的功能,常能明显改善睡眠状况,且不引起药物依赖及医源性疾患,因而颇受欢迎。在调整脏腑气血阴阳的基础上,辅以安神定志是本病的基本治疗方法。实证宜泻其有余,如疏肝解郁,降火涤痰,消导和中。虚证宜补其不足,如益气补血、养血安神等。失眠的主要病位在心,由于心神失养或不安,神不守舍而失眠,但与肝、胆、脾、胃、肾的阴阳气血失调也相关。

1. **方名** 小麦养心汤。

2. **组成** 小麦50g,茯神15g,生百合30g,柏子仁15g,炒枣仁30g,炙远志10g,夜交藤15g,合欢皮15g,当归15g,五味子10g,莲子15g,丹参15g。

3. **方歌** 小麦养心能安神,茯神百合柏枣仁,远志交藤合欢归,五味助眠莲丹参。

4. **功效** 养心安神,宁志助眠。

5. **主治** 体质虚弱,精神不振,失眠多梦,健忘,容易疲劳。

6. **用法** 水煎服,或熬制膏滋服用。

7. **加减** 若心火旺盛导致失眠,可以加清心降火之品如竹叶、黄连;肝郁而现失眠者,加疏肝之品如香附、佛手等;心肾不交加交泰丸(黄连、肉桂);痰浊扰心合导痰汤方义,加半夏、枳实、天南星;瘀血阻络合血府逐瘀汤方义,加桃仁、红花、当归、川芎等。

8. **使用注意** 尽量少饮茶,尤其是晚上不要饮茶或太兴奋,以免影响睡眠。平时可以用合欢花泡水服,亦可用小麦泡水饮服。

9. **体会** 治疗失眠,既要应用药物,同时也要从心理上进行调节,因郁闷、压力大导致心情不好,会直接影响睡眠。笔者认为小麦乃是治疗失眠病证的要药,其认识源于甘麦大枣汤,张仲景用小麦主治精神恍惚,心中烦乱,睡眠不安。临床用于治疗癔症、更年期综合征、神经衰弱效果极好,可以单独大剂量煮水饮服,因小麦能养心液之故,同时有心病宜食麦之说。小麦善养心气,在养心安神方面,使用时必须是将整粒入药,而生活中将小麦磨粉后(面粉)做食物食用,则不具备安神作用。民间有"麦吃陈,米吃新"的说法。新收的小麦性温,而陈小麦性凉,就是说陈小麦更有益于人体健康。小麦粉有很好的嫩肤、除皱、祛斑的功效。长期接触面粉的人,手上皮肤不松弛,娇嫩柔软。

酸枣仁乃是安神要药,《金匮要略》所载的酸枣仁汤主治虚劳虚烦不得眠。在安神药中,从力度来讲,以朱砂力量最强,但由于朱砂有毒,在临床上却并不多用,而作用好,无副作用者当属酸枣仁。此药可以单味大剂量使用,一般无副作用。笔者常用 30g 以上。而远志安神用量不宜太大。笔者常常让病家用合欢花 10g,每天泡水饮服有效。小麦养心汤主要从养心安神入手,再结合其他病因选用药物。方中小麦、茯神、百合、柏子仁、酸枣仁、夜交藤、莲子均乃养心安神之品,用于身体虚弱,面色萎黄,精神不振,五味子、远志宁心安神,当归活血,丹参清心安神,全方共奏补益虚损,养心安神之效。此方同时也能养颜美容。

四、预防调摄

1. **注意精神调摄**　养成良好的生活习惯,并按时睡觉,不经常熬夜,有的人有睡眠障碍,越担心和害怕失眠,越会产生焦虑、烦躁,反而使失眠加重。保持心情愉快,喜恶有节,解除忧思焦虑,有助于改善睡眠。

2. **睡前不饮浓茶**　茶叶有兴奋作用,尤其是晚上饮茶会兴奋不已,影响睡眠质量,也不要饮咖啡。

3. **适当进行锻炼**　每周进行适量的活动可以提高睡眠质量,劳逸结合,改善体质及提高工作、学习效率。切勿在睡前进行剧烈活动,造成过度兴奋,从而会使失眠症状加重。

4. **努力释放压力**　长期的压抑积累在心中无法释放,就会有严重的心理后果,可以改善睡眠环境,改变生活方式,因环境好对于治疗失眠的效果也好,也可以在床头放两个苹果或者沙田柚,其清香味有促进睡眠的作用。

5. **不要依赖药物**　西药安眠只能治标,不能从根本上解决失眠的问题,长期服用有副作用。可以用中药进行调节,如用合欢花泡水饮服,用陈小麦泡水饮服。

五、病案举例

陈某,女,53岁。自述近3年来不能入睡,有时甚至彻夜不眠,3年来一直未断药,均无效果。平时烦躁,时时燥热,出汗,心情郁闷,容易发火发怒,面容憔悴,舌质偏红,苔薄白。考虑为更年期综合征,拟养心安神法,投以小麦养心汤加味。小麦50g,茯神15g,生百合30g,柏子仁15g,炒枣仁30g,炙远志10g,夜交藤15g,合欢皮15g,当归15g,五味子10g,莲子15g,丹参15g,夏枯草15g,麻黄根10g。水煎服。另嘱其将陈小麦大剂量泡水饮服。患者回家后即以陈小麦100g煮水饮服,当天晚上即能入睡,连服7剂后,病人嫌煎煮麻烦,乃建议以膏滋善后。将上方10剂加阿胶熬制成膏滋,药用完后未再出现失眠。

糖 尿 病

糖尿病类似于中医所说的消渴病,是由多种病因引起的慢性血糖增高为特征的内分泌代谢紊乱,高血糖是由于胰岛素分泌绝对或相对不足而引起体内糖、脂肪、蛋白质失调的代谢性疾病,糖尿病为终身疾病,是继癌症、心脑血管疾病之后严重威胁人类健康的"杀手"。我国糖尿病患者每年都在增长。城市患病率高于农村,脑力劳动者高于体力劳动者,以40~50岁以上者多见。

凡空腹及饭后血葡萄糖升高是诊断糖尿病的主要依据,空腹静脉血糖正常范围为3.9~6.4mmol/L,若空腹血糖≥7.8mmol/L,2次以上就可以诊断为糖尿病。胰岛素依赖糖尿病(Ⅰ型糖尿病),其血液中胰岛素绝对不足,治疗必须用胰岛素。非胰岛素依赖型糖尿病(Ⅱ型糖尿病),患者血液中胰岛素可以较正常低或升高,也可能基本上在正常范围内,血液中的胰岛素得不到有效利用是血糖升高的主要原因之一,其绝大多数不需胰岛素治疗。此外还有其他类型糖尿病,亦称继发性糖尿病,见于疾病的并发症中。患上糖尿病后,容易导致心理障碍、代谢紊乱,危害身心健康。

一、发病原因

1. **遗传因素** 现认为 25%~50% 的患者有家族史,特别是孪生兄弟姐妹同患 I 型糖尿病的概率约为 54%,同患 II 型糖尿病的概率约为 91%。

2. **素体虚弱** 气血亏损或禀赋不足或烦劳过度而患病。或色欲过度,肾精损伤,虚火上炎致病。或阴气寒气太过,热能不足,导致抵抗力、免疫力下降,最容易诱发疾病。

3. **饮食不节** 随着生活水平提高,长期食入肥甘厚味,醇酒佳肴,导致营养过剩,影响胰腺功能,形成糖尿病。

4. **情志失调** 情志忧郁,或长期熬夜,工作压力大,酗酒,性生活过度等,这些因素都会导致阴邪耗损,郁久化火,灼伤津液致病。

5. **肥胖因素** 生活不规律、又不爱活动,导致身体肥胖致病。

6. **湿困脾土** 脾脏和胰脏生理功能基本相近,喜温燥,喜甘甜,恶湿浊,脾统摄血液,为气血生化之源;胰脏统摄津液,为津液生化之源。胰脏具有协调阴阳,自我调节血糖平衡的能力。正常的工作时间是凌晨 3 点到下午的 4—5 点,工作强度集中在早上的 7—9 点,嗜好吃夜宵的人群的脾脏、胰脏功能负荷太过,最容易患糖尿病。况且湿浊是六淫的病理产物之一,喜欢黏滞于胰脏和脾脏,油性食物如油炸食品最容易产生湿浊,久而久之导致脾脏、胰脏统摄津液、协调阴阳、调节血糖功能失调,发生糖尿病。

另外患有自身免疫疾病,以及病毒感染,如患腮腺炎,脑炎,心肌炎容易罹患致病。

二、表现特点

综合症状:①多饮:以上消为主,病人饮水量及次数增多,时时口干喜饮,多源于肺热。②多食:以中消为主,食欲亢进,易出现饥饿感,消谷善饥,并好食甜食,大便干燥,多源于胃热。③多尿:以下消为主,小便的量及次数多,多源于肾阴亏虚者。④消瘦:身体逐渐消瘦,疲乏无力,体重减少,精神不振,疲劳。⑤其他:尚有皮肤瘙痒、皮肤溃疡、手足麻木、视力不好、尿液黏稠等。

1. **阴虚火旺** 病久迁延不愈,咽干口苦,口渴多饮,牙龈肿痛,牙宣口臭,口舌生疮,消谷善饥,脘痛如灼,五心烦热,潮热盗汗,心烦失眠,形体消瘦,尿频量多,大便干燥,舌苔薄白或无苔、花剥,或薄黄,舌质干少津。

2. **气阴两虚** 倦怠乏力,心慌气短,头晕眼花,失眠多梦,心悸健忘,眩晕耳鸣,自汗盗汗,口咽干燥,五心烦热,神疲乏力,骨蒸潮热,形体消瘦,腰膝酸软,尿频色黄,大便干结。

3. **瘀血内阻** 形体日渐消瘦,伴胸闷胸痛、刺痛,或上下肢疼痛,或肢体麻木,半身不遂,面有瘀斑,月经血块多色紫,舌紫黯或淡黯,有瘀点、瘀斑,脉来细涩。

4. **阴阳两虚** 口干饮水不多,食欲减退,形寒肢冷,面色㿠白或黧黑,耳轮干枯,齿摇发脱,浮肿,皮肤毛发干枯无华,头晕乏力,耳鸣耳聋,腰酸腿软,夜尿频数,大便稀溏或便秘,多伴有并发症,舌苔薄白,舌质淡胖。

三、治疗体会

糖尿病的发病原因复杂,也容易被忽视,有的患者直到患上糖尿病之后,才知道其诱因,当患上糖尿病之后,又常常诱发其他多种疾病。糖尿病关键是控制三多一少的病症。此病因难以治愈,故重在调养,减轻患者痛苦。笔者在临床上治疗糖尿病,多采用养阴生津法,结合现在的一些认识,某些药物具有直接的降糖作用,再根据辨证论治的原则用药。

1. **方名** 黄芪降糖膏。

2. **组成** 黄芪 30g,阿胶 15g,山茱萸 15g,生地 15g,泽泻 10g,茯苓 15g,丹皮 10g,山药 30g,苍术 15g,玄参 15g,鹿角霜 10g,黄精 15g,枸杞 15g,菟丝子 15g,乌梅 15g,天花粉 20g,肉苁蓉、地骨皮各 10g,淫羊藿(仙灵脾)15g。

3. **方歌** 黄芪降糖胶六味,苍术玄参鹿黄精,枸杞菟梅天花粉,苁蓉地骨仙灵脾。

4. **功效** 补气生津,滋肾降糖。

5. **主治** 糖尿病口干舌燥,疲倦乏力,腰膝酸软,怕冷畏寒。

6. **用法** 上方可以水煎服,在熬制治疗糖尿病膏滋时应为清膏,不能加糖、蜜收膏,但膏滋较稀。解决的办法是:①配方中加用容易成膏的药材,如旱莲草、芡实等。②将山药或莲子研极细粉状,加入熬制的膏滋中,便于成膏,需要注意的是,山药粉必须极细,否则即会沉淀于容器底部,不能成膏。或者加生晒参研粉而成膏。

7. **加减** 糖尿病病期长,难以治愈,需要坚持用药方能见效,若口干舌燥可以用鲜芦根、鲜茅根直接泡水饮服,若无鲜品,用干品也可;石斛治疗口干有效,可以选用。

8. **使用注意** 治疗糖尿病需要长期用药,治疗的效果好与不好,关键在于是否坚持用药,控制症状,延缓其发展,患者要有耐心,才能达到效果。

9. **体会** 治疗糖尿病比较棘手,既有阴虚证型,也有阳虚现象,还有阴阳两虚者,从辨证角度来看,要阴中求阳,阳中求阴,故养阴不忘助阳,而温阳亦不忘生津,对于糖尿病在选用生津之品时,不能太过于滋腻,这样容易恋邪,笔者体会应该应用一些性质比较平和的药物,如山药、石斛、天花粉等。其用药不能太过于孟浪,也不能操之过急,此病难以痊愈。糖尿病的食物应选用含糖量少的,刺激性弱,性质不燥的食物。控制饮食主要是不用温燥食物、辛辣食物,按照现在的认识主要是慎食高热量的食物。

黄芪降糖膏补气生津,其中生地、山茱萸、牡丹皮、山药、茯苓、泽泻(六味地黄丸)用于肾阴亏损,头晕耳鸣,腰膝酸软,骨蒸潮热,盗汗遗精,消渴;玄参、苍术燥润相济,相辅相成,降低血糖;地骨皮凉血清热;乌梅、黄精、天花粉生津止渴;鹿角霜、枸杞、菟丝子、肉苁蓉、淫羊藿温肾助阳,益火之源;阿胶补血养阴,收膏时用之更能成膏。

在应用食物防治疾病方面,笔者拟一食品方,命名为降糖冲剂,可以做成冲剂,也可以做成膏剂或点心式样食用。黑木耳300g,茯苓300g,桑椹子300g,枸杞300g,制首乌300g,炒黑豆500g,炒核桃500g。本方特点:①药性平和,且无副作用。②病人易于接受。③服用方便简单。④药食兼用。⑤循序渐进,可以弥补纯药物药性偏于过猛等。

四、预防调摄

1. **保持饮食平衡** ①种类齐全,比例适当,数量应足。②粗细搭配,不要偏食精细米面,要杂食五谷蔬菜。③选择低脂肪、低糖、低盐、高蛋白、高纤维素以及水分充足的食物。④禁食发物,如猪头肉、猪蹄、公鸡、牛肉、鲤鱼、鲫鱼等。⑤禁甜食,如白糖、红糖、葡萄糖及糖制甜食糖果、糕点、果酱、蜜饯、冰激凌、甜饮料等。⑥禁食带刺激性的食物如辣椒、咖啡、胡椒、花椒、桂皮等。⑦饭不要吃得太饱,七八分就好了。⑧不要饮酒,因为会加重糖尿病的病情。⑨不要抽烟,要慢慢把烟戒掉,以利于疾病的防治。前代医家总结消渴病者所慎者有三,一饮酒,二房事,三咸食,能慎此者,虽不服药自可无他疾,不如此者,纵有金丹亦不可救。

2. **适当进行活动** 走走路,适当锻炼。轻微的活动可分解肌肉中的糖分,能降低血糖,减少胰岛素用量。

3. **保证足够睡眠** 良好的睡眠能够保持身体健康,就寝前避免喝咖啡和茶等刺激性食品。

4. **避免疲劳过度** 过度疲劳对糖尿病人十分危险,会使血液中的酮体突然增加,造成不良后果。

五、病案举例

陈某,女,45岁。糖尿病3年,现精神不佳,疲倦乏力,情绪不好,睡眠差,平时口干舌燥,纳食一般,大便时干时稀,空腹血糖6.8mmol/L,饭后17mmol/L以上,形体较胖,面色稍黯,睡眠不好,难以入睡,月经量少,行经3天,舌质淡,苔薄白。要求服用膏滋。乃以黄芪降糖膏加味应用。黄芪30g,阿胶15g,山茱萸15g,生地15g,泽泻10g,茯苓15g,丹皮10g,山药30g,苍术15g,玄参15g,鹿角霜10g,黄精15g,枸杞15g,菟丝子15g,乌梅15g,天花粉20g,肉苁蓉、地骨皮各10g,淫羊藿15g,玉米须30g,生晒参15g,红景天30g,绞股蓝30g,柏子仁15g,枣仁30g,夜交藤30g,合欢皮15g,扁豆15g,薏苡仁30g,当归15g,冬瓜仁30g,冬瓜皮30g,僵蚕15g,赤芍10g,百合20g,荷叶30g。10剂。木糖醇收膏,禁糖、蜜。服药后精神明显好转,睡眠亦改善,要求再用原方巩固疗效。

胃 痛

胃痛又称胃脘痛,是以上腹胃脘部近心窝处疼痛为主的病证。其疼痛有胀痛、刺痛、隐痛、剧痛等不同性质。胃气以下降为顺,若胃失和降,不通则痛,会出现面容憔悴、常伴随有打嗝、胀气、胸闷,恶心、呕吐,影响食欲、影响生活、引发疾病。

西医学所说的急慢性胃炎、胃溃疡、十二指肠球部溃疡、功能性消化不良、胃黏膜脱垂等病以上腹部疼痛为主要症状者,属于中医学胃痛的范畴。

一、发病原因

1. **外邪犯胃** 感受外邪会导致胃脘疼痛。①感受寒邪:寒主收凝,致胃脘气机阻滞,不通则痛。②感受热邪:胃热炽盛,消烁津液,胃失和降,出现疼痛。

2. 饮食不节　①饥饱不适:饮食不加以节制,过饥过饱,损伤脾胃,胃气壅滞,不通则痛。②暴饮暴食:当胃内食物过多时,会加重胃部负担,造成胃痛。③饮食混乱:饮食不能定时定量,过食刺激性食物,损伤胃导致疼痛。

3. 情志不畅　精神因素与胃肠道有着十分密切的关系。人在心情愉快时,十分有利于食物的正常消化和吸收,如果长期精神紧张,情绪低落,老被忧愁、悲哀、焦虑、气愤等不良情绪左右,再加上自身心理承受力又不强,很容易造成形形色色的胃肠道疾病。忧思恼怒,伤肝损脾,肝失疏泄,横逆犯胃,胃气阻滞而发胃痛。生活压力大也是胃痛的一大祸首。

4. 素体脾虚　脾胃为仓廪之官,主受纳运化水谷,若素体脾胃虚弱,运化失职,气机不畅或中阳不足,中焦虚寒,失其温煦而发胃痛。或劳倦内伤,久病脾胃虚弱,或禀赋不足,气血亏虚,胃失温养,而致胃疼发作。

5. 不良习惯　①吸烟:吸烟会增加胃病的发病率,吸烟也会降低胃病的治愈率。②饮酒:长期大量饮酒会加重肝脏负担,影响肝脏功能,对肝有毒害作用,肝病犯胃引起胃痛。饮酒也可以直接损害食管和胃,酒越浓、饮酒量越大、饮酒时间越长,对食管、胃黏膜刺激性越大,引起黏膜糜烂或溃疡,引起胃痛,甚至胃溃疡,引起胃出血。

二、表现特点

综合症状:胃脘部时时疼痛,有的有规律,有的无规律,其疼痛有胀痛、刺痛、隐痛、剧痛等不同。胃痛的部位通常是在肚脐上方,有的人会偏左,少部分的人会偏右,有时仅为上腹部不适或隐痛。

1. 胃部寒痛　喜温喜按,得温则减,遇寒加重,喜热饮,痛时持续,伴吐清水,胃中寒冷,手足不温。

2. 胃部胀痛　多因饮食所伤,或肝气郁滞,胃脘胀痛,胸闷痞塞,得嗳气则舒,或伴腹胀,大便困难。

3. 胃部虚痛　空腹痛,得食或得温则缓解,伴反酸胃寒喜暖。胃痛早期多为实证,后期常为脾胃虚弱,但往往虚实夹杂,或兼瘀、或兼湿。

4. 伴随症状　胃痛常伴食欲不振,恶心呕吐,嘈杂反酸,嗳气吐腐等症状。

三、治疗体会

胃痛以中青年居多,多有反复发作病史。发病前多有明显的诱因,较典型的疼痛是痛而无规律,进食也不缓解,也会造成饮食摄入障碍,从而影响整个身心健康,对身体危害很大。治疗胃痛,总的治疗以理气和胃止痛为大法。一般不宜用刺激性强的药物,或者作用猛烈之品,以免对胃产生不良反应。现在的教科书将胃痛一病写得过于繁琐,证型达 8 个,很不利于临床把握和具体实施。笔者通过多年的临床,总结一首治疗胃痛的验方,命名为延胡止痛汤,适用于各个证型胃痛。

1. **方名** 延胡止痛汤。

2. **组成** 延胡索 15g,党参 15g,茯苓 15g,白术 15g,扁豆 15g,陈皮 15g,山药 15g,莲子 15g,砂仁 6g,大枣 15g,薏苡仁 30g,白芍 15g,炒二芽各 15g,甘草 6g。

3. **方歌** 延胡止痛治疼痛,白芍二芽一起用,参苓白术去桔梗,各种胃病调理宏。

4. **功效** 调理中焦,和胃止痛。

5. **主治** 胃脘隐隐疼痛,绵绵不休,胃部受热、受寒疼痛加重,嗳腐吞酸,不思饮食,大便不爽,嗳气、矢气则痛舒,身重疲倦,劳累加重,消瘦乏力,神疲纳呆,四肢倦怠。

6. **用法** 水煎服,或熬制膏滋服用。

7. **加减** 伴有四肢不温者,加用桂枝,合小建中汤之意;若胃热加麦冬,南沙参;若胃酸过多加瓦楞子。笔者的体会,瓦楞子较海螵蛸、牡蛎更适合胃痛患者,因瓦楞子能活血化瘀,而海螵蛸、牡蛎具有收敛作用,不适于脾胃的消化运输;若饮食减少加神曲、鸡内金,笔者一般重用神曲 30g 以上;若胃脘胀痛因肝气不疏者加香附、佛手、玫瑰花、甘松,笔者尤喜用佛手;血瘀者加三棱、莪术,血瘀而胃酸不多可以加生山楂;若身体虚弱,党参改生晒参,若小儿则用太子参,再加仙鹤草,大枣配伍仙鹤草后具有补益正气的作用,笔者尤喜将二药同用。若熬制膏剂时应以饴糖收膏。

8. **使用注意** 对于患有胃病者,服药应在饭后,不要空腹服用,以免刺激胃,导致不适。

9. **体会** 此方实乃参苓白术散去桔梗加延胡索、白芍、炒二芽而成。如胃痛久不愈,需要更长一段时间用药则改为膏剂,以饴糖收膏。若辨证为胃寒,在原方基础上加干姜、高良姜,临床体验,高良姜乃是治疗胃寒病证的妙药,亦可改用红豆蔻。升清降浊是治疗胃病的基本原则,若夹有湿热,又可以用半夏泻心汤辛开苦降。在治疗胃痛时,应注意肠道的通畅与否,腑以通为补,大便正常是胃腑保持正常生理功能的基础,浊气不能通降直接影响胃腑功能,同时胃腑功能正常与否,又决定着大便是否正常。《灵枢·平人绝谷》载"胃满则肠虚,肠满则胃虚,更虚更满,故气得上下",说明调畅大便,保证胃肠这种辩证关系,对全身气机调畅的重要性,也是治疗胃病应把握的环节。

四、预防调摄

1. **注意饮食调养** ①少吃油炸食物:因这类食物不易消化,会加重胃肠道负担。②少吃腌制食物:因含有较多的盐分及某些可致癌物,不宜多吃。③少吃刺激性食物:刺激性强的食物对胃肠道有较强的刺激作用,容易引起胃脘疼痛、不适。避免用过甜、过酸、过冷、过热,及辛辣食物。忌用粗纤维多、硬而不消化的食物。④饮食要有规律:定时定量,保护胃肠道,避免过饥或过饱,更利于消化。⑤食物细嚼慢咽:这有利于保护胃黏膜,减轻胃肠负担。忌暴饮暴食、饥饱不匀。⑥少吃生冷食物:饮食的温度应以不烫不凉为度。

2. **注意防寒保暖** 胃部受凉后会使胃的功能受损,故要注意胃部保暖不要受寒。

3. **避免不良刺激** ①不吸烟:因为吸烟使胃部血管收缩,影响胃壁细胞的血液供应,使胃黏膜抵抗力降低而诱发胃病。②不酗酒:小酒怡情、大酒伤身。喝酒较少,对调节身体是有益的,过多饮酒,对于胃会导致伤害。③少辛辣:应少吃辣椒、胡椒等辛辣食物以保护胃。

4. **保持平常心情** 保持精神愉快和情绪稳定,避免紧张、焦虑、恼怒等不良情绪的刺激。同时,注意劳逸结合,防止过度疲劳而殃及胃病的康复。

五、病案举例

孙某,男,51岁,反复胃痛10余年,诊断为慢性萎缩性胃炎。现胃脘疼痛,有冷感,需温食,不能吃硬食,稍多吃一点即感胃脘疼痛,反酸,身体消瘦,食欲不振,睡眠不佳,大便干,疲倦乏力,面色萎黄,长期服用中西医药物效果不显。乃投以上方加半夏、佛手,因患者胃寒,除加用干姜、高良姜外,再加桂枝、饴糖,取小建中汤意。患者先服 5 剂后即感胃脘疼痛明显好转,冷感减轻,再用 5 剂,症状基本消失,乃用原方 10 剂熬制膏剂,以饴糖收膏,膏滋服用完后,以后再无胃痛,精神面貌明显好转。至今已经十多年胃脘未再疼痛过。

泄 泻

泄泻是以排便次数增多,粪质稀溏或完谷不化,甚至泻出如水样为主症的病证,常伴随腹胀腹痛、恶心厌食、肠鸣矢气、疲乏无力等症状。古时将大便溏薄而缓者称为泄,将大便清稀如水而势急者称为泻。泄泻容易导致营养不良、体质虚弱、皮肤干燥、肠胃不适、诱发疾病。

西医学通常把腹泻病程超过两个月者称为慢性腹泻。泄泻可见于多种疾病,如急性肠炎、慢性肠炎、肠易激综合征,吸收不良综合征、肠道肿瘤、肠结核、炎症性肠病等。

一、发病原因

1. **感受外邪** 六淫入侵,脾胃失调,皆可致泻,而以寒、湿、暑、热为常见,其中又以感受湿邪致泻者尤多,湿盛则飧泄。如外感湿邪,或坐卧湿地,则寒湿内侵,困遏脾阳,脾失健运,或感受暑湿、湿热之邪,壅遏脾胃,下迫大肠,均可使脾胃升降功能失常,小肠泌别失司,大肠传导功能紊乱,以致清浊不分,相杂而下,并入大肠而发为本病。

2. **饮食因素** ①饮食不洁:进食腐烂、变质、污染的食物,使胃肠受伤而致泄泻。②暴饮暴食:贪吃过量,宿食内停,食滞不化,或恣食膏粱肥甘厚味,损伤胃肠而致泄泻。③过食辛辣:饮酒无度或嗜食辛辣香燥之物,致湿热蕴积于胃肠道导致泄泻。④恣啖生冷:过食生冷,如冰水、寒凉瓜果,损伤脾阳,导致寒食交阻,寒气客于胃肠,脾运失职,升降失调,肠道泌别、传导失司,清浊不分,混杂而下,形成泄泻。

3. **情志因素** 精神焦虑紧张,易致肝气郁结,肝气不舒,木郁不达,运化失常;或思虑过度,脾气受伤,使气机升降失调,肠道功能失常,清浊不分,相杂而下,形成泄泻。

4. **脾胃虚弱** 脾失健运,或肾阳不足,命门火衰,脾失温煦,水谷不能腐熟,运化失常,致水反为湿,湿滞内停,阻碍气机,升降失调,清浊不分,混杂而下走大肠遂成泄泻。

5. 体虚久病：素体虚弱，或久病体弱，或久泻伤正，以致脾胃虚寒，中阳不健，运化无权，清气下陷，水谷糟粕混杂而下。

二、表现特点

综合症状：以大便稀薄或如水样，次数增多为主症。①急性腹泻：泄泻起病突然，病程短，每天排便可达 10 次以上，粪便量多而稀薄，排便时常伴腹鸣、腹痛。②慢性腹泻：病程长，反复发作，时轻时重。饮食不当、受寒凉或情绪变化可诱发。若脾肾阳虚证引起的腹泻多在天亮之前发生，也称五更泻。③肠道症状：便意频繁，腹痛在下腹或左下腹，排便后腹痛可减轻。

1. **寒湿泄泻** 泄泻清稀，甚则如水样，腹痛肠鸣，脘闷食少。

2. **饮食积滞** 腹痛肠鸣，痛则欲泻，泻后痛减，泻下粪便臭如败卵，伴有不消化食物，脘腹胀满，嗳腐酸臭，不思饮食，夜卧不安。

3. **湿热泄泻** 泄泻腹痛，泻下急迫，或泻而不爽，气味臭秽，肛门灼热，或身热口渴，小便短黄。

4. **脾虚泄泻** 稍进油腻食物或饮食稍多，水谷不化，大便时泻时溏，迁延反复，饮食减少，食后脘闷不舒，神疲倦怠，面色萎黄，肢倦乏力，且易反复发作。

5. **肾虚泄泻** 黎明之前脐腹作痛，肠鸣即泻，泻下完谷，泻后即安，小腹冷痛，形寒肢冷，腰膝酸软。

6. **肝郁泄泻** 胸胁胀闷，嗳气食少，每逢抑郁恼怒，或情绪紧张之时，即发生腹痛泄泻，腹中雷鸣，攻窜作痛，腹痛即泻，泻后痛减，矢气频作。

三、治疗体会

泄泻一年四季均可以发生，但以夏秋季较为多见，其发病原因较为复杂，泄泻之根本，无不由于脾胃。泄泻既是一种独立的疾病，也是很多疾病的一个共同表现。泄泻无论是久泻或新泻，不仅影响着正常作息，还严重影响着身体健康，尤其是久泻，容易被忽视，要及时找出病因，对症下药。治疗泄泻一般要通利小便，古有"治泻不利小便，非其治也"的说法。从辨证来看，主要分为：①脾虚泄泻：表现为大便稀薄，或面目及四肢浮肿，腹部胀满，饮食不思，神疲肢乏，若女子行经期或行经之前，经行量多，经色淡浅，经质稀薄。传统使用参苓白术散为基本方。②肾虚型：表现为头昏耳鸣，肢冷畏寒，经行大便泄泻，或清晨起床泄泻不止，腰骶酸软。根据上述特点，笔者常使用健运脾胃，分消走湿之法。

1. **方名**　车前止泻汤。

2. **组成**　车前子 15g，白术 15g，白芍 15g，陈皮 15g，防风 10g，党参 15g，茯苓 15g，薏苡仁 30g，莲子 15g，山药 15g，扁豆 15g，砂仁 6g，桔梗 10g，大枣 15g，甘草 10g。

3. **方歌**　车前止泻治便溏，利湿健脾痛泻方，参苓白术一起用，分消走泄身无恙。

4. **功效**　健脾祛湿，培补中气。

5. **主治**　脾胃虚弱，饮食不进，多困少力，精神不振，泄泻便溏。

6. **用法**　水煎服，或熬制成膏剂应用。

7. **加减**　若久泻不止，加石榴皮 15g，芡实粉，亦可用粳米加红枣、栗子、薏苡仁等煮粥食用。纳差食少，加炒麦芽、神曲、焦山楂；兼里寒、腹痛，加干姜、肉桂；咳痰色白量多，加半夏、陈皮。若肾虚可以合四神丸同用。

8. **使用注意**　上方治疗泄泻，主要针对脾胃、肝胆病变而立，尤以脾胃病变所致泄泻多见，临床也有因肾的病变所致的泄泻者，应结合具体病情来选用药物。

9. **体会**　以车前子主治泄泻，源于《苏沈良方》"暴下方"："欧阳文忠公常得暴下，国医不能愈。夫人云：市人有此药，三文一帖，甚效。公曰：吾辈脏腑与市人不同，不可服。夫人使以国医药杂进之，一服而愈。公召卖者，厚遗之。求其方，久之乃肯传。但用车前子一味，为末，米饮下二钱匕，云此药利水道而不动气，水道利则清浊分，谷脏自止矣。"临床治疗便溏腹泻，需要通利小便，使水湿从前阴而出，以减轻后阴的水分，从而达到治疗作用。

方中车前子利湿祛浊，通利小便，使后阴湿邪从前阴排泄，即利小便实大便是也。含有痛泻要方调和肝脾，祛湿止泻，主治脾虚肝旺泄泻，肠鸣腹痛，大便泄泻，泻必腹痛，泻后痛缓，含有参苓白术散补益脾胃，健运中州，又能渗湿止泻。关于便溏，一般有多种情况：①大便时干时稀，伴有腹痛腹胀，转矢气则舒，受饮食、情绪、环境等方面因素的影响，若大便干时，排便通畅；若大便溏时，排便不畅，且有不尽之感，虽努力登圊并无大便排出。②大便先干后稀，表现为大便次数不多，纳食一般，若饮食过多则致脘腹胀满加甚，若干便排出后即现溏便,又总有未排尽之意,虽努力登圊,并无多便,排便后稍感腹部轻松。③大便始终稀,这种情况容易辨证。④大便先稀后干,此种情况比较少见。尤其是前两种情况,极易误诊为大便干,而误投通便药,由此则南辕北辙。现在的一些书籍多笼统地将脾虚便溏所致的大便异常称为"便溏",而事实上以上四种便溏情况都可能出现,临床对于便溏所出现的大便先干后溏、大便时干时溏容易误诊为便秘,应予注意。

四、预防调摄

1. **注意饮食调理** 饮食要清淡,少食肥甘厚味甜腻之品。勿暴饮暴食或过食生冷,食物应新鲜、清洁,防止食物污染。多饮开水。日常饮食定时定量,不吃腐败变质食物。

2. **注意保暖祛寒** 避免腹部受寒,阳虚者更需注意。若因寒导致泄泻,可以脐部热敷,饮生姜红糖水。冷痛者予艾灸、隔姜灸或热敷。

3. **生活起居有常** 饮食有节,不过饱过饥,定时定量,不偏食,进食时细嚼慢咽。避免过劳,注意调养,增强体质,提高抗病能力,以利于康复。

4. **注意个人卫生** 饭前、饭后要洗手,不喝生水,

5. **注意调畅情志** 保持乐观的情绪,避免精神刺激。

6. **食用健脾之品** 健脾补益之品尤宜于防治泄泻,可以食用如大枣、山药、莲子、芡实等。

五、病案举例

蔡某,女,55岁。腹泻20年,情绪不佳即腹泻,每日3~4次,胃脘疼痛,精神疲倦,睡眠不佳,右侧胁下疼痛,心情不畅,舌质淡,苔薄白,有齿印。平时不敢轻易出门,以免临时找不到厕所。西医诊断为慢性结肠炎,曾服多种中西药但效果并不明显。考虑到乃为慢性疾患,建议患者服用膏滋,乃以车前止泻汤加味改成膏滋应用。车前子15g,白术15g,白芍15g,陈皮15g,防风10g,党参15g,茯苓15g,薏苡仁30g,莲子15g,山药15g,扁豆15g,砂仁6g,桔梗10g,大枣15g,柴胡6g,香附15g,郁金15g,炒二芽各15g,当归15g,佛手15g,甘草10g,阿胶15g。10剂,木糖醇收膏。患者服用此药后,腹泻逐渐减少,大便现已1日1次,无腹痛现象,自述基本痊愈。

便 秘

便秘是指粪便在肠道滞留过久,秘结不通,排便周期长,排便次数减少,粪便量减少;或周期不长,但粪便干结,排出艰难;或粪便不硬,虽有便意,但便而不畅。如超过6个月即为慢性便秘。便秘会导致食欲不振、体臭、肥胖、神经衰弱、性欲减退、损害内脏、加速衰老、诱发疾病。

西医学所说的功能型便秘、肠道激惹综合征、肠炎恢复期肠蠕动减弱等,均可出现便秘。

一、发病原因

1. **饮食因素** 食物中的纤维素和水分不足,喜吃低渣精细的食物,导致肠蠕动缓慢,不能及时将食物残渣推向直肠,食物残渣在肠内停留时间延长,水分被过多吸收,使粪便体积缩小,而使粪便干燥。

2. **津液不足** ①肠道水分太少,不能濡运大肠,无水行舟,导致大便干燥。②水分损失过多,如大量出汗、呕吐、腹泻、失血及发热等均可使水分损失,引起粪便干结。③滥用泻药,尤其是刺激性泻剂,造成肠道水分不足,或药物依赖,导致严重便秘。④服用一些收敛肠壁水分的药物可引起便秘。

3. **身体虚弱** 如年老体弱、久病卧床、产后等,因气力不足,导致排便动力不足,缺少活动性刺激以推动粪便的运动,不能及时将食物残渣推向直肠,在肠内停留时间延长,往往易患便秘。

4. **拖延大便** 忽视定时排便的习惯,或因工作过忙、情绪紧张、旅行等,拖延了大便时间,使已到了直肠的粪便返回到结肠。或因患有肛裂或痔疮等肛门疾病,恐惧疼痛,害怕出血,不敢大便而拖长大便时间。

5. **精神因素** 精神上受到强烈刺激、惊恐、情绪紧张、忧愁焦虑或注意力高度集中某一工作等会使便意消失,形成便秘。

6. **肠道病变** 如患有炎症性肠病、肿瘤、疝气、脱肛等,导致功能性出口梗阻引起排便障碍。

7. **其他因素** 患有某些疾病,或神经系统障碍,内分泌紊乱,维生素缺乏等亦可引起便秘。

二、表现特点

综合症状:①大便干燥:表现为便意少,便次少,每周少于 2~3 次,虽有便意而排便困难,费力,粪便干结而量少,硬便,燥如羊屎,有人甚至六七天不排便,伴有腹胀、腹痛或腹部不适。②常有便意:频繁地有便意,但却排不出,有时只有少量黏液排出,便后仍有残便感。③排便时长:上厕所有便意却不能马上排出,有时长达二三十分钟甚至更长时间才能解下来。

1. **气机郁滞** 胸胁满闷,嗳气频作,食少纳呆,大便干结,或不甚干结,欲便不得出,或便而不爽,肠鸣矢气,腹中胀痛。

2. **阴寒积滞** 大便艰涩,腹痛拘急,胀满拒按,胁下偏痛,手足不温,呃逆呕吐。

3. **肠胃积热** 大便干结,腹胀腹痛,面红身热,口干口臭,心烦不安,小便短赤,舌红苔黄燥,脉滑数。

4. **气虚便秘** 粪质并不干硬,虽有便意,但临厕努挣乏力,便难排出,汗出气短,便后乏力,面白神疲,肢倦懒言。

5. **血虚便秘** 大便干结,面色无华,心悸气短,失眠多梦,健忘,口唇色淡,舌淡苔白,脉细。

6. **阴虚便秘** 大便干结,如羊屎状,形体消瘦,头晕耳鸣,两颧红赤,心烦少眠,潮热盗汗,腰膝酸软,舌红少苔,脉细数。

7. **阳虚便秘** 大便干或不干,排出困难,小便清长,面色㿠白,四肢不温,腹中冷痛,得热则减,腰膝冷痛。

三、治疗体会

便秘既是一个独立的疾病,也是多种疾病的一个症状。便秘在程度上有轻有重,女性多于男性,老年多于青壮年。便秘患者大部分人常常不太重视,只有一小部分便秘者会就诊,实际上便秘的危害很大。其总的治疗原则是通泻腑实,再结合产生便秘的原因而用药。临床常见热结便秘、冷结便秘、气滞便秘、气虚便秘、血虚便秘、阴虚便秘、阳虚便秘,及肠燥津亏便秘。尤以肠燥津亏便秘多见。若长期便秘,应用膏方治疗比较好。

1. **方名** 子仁润肠膏。

2. **组成** 麻仁 15g,郁李仁 15g,桃仁 10g,杏仁 15g,瓜蒌仁 15g,柏子仁

15g,决明子 15g,胡桃仁 10g,当归 15g,枳实 10g,生地 15g,肉苁蓉 15g,生首乌 15g,莱菔子 15g。

3. **方歌** 子仁润肠麻李桃,杏蒌柏仁决明绕,胡桃归枳地苁蓉,首乌莱菔通便效。

4. **功效** 润肠通便,生津除燥。

5. **主治** 津枯肠燥便秘,舌燥少津。

6. **用法** 熬制膏滋或水煎服。

7. **加减** 若津液亏损较甚者,加玄参、麦冬增水行舟;若干结如羊屎,兼有气滞者,加厚朴、莱菔子降气促排等。严重便秘者,可加牵牛子 5g。

8. **使用注意** 便秘尤以津亏者多见,选用药物时,尽量以平和之品缓缓图治,不可峻猛泻下,尤其是年老体弱之人更不可大剂峻下。

9. **体会** 便秘有多种,热结便秘宜清热泻下,寒结便秘宜温通泻下,津亏便秘宜润燥通下,尤以津亏便秘多见,应选用滋润之品以濡运大肠,再结合辨证而加味,同时要配伍生津润燥之药,以增强濡运功能,即所谓增水行舟是也。有些药物虽能生津如乌梅、五味子等,因有收敛作用,对于大便秘结者不可随意加用。治疗便秘还应加用行气导滞之品,以促进肠蠕动,笔者尤喜用莱菔子,其下行,有推墙倒壁之功。熬制膏剂时一般以蜂蜜收膏,因蜂蜜具有润肠通便之功。

通便之方麻仁丸由张仲景所创立,其中麻仁具有良好的润肠通便作用,但麻仁丸(麻仁、大黄、芍药、枳实、厚朴、杏仁)却不能用于习惯性肠燥便秘,这是因为方中大黄具有泻下和收敛的双重作用。大黄内含蒽醌类物质,这是可以促使通便的主要物质,故可以用于大便不通,但同时又含有鞣质,这是一种具有收敛作用的物质,当服用大黄以后,达到通便,而紧接着大黄所含的鞣质开始发挥作用,导致肠道水分减少,而形成继发性便秘。因此有的人服用麻仁丸后,不但不能通便,反而导致大便更加秘结,这就是因为大黄的原因。笔者体会,对于肠燥便秘的患者,可以选用麻仁,但不能轻易选用麻仁丸,偶尔便秘者用之并无不适,但若老年人习惯性便秘则不可用之,否则会导致大便更加秘结。临床上对于大黄、芒硝这些药性较为猛烈者不宜轻易选用,临时用之并无妨碍,但一见到大便秘结即投以硝黄者不可取。素体亏虚,津液日损,伤血过多,可导致肠燥津亏,大肠传导失司,大便艰难。此时不宜用峻药攻逐,只须润肠通便。本方选用多味植物的种子、果仁,且富含油脂,濡运大肠以润肠通便,通便时应配伍降气之品,促进肠道传导,应用原则当是润肠通便而不伤津液,补血生津不损正气。

四、预防调摄

1. **注意食物调理**　饮食上选择含纤维多、滋润、产气食物。①宜食较粗糙的食物,如糙米、麦、玉米;各种蔬菜如竹笋、豆芽、韭菜、油菜、茼蒿、芹菜、雪里蕻、荠菜等,水果类如香蕉、草莓、梨、葡萄、菠萝、甜瓜、各种含油脂类植物的子、仁等。②多吃产气食物如豆类、薯类、萝卜、洋葱等,刺激肠蠕动,缩短食物通过肠道的时间,促进排便。③多食润肠通便的食物,如蜂蜜、芝麻、核桃、杏仁等,使粪便变软,便于排泄。④少吃强烈刺激性助热食物,如辣椒、咖喱等调味品,忌饮酒或浓茶。⑤多食清淡食物:这有助于消化、护胃养胃。

2. **平时应多饮水**　喝水是便秘患者应遵循的规律,多饮水有利于防止大便干燥。大便的质地与次数和饮水量有关,如肠腔内保持足量的水分软化粪便,大便就容易排出。

3. **平时应多活动**　工作时久坐,少活动不利于肠道蠕动。养成早晨起床后或早餐后排便的习惯。晨起随着由平卧转为起立,会发生直立反射,易出现便意。

4. **不能忽视便意**　养成排便习惯,不要憋便,有便意时应及时排便,建立良好的排便条件反射。如果有了便意,先忍一忍,再想排便就很困难了。久而久之,肠道就失去了对粪便刺激的敏感性,大便在肠内停留过久就会变得又干又硬,从而引起或加重便秘。

5. **生活要有规律**　①生活方面,情志要舒畅,起居作息要有规律,睡眠必须充足,要改变久坐不动或久卧不动的习惯。②饮食方面,要定时进餐,要吃早餐,膳食结构要合理,注意粗细粮搭配,常吃含膳食纤维的食物。③排便方面,要定时排便,不得强行抑制排便,排便姿势要恰当,不要轻易使用润肠剂等。

6. **排便不要看书**　很多便秘的患者蹲厕所的时间都比较长,为了避免坐在马桶上无所事事,喜欢一边蹲马桶一边看书或者是玩手机。这种充分利用时间的习惯看似很正常,但却会加重便秘的症状。

7. **自我腹部按摩**　睡前躺在床上时用手按摩肚皮,以腹部为中心,用自己的手掌,适当加压顺时针方向按摩腹部。每天早晚各1次,每次约10分钟,可促进消化道的活动,保持大便通畅。

8. 慎服通便药物　一些具有通便作用的药物如大黄、番泻叶等,虽能通便,但容易导致继发性便秘,若长期慢性便秘,应慎用这些峻猛通便药。

五、病案举例

陈某,女,40 岁。便秘 4~5 年,3~4 日一行,干结,时如羊屎,腹胀,伴腰痛酸胀,夜尿 1~2 次,行经 3 天,量少,略有痛经,胸部胀,舌质淡,苔薄白。曾服通便药但效果不佳。麻仁 15g,郁李仁 15g,桃仁 10g,杏仁 15g,瓜蒌仁 15g,柏子仁 15g,决明子 15g,胡桃仁 15g,当归 15g,枳实 10g,生地 15g,肉苁蓉 15g,生首乌 15g,莱菔子 15g,杜仲 15g,延胡索 15g。7 剂。自述服药后大便即通畅,腰痛也随之好转,患者要求改为膏滋善后,乃以原方 10 剂制膏应用。

胆　结　石

胆结石又称胆石症,是指胆道系统包括胆囊和胆管内发生结石的疾病。患胆结石者女性明显高于男性。胆结石常伴随有胆道感染,按发病部位分为胆囊炎和胆管炎,严重影响正常工作和生活。

胆结石可长期无症状或终身无症状,但是胆结石一旦发作,会产生复杂的病证,诱发多种疾病:①胆囊炎:结石在胆囊内形成后,可刺激胆囊黏膜,不仅可引起胆囊的慢性炎症,而且当结石嵌顿在胆囊颈部或胆囊管后,还可引起继发感染,导致胆囊的急性炎症。炎症常常反复发作,并迁延不愈,食用油腻食物,造成胆囊收缩使得结石阻塞胆囊管,最终引起急性胆囊炎,产生剧痛,成胆绞痛。②阻塞性黄疸:胆结石进入胆总管,一旦结石嵌顿,即可出现胆绞痛、畏寒、发热、全身黄染。③胆囊癌:由于胆结石长期刺激胆囊,导致胆囊黏膜细胞异常增生,可能导致胆囊癌的发生。大多数胆囊癌患者有胆结石病史。

此外,还可引发肝功能失常、肝脓肿、心律失常、消化不良、胰腺炎等。

一、发病原因

1. 发病年龄　胆囊结石的发病率是随着年龄的增长而增加的。发病的高峰年龄在 40~50 岁。

2. 遗传因素　胆结石发病在种族之间存在差异,与基因、家族史有关。胆结石患者的近亲中发病率高。

3. 妊娠因素　妊娠可促进胆囊结石的形成,并且妊娠次数与胆囊结石的发病率也有关。妊娠期的胆囊排空缓慢,孕期和产后的体重变化及饮食结构也影响胆汁成分,促进了胆固醇结晶的形成。

4. 体质因素　胆结石发病,肥胖人发病率为正常体重人群的3倍。平时爱吃高脂肪、高糖类、高胆固醇的食品,患有代谢综合征如糖尿病、高脂血症患者,胆囊结石的发病率高。

5. 饮食因素　①饮食失调:进食低纤维、高热量食物者胆囊结石的发病率明显增高,这类食物增加胆汁胆固醇饱和度。随着人们生活水平提高,胆囊结石发病呈上升趋势。②不吃早餐:长期不吃早餐会使胆汁浓度增加,有利于细菌繁殖,容易促进胆结石的形成。如果坚持吃早餐,可促进部分胆汁流出,降低一夜所贮存胆汁的黏稠度,降低患胆结石的危险。③餐后零食:过多餐后零食不利于食物的消化吸收和胆汁排泄,致胆汁中胆固醇与胆汁酸比例失调,胆固醇易沉积下来形成结石。

6. 喜静少动　有些人活动和体力劳动少,天长日久其胆囊肌的收缩力必然下降,胆汁排空延迟,容易造成胆汁淤积,胆固醇结晶析出,为形成胆结石创造了条件。

7. 其他因素　如不合理的减肥方法,作息紊乱,可以导致胆囊结石的形成。

二、表现特点

综合症状:胆囊结石在早期通常没有明显症状,大多数是在常规体检中发现,有时可伴有轻微不适。由于胆囊收缩或结石移位而引发疼痛,疼痛位于右上腹或上腹部,呈阵发性,或者持续疼痛阵发性加剧,可向右肩胛部和背部放射,可伴恶心呕吐,厌恶油腻食物。疼痛可自行缓解。部分患者可出现一过性黄疸,多在剧烈腹痛之后,且黄疸较轻。胆结石炎症可引起发热与寒战。

1. 肝郁气滞　胁肋痛或绞痛时牵扯背部疼痛,口苦咽干,心烦易怒,脘腹胀满,不欲饮食,或呃逆嗳气。

2. 湿热内蕴　胁肋胀闷疼痛,背部酸沉疼痛,口苦而黏,恶心欲呕,厌油腻,周身困倦,大便不畅或便溏,目黄身黄,尿黄。

3. 毒邪炽盛 胁肋及脘腹灼热疼痛,痛连肩背,口苦咽干,恶心,便干,或有黄疸。

三、治疗体会

胆结石的成因有些是不可更改的因素,例如年龄、性别、种族、基因和家族史;有些是后天因素,部分是可以逆转的,例如妊娠、肥胖、饮食结构等。肝胆具有贮藏、宣泄作用,肝胆功能若失常,胆的分泌排泄就会受阻,进而影响脾胃的消化功能,出现厌食、腹胀、腹泻等消化不良症状。若湿热蕴结肝胆,就会使得肝失疏泄,胆汁外溢,引发胆结石、胆囊炎等种种病变。对待肝胆郁结引起的病变,要疏肝理气利胆。

1. **方名** 利胆消石汤。

2. **组成** 金钱草 30g,鸡内金 20g,郁金、延胡索、白芍、茵陈、虎杖、青皮、陈皮、佛手各 15g,枳壳 10g,木香 6g。

3. **方歌** 利胆消石用三金(金钱草、郁金、鸡内金),延胡枳壳芍茵陈,虎杖木香青陈皮,疏肝理气佛手灵。

4. **功效** 疏肝理气,利胆排石。

5. **主治** 慢性胆囊炎,胆结石。亦用于肝气郁结所致胁肋疼痛,嗳气不舒,湿热黄疸等。

6. **用法** 水煎服,每日 1 剂,日服 2 次。若结石日久,不欲手术者,将上方熬制成膏剂,便于坚持服用。

7. **加减** 若肝气郁结,加柴胡、香橼;体形较胖,加玉米须、泽泻;时时感肝区不适,胀气加赤芍、莱菔子;脾胃功能不佳加白术、茯苓;大便干结加决明子等。利胆之品如大黄、田基黄等可以灵活选加。

8. **使用注意** 胆结石若平时不发作亦如常人,即有病无证,此时用膏滋调治,既无痛苦,效果又好。高蛋白食物容易诱发胆结石发作,应予注意。

9. **体会** 胆结石的形成主要是由于长期肝气郁结,进而湿停蕴热,湿热交阻,从而致使胆液蒸熬凝结成石。一般来说,当胆石处于静止状态时,可表现为有病无证,但在胆绞痛发作时,就会表现为肝郁气滞,如并发感染,则表现为湿热或毒热。胆囊炎、胆石症虽为两病,其病机是一致的,皆与肝之疏泄有关。胆为"中精之府",内藏精汁,喜清净而恶污浊。胆汁源自"肝气之余",与肝互为表里,共司疏泄之职。肝疏泄功能正常,胆汁排泄通畅,反之,肝疏泄功能失常,则胆汁排泄失畅,故病发矣。胆囊炎、胆石症病人,脾胃功能亦失常,治疗上以疏肝利胆为主,以健脾和胃,行气化滞,利胆排石为原则,从选药来看,一般多用寒凉之品,应慎用温燥药。对于胆结石应首选三金,即金钱草、鸡内金、郁金,三药配伍,消石作用增强,再配伍疏肝利气,止痛之品。

四、预防调摄

1. **注意饮食结构** ①控制油脂摄入:少吃油腻食物,膳食要低脂肪,饮食合理,要有规律,要多样化。胆固醇摄入过多,不仅会加重肝脏的负担,还会造成多余的胆固醇在胆囊壁上结晶、积聚和沉淀,从而形成胆囊结石。所以,降低胆固醇的摄入量,限制热能摄入,维持理想体重,对于预防胆囊结石有积极意义。②饮食要有规律:要吃早餐,避免熬夜、生气等不良刺激。可以多吃各种新鲜水果、蔬菜,进食低脂肪、低胆固醇食品。③炒菜用植物油:所吃的菜以炖、烩、蒸为主。④避免吸烟喝酒:烟酒对于胆道有刺激作用。⑤少食胀气食物:不要摄取如番薯、马铃薯、洋葱、韭菜、黄豆、竹笋、大蒜,及汽水饮料和酸性的果汁、咖啡、可可等,易引起胀气。⑥多食利胆食物:要多吃些能促进胆汁分泌和松弛胆道括约肌作用的食物,如山楂、乌梅、玉米须等。⑦平时应多喝水:水占人体的70%,多喝水可以有效地促进人体的新陈代谢,有利于将体内的结石物质排出体外,缓解病情的发展,多饮水是胆结石食疗方法中最简单实用的。⑧少食糖类食品:过度食用糖类,可增加人体尿酸度,产生草酸钙、尿酸钙并形成沉淀,促使结石的发生,其既加重或引发尿路结石,也对于胆道疏泄功能不利。⑨防止暴饮暴食:暴饮暴食会促使胆汁大量分泌,而胆囊强烈的收缩又会引起胆囊发炎、局部绞痛等,尤其是节假日或亲友聚会时大吃大喝容易诱发此病。⑩禁食辛辣食品:如辣椒、胡椒等,这些带有刺激性的食品会使胃酸分泌过多,胆囊剧烈收缩而导致胆道口括约肌痉挛、胆汁排出困难,易诱发胆绞痛。

2. **应当经常活动** 适当地进行适合自己的活动,可以提高体质,锻炼身体,并能防止身体的肥胖,维持理想体重,有利于各个脏腑功能健全。

3. **保持足够睡眠** 睡眠良好有利于全身功能的恢复,也可以预防其他疾病的发生,要克服平时不健康的生活习惯,如熬夜。

五、病案举例

王某,女,39岁,体型较胖。原有胆结石、胆囊炎,反复发作右胁部胀满不适2年余,心情不畅,近一周胆囊区压痛明显,口苦口干,时有恶心,纳食减少,二便通调,睡眠尚可。辨证为肝气犯胃,湿热郁结。处方:金钱草30g,鸡内金30g,郁金、延胡索、白芍、茵陈、虎杖、佛手、天花粉、青皮、陈皮各15g,黄芩、枳壳、板蓝根各10g,木香6g,水煎服。7剂后自觉症状消失,乃以原方15剂加龟胶改为膏滋调理。后腹部彩超显示胆囊内未见强回声光团。

腰 痛

腰痛又称腰脊痛,是指因外感、内伤或闪挫导致腰部气血运行不畅,或失于濡养,引起腰脊或脊旁部位疼痛为主要症状的疾病。腰痛可引起腰背僵硬、坐卧不宁、下肢麻木、活动不便等。

西医学的腰肌劳损、腰椎间盘病变、腰肌纤维炎、腰椎骨质增生、强直性脊柱炎、腰椎滑脱症、第三腰椎横突肥大、腰椎退行性改变,梨状肌损伤、妇科疾病、外科疾病均可引起腰痛。

一、发病原因

1. **外邪侵袭** 多由居处潮湿,或劳作汗出当风,衣裹冷湿,或冒雨着凉,或劳作于湿热交蒸之处,寒湿、湿热、暑热等六淫邪毒乘劳作之虚,侵袭腰府,造成腰部经脉受阻,气血不畅而发生腰痛。①寒邪为病:寒伤阳,主收引,腰府阳气既虚,络脉壅遏拘急故生腰痛。②湿邪为病:湿性重着、黏滞、下趋,滞碍气机,可使腰府经气郁而不行,血络瘀而不畅,以致肌肉筋脉拘急而发腰痛。③湿热为病:湿伤阳,热伤阴,且湿热黏滞,壅遏经脉,气血郁而不行而腰痛。

2. **肾亏体虚** 先天禀赋不足,加之劳累太过,或久病体虚,或年老体衰,或房室不节,以致肾精亏损,无以濡养腰府筋脉而发生腰痛。《灵枢·五癃津液别》说:"虚,故腰背痛而胫酸。"《景岳全书·卷二十五·腰痛》也认为:"腰痛之虚证,十居八九,但察其既无表邪,又无湿热,而或以年衰,或以劳苦,或以酒色斫丧,或七情忧郁所致者,则悉属真阴虚证。"

3. **腰肌劳损** 长期从事站立操作者,如理发、纺织、印染、厨师、饭店从业人员、售货等工作人群,由于持续站立,腰部肌腱、韧带伸展能力减弱,导致腰肌劳损而引起的腰痛。经常背重物,腰部负担过重,易发生脊椎侧弯,造成腰肌劳损而出现腰痛。

4. 跌仆闪挫　举重抬物或暴力扭转,坠堕跌打,或腰部持续用力,劳作太过,或体位不正,用力不当,屏气闪挫,导致腰部经络气血运行不畅,气血阻滞不通,瘀滞留着而发生疼痛。

5. 坐姿不对　与长期从事站立工作的人相反,有些人工作是长期坐着,伏案工作或弯腰工作,坐着比站着舒服,但是如果不注意坐姿问题,也很容易出现腰痛。古人讲究坐有坐姿,站有站姿,但是人们的坐姿是千姿百态,很多人都是弯着腰,要不就是靠着椅子,一种姿势坐久了,即会患腰痛。

6. 衣着不当　穿衣过于暴露,尤其是腰骶部受到风寒侵袭,又有穿高跟鞋,足底受力不匀而导致腰痛。

二、表现特点

综合症状:腰痛的性质有隐痛、胀痛、酸痛、绵绵作痛、刺痛、冷痛、热痛、腰痛如折,腰痛喜按,腰痛拒按等多种。①外伤:多起病较急,腰痛明显,常能明确表明发病根源,如受寒、淋雨、跌仆闪挫,其起病急,疼痛部位固定。②内伤:病程缠绵,腰部酸痛,尤以肾虚多见。若急性腰痛,病程较短,轻微活动即可引起一侧或两侧腰部疼痛加重,脊柱两旁常有明显的按压痛。慢性腰痛,病程较长,缠绵难愈,腰部多隐痛或酸痛。常因体位不当,劳累过度,天气变化等因素而加重。

1. 肾阳虚损　腰部冷痛,腰膝酸软无力。生育过孩子以及反复人工流产的女性比较容易出现此类腰痛,其原因是失血过多,损伤肾气。

2. 寒湿阻滞　主要是腰部受风寒侵袭引起,痛感为局部(腰部偏上)疼痛,表现为冷痛,阴雨天加重。

3. 血脉瘀阻　痛感表现为局部刺痛和针扎痛,原因是腰肌劳损或扭伤引起局部瘀血以及气血运行不畅。

三、治疗体会

腰部一侧或两侧疼痛为本病的基本临床特征。若腰痛病程较久,发病多缓慢;若急性起病,病程较短。《杂病源流犀烛·卷二十七·腰脐病源流》指出:"腰痛,精气虚而邪客病也。经曰:腰者,肾之府,转摇不能,肾将惫矣……则肾虚其本也,风、寒、湿、热、痰饮、气滞、血瘀闪挫其标也,或从标,或从本,贵无失其宜而已。"说明肾虚是发病关键所在。腰痛的病因为内伤、外感与跌扑挫伤,基本病机为筋脉痹阻,腰府失养。腰痛病因虽有寒湿、肾虚、血瘀、劳损等多种原因,通过多年临床总结,笔者拟一治疗腰腿疼痛的常用方,可以用于各种原因所致腰痛。

1. **方名** 杜仲强腰汤。

2. **组成** 杜仲 20g,续断 15g,三七 10g,延胡索 15g,当归 15g,川芎 10g,鸡血藤 30g,伸筋草 30g,威灵仙 15g,五加皮 15g,徐长卿 15g,千年健 15g,牛膝 15g(虚用怀牛膝,实用川牛膝)。

3. **方歌** 杜仲强腰三七仙,归芎伸筋血藤兼,五加长卿延胡索,牛膝续断千年健。

4. **功效** 补肾强腰,通络止痛。

5. **主治** 本方治疗急慢性腰腿痛,包括腰椎肥大、腰椎间盘突出症、腰三横突综合征、跌打损伤、梨状肌损伤、腰肌劳损、风湿性关节炎等所致腰痛以及腰以下病变。

6. **用法** 水煎服。也可以做成丸药、膏剂内服。

7. **加减** 上述 13 味药为基本方。若腰痛较重加穿山甲 15g(不作常用药,因价格原因和货源以及受到保护等诸多因素),风湿日久加蜈蚣 1~2 条;下肢寒冷较甚加淫羊藿 15g,腰痛脊强加狗脊 15g、骨碎补 15g。根据临床情况还可以灵活选加桑寄生 15g、独活 15g、路路通 30g、生首乌 15g、肉苁蓉 15g 等。

8. **使用注意** 服用此方(煎剂)以后,病人一般在服药 3 日内大便稀,这是因为方中当归具有通便的作用,不必惊慌,到第 4 日后大便即转正常。临床观察,若大便稀其治疗效果会更好一些。

9. **体会** 此方通治寒热虚实各种腰痛,以腰椎间盘突出症效果最好。笔者个人体会,将延胡索、徐长卿、三七配伍同用,止痛作用好,若单用则效果差些,此乃是笔者多年的经验总结。若病程短,此方则水煎服,若病程长,则做膏剂内服,多以龟胶收膏。加减方中选加生首乌、肉苁蓉,就是取其通便作用,以减轻腹压,从而达到止痛作用。若病人大便本稀,不要选加此二药。方中杜仲配伍牛膝,补肝肾,强筋骨,对肾虚腰腿痛尤宜,牛膝性善下行,又可引杜仲下行入肾,同用加强止痛作用。当归配伍川芎,当归养血活血,补中有动,动中有补,川芎活血行气,祛风止痛,善治各种气滞血瘀所致痛证,二者相伍而用,气血同治,既可行气活血止痛,祛瘀生新,又可兼顾扶正。

治疗腰痛,无论是什么类型的腰痛,无论何种原因所致腰痛,笔者的体会是重在补肾,因为腰为肾之府,尤其是腰肌劳损、腰突症,根本原因是肾虚,但就补肾来说,历来有补肾阴、补肾阳、补肾精之分。笔者认为补肾应以补肾阳为主,兼顾肾阴、肾精,同时补肾要注意达到强壮筋骨,切忌用辛温燥烈之品。患腰突者一般不敢咳嗽,因为这样会使腹压加大,从而引起腰痛发作,因此在治疗腰突时,多要加用通便药,笔者认为这是治疗腰突的关键之一,可以选用肉苁蓉、锁阳、生首乌,一般不宜加用泻下作用猛烈之品如大黄、芒硝之类,这样会损伤正气。应适当选用活血药。补肾、通腑、活血结合才能达到良好的效果。补肾不能过于温燥,通腑不能过于峻泻,活血不能过于攻逐。

四、预防调摄

1. **保持良好姿势**　正确的姿势如抬头平视、收腹挺胸,维持脊柱正常的生理弧度,避免颈椎和腰椎过分前凸,可以预防腰腿疼痛。

2. **加强腰肌锻炼**　锻炼能使肌肉、韧带、关节囊经常处于健康和发育良好状态,肌力及韧带弹性良好者,发生劳损机会少。急性期必须卧床休息,睡硬板床,保持脊柱正常位置。

3. **不要穿高跟鞋**　选择舒适、缓冲性能好的鞋子,以降低路面的冲击,能保护背部、腰部、臀部和膝盖。任何带跟的鞋都会加重骨盆前倾和腰椎前凸,加重腰痛。

4. **避免邪气侵袭**　寒湿、湿热侵袭腰部,会导致腰痛,要改善阴冷潮湿的生活、工作环境,勿坐卧湿地,勿冒雨涉水,劳作汗出后及时擦拭身体,更换衣服,或饮姜汤水祛散风寒。

5. **注重腰部用力**　不可强力举重,不可负重久行,坐、卧、行走保持正确姿势,若需腰部用力或弯曲的工作时,应慢慢进行,不可大幅度地运转腰部。注意避免跌仆闪挫。

6. **注意劳逸适度**　节制房事,勿使肾精亏损,肾阳虚败。

7. **食用补肾之品**　体虚者可适当食用、服用具有补肾的食品和药物,如莲子、核桃、枸杞、山药等,均为药食兼用的补肾食物,可以选用。

8. **注意保暖祛寒**　已患腰痛的病人,根据腰痛的寒热情况,可局部进行热熨,慢性腰痛宜配合按摩、理疗促进其康复,寒湿腰痛慎食生冷寒凉食品。

五、病案举例

肖某,男,52 岁。锅炉工。因突然用力又受寒发生腰痛已 3 月余,经用中西药效果不佳,理疗亦无效果。现腰部酸胀疼痛,不能站立及翻身,左下肢麻木,时有抽筋,不能行走,痛苦异常。检查:直腿抬高试验左(+),约能抬高 30°,直腿抬高加强试验(+),L_4~L_5 及 L_5~S_1 部位左侧明显触痛。拍片示腰椎间盘突出。乃施以推拿(注:笔者从事推拿 40 余年),投以杜仲强腰汤,服 5 剂后,自述下肢麻木感减轻,已能下地跛行。再投 5 剂后,将原方做成膏剂,以龟胶收膏,1 月量。至今已 10 年,未有复发。

水 肿

水肿是体内水液潴留,泛滥肌肤,表现以头面、眼睑、四肢、腹背,甚至全身浮肿为特征的一类疾病。本病在《黄帝内经》中称为"水",并根据不同症状分为风水、石水、涌水。水肿会诱发多种疾病,导致尿量减少,体内毒素不能排出体外,体重增加,器官受损。

水肿在西医学中是多种疾病的一个症状,包括肾性水肿、心性水肿、肝性水肿、营养不良性水肿、功能性水肿、内分泌失调引起的水肿。此外还有淋巴性水肿、静脉血栓形成、炎症性水肿、过敏反应等。

一、发病原因

1. **风邪袭表** 肺失通调,风邪外袭,内舍于肺,上则津液不能宣发外达以营养肌肤,下则不能通调水道而将津液的代谢废物变化为尿,以致风遏水阻,风水相搏,水液潴留体内,泛滥肌肤,发为水肿。

2. **疮毒内犯** 痈疡疮毒生于肌肤,未能清解,以致水液潴留体内,泛滥肌肤,发为水肿。

3. **饮食不节** 饮食失调,或久病伤脾,脾气受损,运化失司,水液代谢失常,引起水液潴留体内,或过食生冷,脾为湿困,失其运化,致水湿停聚不行,发为水肿。

4. **水湿浸渍** 久居湿地,或冒雨涉水,脾气受困,水湿之气内侵,三焦为之壅滞,水道不通,发为水肿。

5. 肾气虚衰 生育不节,房劳过度,或久病伤肾,以致肾气虚衰,不能化气行水,遂使膀胱气化失常,开合不利,泛滥肌肤,而成水肿。

水肿发病,是以肾为本,以肺为标,水唯畏土,故其制在脾。

二、表现特点

综合症状:水肿表现为手指按压,皮下有明显的凹陷,尤以小腿前侧明显。水肿轻者仅眼睑或足胫浮肿,初起多从眼睑开始,继则延及头面、四肢、腹背、阴囊,甚者肿遍全身,也有的水肿先从下肢足胫开始,然后及于全身。重者全身皆肿,肿处皮肤绷急光亮,甚至渗水,按之凹陷即起,或皮肤松弛,按之凹陷不易恢复,甚则按之如泥。如肿势严重,可伴有胸腹水而见腹部膨胀,胸闷心悸,气喘不能平卧,唇黑。

1. 阳水水肿 因感受风邪、水湿、疮毒、湿热诸邪,导致肺失宣降通调,脾失健运而成,起病较急,病程较短。其肿多先起于头面,由上至下,延及全身,或上半身肿甚,肿处皮肤绷紧光亮,按之凹陷即起。

2. 阴水水肿 多因饮食劳倦、久病体虚等引起脾肾亏虚、气化不利所致。起病缓慢,多逐渐发生,或由阳水转化而来,病程较长。其肿多先起于下肢,由下而上,渐及全身,或腰以下肿甚,肿处皮肤松弛,按之凹陷不易恢复,甚则按之如泥,不烦渴,常兼见小便少但不赤涩,大便溏薄,神疲气怯等里虚寒证。

三、治疗体会

诸湿肿满,皆属于脾,水肿发病与脾失健运有关,其本在肾,其末在肺。人体水液的运行,有赖于气的推动,即有赖于脾气的运化转输,肺气的宣降通调,心气的推动,肾气的蒸化开合。这些脏腑功能正常,则三焦发挥决渎作用,膀胱气化畅行,小便通利,可维持正常的水液代谢。反之,若水湿失运,即会导致水肿。治疗水肿,要去菀陈莝、开鬼门、洁净府。张仲景提出:"诸有水者,腰以下肿,当利小便;腰以上肿,当发汗乃愈。"运用了发汗、利小便两大治法。《证治汇补·卷三·水肿》认为治水肿之大法,"宜调中健脾,脾气实,自能升降运行,则水湿自除,此治其本也"。

水肿的治疗原则应分阴阳而治,阳水主要治以发汗、利小便、益肺健脾,水势壅盛则可酌情暂行攻逐,总以祛邪为主;阴水则主要治以益气健脾、益肾补心,兼利小便,酌情化瘀,总以扶正助气化为治。虚实并见者,则攻补兼施。

现临床对于水肿分型较为过细,不便于操作,笔者根据多年经验体会,拟一常用方。

1. **方名** 黄芪利水汤。

2. **组成** 黄芪 30g,白术 15g,泽泻 10g,猪苓 6g,茯苓 15g,大腹皮 10g,茯苓皮 15g,生姜皮 10g,桑白皮 15g,陈皮 10g,炙麻黄 6g,玉米须 30g,泽兰 15g,益母草 15g。

3. **方歌** 黄芪利水用四苓,五皮建功疗效奇,再加麻泽益母草,平平和和玉米须。

4. **功效** 补气利水,渗湿消肿。

5. **主治** 水湿内盛导致全身水肿,小便不利,身体疲倦,或水泻。

6. **用法** 水煎服,或收膏服用。

7. **加减** 根据临床表现,若全身浮肿,头面尤剧者,早期可用浮萍,煎水洗浴。尚可以进行加味,若上半身肿甚而喘,可加杏仁、葶苈子宣肺、泻水平喘。

8. **使用注意** 对于水肿初起不提倡用峻猛药,以防药过病所。若水肿明显者,也不轻易用峻下药,以防伤正。

9. **体会** 本方为四苓散(白术、茯苓、泽泻、猪苓)、五皮(大腹皮、茯苓皮、生姜皮、桑白皮、陈皮)加味组成。黄芪为首选的补气药,补气利水消肿作用好,对气虚水湿停聚引起的水肿胀满,重用单味黄芪或配伍均有佳效,配伍白术后作用加强,并有协同作用。若浮肿,因为饮食失调,摄入不足,或脾胃虚弱,失于健运,表现为面色萎黄,倦怠无力,大便或溏,遍体轻度浮肿,晨起头面肿甚,动久、坐久下肢肿甚,身肿而小便正常或反多,乃由脾气虚弱,清阳不升,转输无力所致,治宜益气升阳,健脾化湿,可予参苓白术散。笔者体会益母草、泽兰同用,既能利水消肿,同时可以减肥瘦身。

四、预防调摄

1. **注意饮食调节** 饮食要清淡,每天食盐量要控制在 3~5g。忌食辛辣刺激性食物,如葱、韭、大蒜。禁忌油脂过重,及海鱼、虾、蟹等。

2. **多吃利水食物** 如薏苡仁、红豆、黑米、白芸豆、赤红米,改善水肿状况。

3. **注意适量活动** 因为水肿的人体内水分过多,多活动可以促进身体汗液的排出,水分也会随之流出,身体的水分指标会慢慢恢复正常,水肿也会慢慢减轻。

4. 注意休息保养　有些水肿是因为疲劳过度引起的,休息好了,疲劳消除了,水肿也会消除。凡水肿病程较短,或由营养障碍引起的浮肿,只要及时治疗,合理调养,预后一般较好。

五、病案举例

杨某,女,62岁,不明原因水肿半年,小便无疼痛,患有双肾结石、尿道炎,但排除此为诱因,现精神差,腰痛,睡眠可以,纳食一般,夜尿3次,原有糖尿病史,血压135/85mmHg,舌质淡,苔薄白,脉沉。黄芪30g,白术15g,生晒参10g,泽泻10g,茯苓20g,茯苓皮15g,猪苓10g,大腹皮15g,玉米须30g,泽兰15g,益母草15g,桑白皮15g,炙麻黄6g。连服14剂,感觉精神好,水肿减轻,患者嫌煎药麻烦,乃要求膏滋调治。乃以上方加生姜皮10g,陈皮10g,阿胶15g,10剂,收膏。服膏滋后自觉良好,再用原方10剂收膏善后。此病例一直未查出致病原因,乃按照中医辨证以气虚水肿治疗,效果良好。

骨 质 疏 松

骨质疏松症是一种以骨量低下,骨微结构破坏,导致骨脆性增加,易发生骨折为特征的全身性骨病。临床症状为腰背肢体疼痛,身体畸形,病理性骨折,或伴有原发病表现。中医学古籍中无"骨质疏松症"之病名,根据其主要临床表现,一般将其归入中医骨痿、骨痹、骨枯、骨极、腰背痛及肾虚腰痛、绝经前后诸证等范畴。目前比较认可的病名当属"骨痿"。骨质疏松症是一种退行性疾病,一般发病在中老年人身上。骨质疏松症就松而言是"痿";若以痛而言属"痹",其根本为本痿标痹。骨质疏松症好发于老年人,一旦出现骨质疏松现象,会出现步态不稳、骨节疼痛、容易导致骨折,影响生活。

根据西医学的认识,骨质疏松症分为原发性和继发性两大类。原发性骨质疏松症以老年性骨质疏松症最多见,特发性骨质疏松主要发生在青少年,病因尚不明。

一、发病原因

1. 年龄因素　随着年龄的增长,65岁以上的人群,肾气渐衰,会出现骨量减少,骨质疏松。肾虚是该病的基本病因。

2. **遗传因素**　有骨质疏松家族史者易患。

3. **饮食因素**　长期低钙高钠饮食,缺乏营养,长期饮咖啡、浓茶、碳酸饮料,以及熬夜等,会导致脾胃受损,使骨吸收速度超过骨形成速度,进而容易出现骨质疏松。

4. **激素因素**　绝经后的女性或过早闭经及因卵巢切除雌激素下降的女性容易罹患骨质疏松症。

5. **酗酒吸烟**　吸烟会导致一定程度的骨质丢失,容易发生骨质疏松。酒精会对骨骼的生长、发育产生影响,加快骨质的丢失。

6. **药物因素**　长期使用皮质激素等,其副作用大,容易引起骨质疏松。

7. **疾病因素**　如内分泌疾病、营养代谢性疾病、类风湿关节炎、严重肝病等导致骨质疏松。

8. **体质虚弱**　消瘦,体虚容易患骨质疏松症。

9. **缺乏运动**　活动越多,肌肉越发达,若长期室内工作缺乏日照,容易罹患骨质疏松症。

二、表现特点

综合症状:①疼痛:以腰背痛多见,仰卧或坐位时疼痛减轻,直立时后伸或久立、久坐时疼痛加剧,弯腰、咳嗽、大便用力时加重。轻度时没有明显感觉,慢慢发展到关节疼痛、全身骨骼疼痛,上楼、负重或用力时疼痛。②身长缩短:多在疼痛后出现,脊椎椎体前部负重量大,尤其第11、12胸椎及第3腰椎,负荷量更大,容易压缩变形,使脊椎前倾,形成驼背,随着年龄增长,骨质疏松加重,驼背曲度加大,老年人骨质疏松时椎体压缩,每椎体缩短 2mm 左右,身长平均缩短 3~6cm。③容易骨折:退行性骨质疏松症最常见和最严重的并发症是骨折,即使在没有外力创伤的作用下,也会发生骨折,严重限制患者活动,甚至缩短寿命。

1. **肾气虚弱**　①肾阳虚:颈腰背膝酸痛无力,易发生骨折,举动艰难,头晕耳鸣,健忘,夜尿频繁,男子阳痿,平时怕冷,舌淡或舌红,苔少,脉沉迟。②肾阴虚:腰酸腿软,失眠健忘,口燥咽干,五心烦热,潮热盗汗,舌红少津,少苔或无苔。

2. **脾气虚弱**　全身倦怠嗜卧,颈腰背酸痛痿软,伸举无力,甚或肌肉萎缩,骨骼畸形,纳谷不香,面色萎黄不华,便溏,舌淡,苔薄白,脉弱。

3. **肝气虚弱** 筋软,筋骨无力,肢体麻木,爪甲不华,易疲劳,头目昏花,面少华色,耳鸣失聪,容易恐惧等。

4. **脾肾阳虚** 形寒肢冷,腰酸腿痛,或有浮肿,食欲不振,腹胀,男子阳痿,女子月经不调,舌胖苔白。

三、治疗体会

肾藏精充脑养骨,使人运动强劲,动作精巧,思维敏捷,故称为"作强之官"。髓养骨,故骨者,肾之合也;髓者,精之所生也,精足则髓足,髓在骨内,髓足则骨强。腰者肾之府,转摇不能,肾将惫矣。骨者髓之府,不能久立,行则振掉,骨将惫矣。骨质疏松主要与肾脾肝三脏关系密切,因肾主骨、脾主运化、肝主筋之故,肾虚是骨质疏松症的发病关键,而脾主运化是气血生化之源,肝肾不足,精血无以充养骨髓,精亏髓空而百骸萎废,骨骼失养而脆弱无力,形成骨质疏松症。

根据前人经验,治疗骨质疏松,主要从补肾入手,肾阴不足证伴见患处发热灼痛,关节僵硬,形体消瘦等症状,可选用左归丸;肾阳不足证伴见患处湿冷,水肿光亮,少气懒言等症状,可选用右归丸;气血两虚证伴见患处肿胀有压痛,四肢痿软等症状,可选用八珍汤;肾精不足证伴见患处酸楚隐痛,筋骨痿软无力等症状,可选用河车大造丸。补肾即能强筋健骨,治疗此病见效较慢,需要一定时间。

1. **方名** 龟鹿壮骨膏。

2. **组成** 龟板15g、鹿角胶15g、山茱萸15g、熟地15g、山药15g、泽泻10g、丹皮10g、茯苓15g、延胡索15g、狗脊15g、淫羊藿15g、巴戟天15g、肉苁蓉15g、何首乌15g、杜仲15g、续断15g、骨碎补15g、牛膝15g、黄芪30g、当归15g、川芎10g、人参15g、蜈蚣1条、黄精15g、鳖甲15g、威灵仙15g。

3. **方歌** 龟鹿壮骨精六味,延胡鳖蜈杜芎归、芪膝骨补首乌脊,戟藿参断苁蓉威。

4. **功效** 补虚强肾,壮骨止痛。

5. **主治** 骨质疏松,骨节疼痛,腰膝无力,行走困难。

6. **用法** 将上述药物按此比例熬制膏剂服用。

7. **加减** 若骨节疼痛明显,加三七、徐长卿;筋骨无力加千年健、五加皮、桑寄生;阴雨天不适症状明显加羌活、独活。

8. **使用注意** 此方以熬制成膏滋服用好,便于坚持,利于吸收。

9. **体会** 治疗骨质疏松,关键是补肾强骨,笔者常将六味地黄丸、左归饮、右归饮联合应用,上方中即含有左归、右归方义,但并非原方用药。骨质疏松症多由肝肾不足,精血不能濡养筋骨而致,治疗上多用补益肝肾的方法,达到强壮筋骨的目的。又因肾虚是骨质疏松症的发病关键,所以常用补肾填精的方法治疗。同时配合健脾和胃、活血止痛法,选药药性多偏温。温补肾阳能提高机体抗病能力,增加人体骨骼的强壮作用,具有延缓及治疗骨质疏松症的效果。

除采用内服药外,也可以针对疼痛病证,应用外敷的方法达到止痛之目的。笔者常采用六生液(生川乌、生草乌、生马钱子、生半夏、生南星、生狼毒、樟脑)煎水热敷。此方是笔者使用多年的一首经验方,外敷治疗骨节疼痛,活动不利有效,但切忌入口、入眼。

四、预防调摄

1. **注意饮食营养** 多吃含钙和维生素 C 的食物,其中以虾皮含钙量最高,经常吃虾皮,对骨骼大有好处。经常饮浓茶、喝咖啡,大量饮用可乐、雪碧等碳酸饮料不利健康。

2. **增加户外活动** 多在户外活动,多晒太阳,有利于钙的吸收,有助于增加骨密度。皮肤下脂肪在阳光紫外线的作用下合成维生素 D,能促进肠道内钙质的吸收。

3. **参加体育锻炼** 活动锻炼可以促进血液循环,增加骨骼的营养,提高钙质的吸收和利用率,减轻骨骼的骨质脱钙,以延缓骨衰老。活动可促进人体的新陈代谢,对防治骨质疏松很有意义,还可改善和增加肌肉的灵活性,从而减少跌倒后骨折。

4. **不吸烟少饮酒** 吸烟对骨质影响可能与烟草中的烟碱有关。酒精引起骨质疏松的原因是多方面的,主要与抑制成骨细胞功能、影响性激素分泌、干扰维生素代谢及甲状旁腺激素分泌等有关。

5. **少喝咖啡浓茶** 咖啡摄入过多者会引起骨量减少,大量喝浓茶,会使尿钙排泄增加,还可引起消化道中的钙、蛋白质和其他营养成分难以吸收。

五、病案举例

张某,男,67 岁。自述近 2 年来骨头时时感到疼痛,以腰背痛明显,与天气变化无关,行走感觉吃力,全身骨骼不适,精神较前明显差,纳食、二便正常,舌质淡,苔薄白,脉沉。检查提示骨质疏松。辨证为肾虚,乃按龟鹿壮骨膏原方 10 剂收膏服用。患者服用完膏滋之后,身体状况明显好转,气力充足,无骨节疼痛。

骨 质 增 生

中医学将骨质增生纳入"骨痹"的范畴。认为本病发生多由于气血不足、肝肾亏虚,风寒湿邪侵入骨络或跌仆闪挫,伤损骨络,以致气血瘀滞,运行失畅,不通则痛。骨质增生症多发于中年以上的人群,由于中年以后体质虚弱及退行性变,长期站立或行走及长时间地保持某种姿势,因肌肉的牵拉或撕脱、出血等,形成刺状或唇样的骨质增生。

一、发病原因

1. **年龄因素**　随着人的年龄增大,人体关节处于退行性改变状态,肝肾功能受损,由于肝主筋,肾主骨,因此骨质增生多发生在年龄比较大的人群中。

2. **感受邪气**　如长期遭受风寒湿邪的侵袭,关节组织受损,瘀血阻滞,容易诱发骨质增生。

3. **遗传因素**　根据调查发现,临床上患有骨质增生的患者中有很大一部分的直系亲属中患有此疾病。

4. **职业因素**　对于长期反复使用某些关节的人来说,更容易患上骨质增生疾病,如修理工、纺织工、营业员等都很容易产生某些部位的骨质增生。

5. **肾元亏虚**　肾主骨,若肾虚会出现骨节的退变,形成骨刺并不断增大而导致一系列症状,反之注意强肾,就可以减缓骨质的退变速度和骨刺的进展。

6. **姿势不良**　不良的姿势也是导致骨质增生发生的重要原因,如长期伏案工作、睡眠姿势不良、枕头不合适等很容易诱发骨质增生。

7. **体质因素**　体重增加使本来已遭磨损退化的关节再加上重荷,更容易出现病变,所以骨质增生多发生于负重较大的颈、髋、膝、跟骨、腰椎等部位。另外由于关节疼痛,患者不自觉地限制了活动而使体重增加,相互影响又加重了关节病变。

8. **外力损伤**　骨节若受到反复劳损以及过度活动等不良因素的刺激,则有可能诱发骨质增生,加速关节的退变,会使骨刺形成并不断增大。

9. **瘀血阻络** 气血运行不畅,导致局部感受风寒湿邪,痰湿内阻而出现骨质增生,疼痛。

二、表现特点

综合症状:①关节疼痛:骨质增生会导致肌肉萎缩,疼痛难忍,引起身体各种不适,诱发疾病,可出现关节肿胀、畸形、不稳定、休息痛、负重时疼痛加重。②局部表现:颈椎骨质增生表现为颈项部疼痛,活动受限,上肢无力,手指发麻,头晕,恶心,甚至视物模糊,走路不稳,四肢麻木等。腰椎骨质增生表现为弯腰受限,若压迫坐骨神经可引起患肢剧烈麻痛、灼痛、抽痛或窜痛,可向下肢放射。膝部骨质增生表现为膝关节疼痛僵硬,上下楼困难,下楼时膝关节发软而易摔倒,膝关节出现畸形,酸痛胀痛,活动受限,伸屈活动有弹响声,关节积液,局部肿胀。足跟骨质增生表现为足跟压痛,脚底疼痛,起床下地第一步疼痛剧烈,早晨重,下午轻,走路时足跟不敢着地,有针刺的感觉。

1. **寒湿痹阻** 骨节疼痛时轻时重,常与气候变化有关,痛有定处,喜热恶寒,颈部僵硬,活动受限等。

2. **痰湿阻滞** 骨节酸胀疼痛不适,肢体沉重,伴有头重脑胀,胸脘满闷,少食多寐。

3. **气滞血瘀** 关节疼痛,痛有定处,刺痛拒按,四肢麻木,夜间加重,舌质紫黯,或有瘀斑,脉多细涩和弦涩。

4. **气血虚弱** 骨节酸痛不适,麻木不仁,少寐多梦,自汗盗汗,头昏目眩,神疲乏力,腰膝酸软,心悸气短,面色少华。

5. **肝肾亏虚** 形体偏瘦,骨节疼痛,关节屈伸不利,甚至关节畸形或强直,面色潮红,唇干口苦,二便短少,头晕耳鸣,腰酸膝软,夜眠不实。

三、治疗体会

骨质增生是人体衰老的一种退化现象,人到了一定年龄阶段,颈椎、腰椎、膝关节等都会有不同程度的骨质增生,这些部位增生一般会引起肢体疼痛、麻木等。

骨质增生的治疗方法有多种,如:①按摩:按摩有助于改善局部血液循环,促进血行。②牵引:牵引可减轻骨刺对局部神经、组织的压迫而起到暂时缓解疼痛的作用。③针灸:针灸可通经活血并有止痛作用,缓解局部的疼痛。④理疗:理疗可通经活络,促进局部血液循环。⑤热敷:热敷可以祛寒,有助于气血运行。要注意的是,热敷时不要用湿热毛巾敷,以防水湿进入体内加重病情。骨质增生症多为风湿痹阻,气滞血瘀引起,治疗以疏通脉络、活血止痛、祛风除湿为治。笔者治疗此病采用中药膏滋或汤剂,坚持应用有效果。

1. **方名** 当归消刺膏。

2. **组成** 当归 15g,川芎 10g,白芍 15g,赤芍 10g,熟地 15g,桃仁 10g,红花 10g,鸡血藤 30g,威灵仙 15g,三棱 10g,莪术 10g,延胡索 15g,丹参 30g,皂角刺 10g,淫羊藿 15g,巴戟天 15g。

3. **方歌** 当归消刺莪灵仙,桃红四物巴戟天,血藤三棱皂羊藿,丹参延胡疼痛蠲。

4. **功效** 活血化瘀,通络止痛。

5. **主治** 各个部位骨质增生疼痛。亦用于瘀血阻滞肢体关节疼痛,肾虚四肢不温等。

6. **用法** 将上述药材熬制成膏滋服用。

7. **加减** 颈椎骨质增生加葛根、片姜黄;腰椎骨质增生加杜仲、续断、怀牛膝;疼痛较重加全蝎、蜈蚣。骨质增生严重者,多系肝肾不足、虚中夹实,治疗以补肾软坚为主,加龟板、鳖甲;经络不通加乌梢蛇,瘀血阻滞加土鳖虫、三棱、莪术。若重用白芍,其有明显的镇痛作用,可缓解平滑肌痉挛而止痛。

8. **使用注意** 此方若入煎剂宜饭后服用,因骨质增生病程长,时间久,需要坚持用药,以膏滋应用效果更好。

9. **体会** 治疗骨质增生,要补肾、活血,因活血促进瘀血消散,祛除体内寒湿之邪,而补肾更能强骨,骨刺是由于肾虚,不能生髓充骨而致骨的退变,上方有抗增生和镇痛作用,既能使骨质得到物质的填充而修复,又能使经络畅通而改善症状。选择补肾药时,应选用补肝肾,强筋骨之品,对骨刺单补不行。选择活血药时,还必须补中有通,骨刺的疼痛有一个特点,即每当刚刚站立或刚刚行走之时疼痛甚剧,活动后则气血流通,说明其病乃是瘀滞,所以要因势利导地使用活血行气药,笔者尤其喜欢用威灵仙治疗骨刺,其性猛急,走而不守,通利善行。皂角刺为攻散峻厉之品,无坚不破,无瘀不散,能开关导滞,消除骨刺。

治疗骨质增生,笔者常常采用内服与外用方法结合治疗,较单用一种方法效果更好,笔者配制一首治疗骨质增生的经验方,外用有效。

方名　骨质增生消退散。

组成　白芥子 50g,大黄 50g,肉桂 30g,吴茱萸 50g,乳香 50g,没药 50g,细辛 50g,麻黄 50g,桂枝 50g,樟脑 10g。

方歌　骨质增生消退方,桂枝樟脑辛麻黄,大黄乳没萸官桂,再添白芥骨刺亡。

功效　祛风散寒,活血止痛。

主治　各个部位的骨质增生,疼痛,风湿痹痛。所谓外治之理即内治之理,外治之药即内治之药,所异者,法耳。外用使药物直达病所,由此可透入皮肤产生活血,止痛,化瘀,通经活络,开窍透骨,祛风散寒等效果,调理机体阴阳平衡,扶正固本,改善体质,从而达到彻底治愈该病的目的。方中乳香、没药、大黄活血化瘀,促进气血运行;麻黄、桂枝、肉桂、吴茱萸、细辛温通经络,散寒止痛;白芥子祛皮里膜外之痰,防止骨刺产生;樟脑透达皮肤,促使药物吸收,诸药合用,达到消除骨刺的作用。

用法　上药研末后用醋调成糊状,外敷病变部位。

使用注意　上方中的白芥子外用会导致皮肤起疱,应用的时间不宜太长,否则会流水,瘙痒。但根据笔者个人的经验体会,若外用药物导致皮肤起疱后,将其用消毒的针挑破使其流水后,作用会更好。

四、预防调摄

1. **注意减轻体重**　体重过重是诱发脊柱和关节骨质增生的重要原因之一。过重的体重会加速关节软骨的磨损,使关节软骨面上的压力不均匀,造成骨质增生。因此对于体重超标的人,适当地减轻体重可以预防脊柱和关节的骨质增生。

2. **促进血液循环**　①热敷:如果疼痛得比较厉害,可以热敷局部。②泡脚:坚持用热水泡脚,对减轻症状大有好处。③骑车:骑自行车可以运动全身。④慢跑:慢跑有助于气血的运行,也有利于新陈代谢。⑤拍打:用并拢的手指,或者多根竹签捆绑后反复拍打患处,动作不宜过重。拍打至肌肉和关节处发红、灼热时为止。每日数次。⑥其他方式:如散步、健身操、太极拳,适合自身的活动。坚持长期的各种健身运动,对防止骨质疏松症和骨质增生症十分有益。

3. **保持良好姿势**　①站姿:站立时正确的姿势应是双膝关节微屈,臀大肌轻度收缩,自然收缩腹肌,腰椎轻度变直,减少腰骶角,增加脊柱支撑力,预防腰椎间盘的损伤。②坐姿:长期采取坐位工作与学习者,应选择可调式靠背椅使坐位时腰部有所依靠,减轻腰部负担,连续坐位姿势超过1小时者,应起立活动一下腰部,防止腰部的肌肉劳损,小关节移位,椎间盘损伤。③睡姿:选择良好的睡床,人的一生有1/3的时间是在床上度过的,因此选择一张良好的床是非常重要的。建议睡硬、半硬床,不主张选择软钢丝床,人体仰卧时软床可使腰椎的生理曲度发生改变,侧卧时脊柱侧弯,从而增加腰椎骨质增生症的患病概率。

4. **生活要有规律** 不妄劳作,减少骨节受伤、受潮,若已有损伤,要尽量减少受累关节的活动量,可适当卧床休息,通过休息来减少受累关节的机械性刺激,这不仅有效防止症状进一步加重,还为创伤修复创造良好的条件。

5. **避免剧烈运动** 长期、过度、剧烈的运动或活动是诱发骨质增生的基本原因之一。尤其对于负重关节(如膝关节、髋关节),过度的运动使关节面受力加大,磨损加剧。长期剧烈运动还可使骨骼及周围软组织过度地受力及牵拉,造成局部软组织的损伤和骨骼上受力不均,从而导致骨质增生。患病的骨关节,不宜进行过度运动和活动,以免诱发新的骨质增生。

6. **注意饮食护理** 骨质增生症的患病率随着年龄增长而增加,为了确保老年人骨质代谢的正常需要,老年人钙的摄取量应较一般成年人增加,应进食高钙食品,必要时要补充钙剂。饮食失调影响人体气血生成,导致气血不足,筋骨失养。忌食辛辣刺激的食物,禁烟酒,养成良好的饮食习惯。

7. **注意保暖防寒** 若局部疼痛,可以用电吹风直接对患处进行热吹,每日数次。尤其不能让骨节处受寒。老年人最好穿松软带后跟的鞋,老年人的鞋底还要稍大一些,必须有防滑波纹,以免摔倒。

五、病案举例

翁某,女,69岁。腰痛,阴雨天加重,活动受限,腰部时时怕冷,稍行走时间长即感腰部不适,出现胀痛、僵硬与疲乏感,甚至弯腰受限,有时疼痛较重,活动后又会减轻,舌质淡,苔薄白,脉沉。经拍片为腰椎骨质增生。乃投以补肾强腰,活血化瘀,通络止痛之品。以当归消刺膏加味应用。当归15g,川芎10g,白芍15g,赤芍10g,熟地15g,桃仁10g,红花10g,鸡血藤30g,威灵仙15g,三棱10g,莪术10g,延胡索15g,丹参30g,皂角刺10g,淫羊藿15g,巴戟天

15g,杜仲 20g,续断 15g,怀牛膝 15g,徐长卿 15g,三七 10g,伸筋草 30g,千年健15g,五加皮 15g,独活 15g,路路通 30g。10 剂。鹿胶收膏。患者服用此膏后,疼痛逐渐消失,行走较前自如,遇阴雨天无不适,自我感觉良好。

阳 痿

阳痿是指成年男子性交时,由于阴茎痿软不坚,或坚而不久,无法进行正常性生活的病证。《素问·阴阳应象大论》和《灵枢·邪气脏腑病形》称阳痿为"阴痿",《灵枢·经筋》称为"阴器不用",《素问·痿论》篇中又称为"筋痿":"思想无穷,所愿不得,意淫于外,入房太甚,宗筋弛纵,发为筋痿。"偶有发生阳痿,在下一次性生活时完全正常,可能是一时紧张或劳累所致,不属于病态。如果阳痿久之,导致的后果也是很严重的,如出现男性不育,也有可能影响家庭的稳定、和睦。

一、发病原因

1. **年龄因素** 随着年龄增加,肾气渐衰,容易导致阳痿,同时慢性疲劳能引起阳痿。25% 的 60 岁以上的老年人会发生阳痿。

2. **精神因素** 如新婚缺乏性知识,有紧张和焦虑的心理,或夫妻感情不和,家庭关系不融洽,或不良习惯,如自慰用力过度,导致阴茎的敏感度降低,精神紧张,思想负担过重等可导致阳痿。脑力或体力过度,或不良精神刺激,如过度抑郁、悲伤、恐惧等,或恣情纵欲,性生活过度等均可引起阳痿。

3. **疾病因素** 患有如糖尿病、高血压、垂体功能不全、甲状腺功能减退及亢进、肾上腺功能不足等,尤其是泌尿生殖器官病变如前列腺炎、前列腺增生、膀胱炎、睾丸炎、附睾炎、精索静脉曲张等可导致阳痿。部分慢性前列腺炎患者伴有早泄,性欲减退,勃起功能障碍和射精疼痛等症状。

4. **药物因素** 临床上很多西药对性功能有抑制作用,如利血平、胍乙啶、地高辛、地西泮、呋塞米、甲氧氯普胺等均可引起阳痿。

5. **不良习惯** 酗酒者有性功能障碍,主要表现为勃起功能和性欲障碍,吸烟有害健康,长期久坐影响身体健康会导致阳痿。

6. **心理障碍** 检查病人并没有引起性功能障碍的器质性疾病,而性交时阴茎却不能勃起,但在一些非性活动情况下,如梦中或看一些有性刺激的书刊、电影,以及膀胱尿液充满时,自慰时阴茎却能勃起。因居住条件较差,影响性生活而出现阳痿。心理性阳痿是最常见的性功能障碍性疾病。阳痿虽然频繁发生,但于清晨或自慰时阴茎可以勃起并可维持一段时间,多是由心理因素引起。

7. **身体障碍** 如泌尿生殖器畸形,先天性阴茎弯曲、双阴茎、小阴茎、阴茎阴囊移位、膀胱后翻、尿道裂、先天性睾丸缺失或发育不良,阴茎海绵体纤维瘢痕形成、精索静脉曲张等可因畸形、弯曲、海绵体功能障碍等而不能勃起。

8. **精神打击** 家庭矛盾,工作压力,生活境遇不良等导致的抑郁,焦虑会导致阳痿。

二、表现特点

综合症状:①轻度:性要求基本正常,如受异性的刺激能很快勃起,性生活时可勃起但不能持久。②中度:出现性欲减弱现象,在有刺激的时候可以勃起,但反应较慢,性生活时勃起力度不佳,硬度不强,房事时阴茎不能进入阴道。③重度:性欲消失,无论刺激性敏感区,接受异性性刺激,还是手淫,阴茎均无勃起反应,性交活动基本停止。

1. **肾气虚弱** 阴茎不能勃起或勃起而不坚,头晕健忘,耳鸣失聪,肢冷畏寒,腰膝酸软,神疲乏力,短气自汗,小便清长。

2. **湿热下注** 阴茎痿软,阴囊湿痒臊臭,急躁易怒,咽干口苦,胁肋、睾丸痛胀,小便黄赤,苔黄腻。

3. **肝郁不舒** 阳痿不举,情绪抑郁,烦躁易怒,胸脘不适,胁肋胀闷,食少便溏。

4. **心脾亏虚** 性欲淡漠,阳举不坚,心悸怔忡,夜寐不安,气短乏力,面色少华,食少腹胀,惊惕,便溏,纳呆。

5. **寒滞肝脉** 阳痿,少腹胀痛,引及睾丸,或痛势拘紧,睾丸阴囊上缩,遇冷加重,得热则缓,阴囊湿冷,甚则可见睾丸缩小。

6. **恐惧伤肾** 阳痿不举,或举而不坚,胆怯多疑,心悸易惊,夜寐不安,腰酸膝软,头晕耳鸣。

三、治疗体会

治疗阳痿当分虚实,属虚者宜补,属实者宜泻,有火者宜清,无火者宜温。

阳痿单纯由命门火衰所致者,临床上并不多见,需要结合具体情况选用药物,但又不可忽视温肾。综合各种因素,采用膏方调理,阴阳均补,即有效果。

1. **方名** 人参雄起膏。

2. **组成** 人参 10g,枸杞子 15g,沙苑子 15g,菟丝子 15g,五味子 10g,覆盆子 10g,金樱子 10g,莲子 15g,蛇床子 15g,山茱萸 15g,山药 15g,熟地 15g,丹皮 10g,泽泻 10g,茯苓 15g,鹿角胶 15g,淫羊藿 15g,巴戟天 15g。

3. **方歌** 人参雄起治阳痿,羊藿巴戟合六味,八子温肾兼固涩,鹿胶收膏确威威。

4. **功效** 温肾助阳,调理身体。

5. **主治** 肾虚阳痿,精神不振,腰膝酸软,畏寒肢冷,小便频数,入夜尤甚。

6. **用法** 将上述药物一起熬制成膏滋服用。

7. **加减** 阳虚怕冷者加附子 15g,肉桂 5g,肾阳虚兼有大便秘结者加肉苁蓉 15g,锁阳 15g;身体虚弱加当归 15g、白术 15g,腰痛加杜仲 15g、补骨脂 10g;心脾受损者可以加用归脾汤补益心脾;湿热下注者出现阴茎痿软,阴囊湿痒臊臭,下肢酸困,可以合龙胆泻肝汤。

8. **使用注意** 阳痿用药不能竭泽而渔,需要阴中求阳,缓缓图治,以应用膏滋、丸剂为好。不要轻易使用阳起石,现在认为阳起石的主要成分为石棉,为致癌物,当避免使用。

9. **体会** 阳痿大多数属功能性病变,经过适当的治疗调养,一般可以得到治愈,预后良好。在选方用药方面,遵循阳得阴助而生化无穷,补阳之时应适宜补阴,而命门火衰者,真阳既虚,真阴多损,应温肾壮阳,滋肾填精,忌纯用刚热燥涩之剂,宜选用温润之品。若青壮年男子阴茎痿弱不起,临房举而不坚,或坚而不能持久,病因虽然复杂,但以房劳太过,频犯手淫为多见。病位在肾,并与脾、胃、肝关系密切。阳痿主要是命门火衰、心脾受损、恐惧伤肾、肝郁不舒、湿热下注等,导致宗筋失养而弛纵所致。辨证要点主要是辨别有火无火及分清脏腑虚实。节制房室,戒除手淫,调节好情志,是重要的辅助治疗措施。对于严重的阳痿患者,在补肾助阳的基础上,加用蜈蚣有一定作用,同时可以酌情使用安神镇静之品,有助于提高疗效。

四、预防调摄

1. **注意饮食调养** 禁食肥腻、过甜、过咸的食物,宜进食壮阳食物如狗肉、鸡肉、海虾、河虾、海马、羊肾、泥鳅、鹌鹑蛋、海参、韭菜等。因全身衰弱、营养不良或身心过劳引起者,应适当增加营养或注意劳逸结合。

2. **注意节制房事** 房事过度,沉浸于色情,是导致阳痿的原因之一。夫妻分床,停止性生活一段时间,避免各种类型的性刺激,使肾气恢复,有利于防治阳痿。阳痿由房劳过度引起者,应清心寡欲,戒除手淫。

3. **提高身体素质** 身体虚弱,过度疲劳,睡眠不足,紧张持久的脑力劳动,都是发病因素,应当积极从事体育锻炼,增强体质,并且注意休息,防止过劳。

4. **消除心理因素** 若因紧张、压力、抑郁、焦虑和夫妻感情不和等精神心理因素所造成的阳痿,阴茎不能完全勃起或勃起不坚,以至于不能圆满进行正常的性生活,年轻人由于与性伙伴情感交流不充分或性行为习惯不统一,出现焦虑和急躁并伴有阳痿。偶有发生阳痿,在下一次性生活时完全正常,可能是一时紧张或劳累所致,不属于病态。阳痿虽然频繁发生,但于清晨或自慰时阴茎可以勃起并可维持一段时间,多是由心理因素引起。由精神因素引起者,应调节好精神情绪。

5. **矫正危险因素** 如不要酗酒、吸烟、防治高血脂、糖尿病、高血压、阴茎硬结症,不要随意滥用药物等。保证睡眠充足,提高身体功能。

五、病案举例

胡某,男,40岁。近1年来,时时感到疲劳乏力,精力不济,并出现阳痿,或举而不坚,不能性生活,情绪低落,压力大,查舌脉并无异常。乃以人参雄起膏加味治疗。红参10g,枸杞子15g,沙苑子15g,菟丝子15g,五味子10g,覆盆子10g,金樱子10g,莲子15g,蛇床子15g,山茱萸15g,山药15g,熟地15g,丹皮10g,泽泻10g,茯苓15g,鹿角胶15g,淫羊藿15g,巴戟天15g,黄精15g,补骨脂15g。10剂,蜜收膏。患者将此膏服用完后,自我感觉良好,能正常进行性生活。

遗　精

遗精是指不因性生活而精液频繁遗泄为临床特征的病证。有梦而遗精者,称为梦遗;无梦而遗精,甚至清醒时精液自出者,称为滑精。遗精与早泄不同,遗精是没有性交时而精液自行流出,而早泄是在性交之始,甚者在交接之前,精液提前泄出,导致不能进行正常的性生活。遗精会影响精神状态,引发周身不适,性欲功能障碍,其至导致男性不育。

阳痿和早泄同属于性功能障碍,阳痿是指男性在性生活时,阴茎不能勃起或勃起不坚或坚而不久,不能完成正常性生活,或阴茎根本无法插入阴道进行性交;而早泄是指男女双方在性生活时未得到性满足而发生的不可控制的射精,即男性阴器在插入阴道前,插入时或插入后不久即射精,一般时间在两分钟以内。有的人在阴茎插入阴道不到一分钟就射精,有的则是阴茎未插入阴道就射精了。

西医学的神经衰弱、前列腺炎等病会引起遗精。

一、发病原因

1. **肾虚不固** 先天不足,禀赋素亏;或青年早婚,恣情纵欲,房室过度;或少年无知,频犯手淫,导致肾精亏虚,下元虚惫,精关不固,而致滑精。

2. **用心过度** 长期精神紧张,思虑过度,情志郁结,君火过旺,劳心过度,心阴暗耗,心火不能下交于肾,肾水不能上济于心,心肾不交,水亏火旺,扰动精室,发为遗精。

3. **湿热侵袭** 热病伤阴,温热伤津,或邪犯肾精,阴精暗耗,虚火妄动。久嗜烟酒,醇酒厚味,酿湿生热,或外感湿热,下注阴器,宗筋弛纵。或湿热之邪侵袭下焦,湿热痰火扰动精室,发为遗精。

二、表现特点

综合症状:不因性生活而精液频繁遗泄,或有梦而遗,或无梦而遗,甚者可在清醒时自行流出,常伴有头晕耳鸣,健忘多梦,心悸失眠,腰酸膝软,精神萎靡,或尿时不爽,或恣情纵欲,感触见闻等因素诱发。

1. **阴虚火旺** 精神不振,头晕目眩,心悸耳鸣,口燥咽干,腰酸膝软,五心烦热,少寐多梦,欲念时起,阳事易举,或举而不坚,临房早泄,梦中遗精,倦怠乏力,心悸不宁,小便短赤。

2. **阴阳两虚** 遗精日久,畏寒肢冷,面白无华,气短乏力,腰酸膝软,阳痿精薄,小便清长,夜尿多。

3. **湿热下注** 遗精频作,或有梦或无梦,或尿时有少量精液外流,小便热赤浑浊,或尿涩不爽,口苦或渴,心烦少寐,口舌生疮,大便溏臭,或见脘腹痞闷,恶心。

4. 肾虚不固 先天不足,禀赋素亏,或少年无知,频犯手淫,导致肾气虚或肾阳虚,面色㿠白,下元虚惫,腰酸膝软,精关不固,而致滑精。

三、治疗体会

已婚男子不因性生活而精液自出,或在睡眠中发生,或在清醒时发生遗精,每周超过 1 次以上;或未婚男子频繁发生精液遗泄,每周超过 2 次以上,伴有耳鸣,头昏,健忘,失眠,神倦乏力,腰酸膝软等症,并持续 1 个月以上者,即可诊断为遗精。本病应结合脏腑,分虚实而治,实证以清泄为主,虚证以补涩为主,遗精初起,一般以实证多见,日久不愈,可逐渐转变为虚证。亦可出现虚实并见之证。治疗遗精,笔者临床常用桑螵蛸固精膏。

1. **方名** 桑螵蛸固精膏。

2. **组成** 桑螵蛸 15g,山茱萸 15g,山药 15g,茯苓 15g,熟地 15g,丹皮 10g,泽泻 10g,沙苑子 15g,菟丝子 15g,枸杞子 15g,莲子 15g,五味子 10g,金樱子 10g,覆盆子 10g,莲须 10g,莲子心 10g,鸡内金 20g,芡实 15g。

3. **方歌** 固精膏用桑螵蛸,涩精固原又治腰,六味七子须莲心,内金芡实有疗效。

4. **功效** 补肾固精,收敛真气。

5. **主治** 遗精滑精,小便频数,腰酸腿软,时时汗出,疲倦乏力,以及心神恍惚等。

6. **用法** 将上述药物收膏应用。

7. **加减** 若遗精频繁,可以再加收敛固涩之煅龙骨、煅牡蛎。

8. **使用注意** 若湿热所致遗精,不宜使用本方。

9. **体会** 治疗遗精,主要从肾入手,笔者将金锁固精丸、水陆二仙丹、左归饮诸方合用,以期标本兼顾。临床体会,桑螵蛸、鸡内金治疗遗精效果良好,二药同用增强固精作用,若由心肾不交发展而来,应适宜加用清心降火之品,若由湿热下注发展而来,应泄热分利,并补益肾精,不宜过早施以固涩,以免留邪为患。

桑螵蛸、鸡内金涩精止遗,尤善治遗精遗尿,六味地黄丸补益肝肾,七子(沙苑子、菟丝子、枸杞子、莲子、五味子、金樱子、覆盆子)补肾涩精,固本强身,莲须乃秘涩精气之要药,莲心清心降火,全方配伍达到补肾兼能清心火,固涩精关而止遗。此方中同时含有左归饮、水陆二仙丹方义。若因湿热扰乱精室而遗精，当配伍祛湿之品如萆薢、土茯苓等。

四、预防调摄

1. **注意节制房事** 长期房事过度，沉浸于色情，是导致遗精的原因之一。夫妻分床，停止性生活一段时间，避免各种类型的性刺激，是防治遗精的有效措施，并应戒除手淫。

2. **注意生活起居** 避免脑力和体力的过劳，晚餐不宜过饱，被褥不宜过重，衬裤不宜过紧，以减少局部刺激，并应少食辛辣刺激性食物。不宜盲目服用强壮兴奋性的药物，也不要过多食用具有壮阳的食物如狗肉、羊肉。睡前要温水清洗外阴，不宜使用烫水，可以最大限度地避免遗精。

3. **消除心理因素** 排除杂念，对于心有妄想，所欲不遂者，尤为重要，此既是预防措施又是调摄内容。充分认识精神因素对性功能的影响，不能因为一两次性交失败而沮丧担忧，缺乏信心。消除不和谐因素，默契配合，女方应关怀、爱抚、鼓励，尽量避免不满情绪流露，给丈夫造成精神压力。

五、病案举例

叶某，男，36岁。自述因少不更事，频犯手淫，婚后出现遗精频繁，进而阳痿，最终导致婚姻破裂。现精神不振，疲倦乏力，腰膝酸软，睡眠不佳，虽独身亦常遗精，与异性接触即早泄，舌质红，苔薄白，脉弱无力。乃以桑螵蛸固精膏加味应用。桑螵蛸15g，山茱萸15g，山药15g，茯苓15g，熟地15g，丹皮10g，泽泻10g，沙苑子15g，菟丝子15g，枸杞子15g，莲子15g，五味子10g，金樱子10g，覆盆子10g，莲须10g，莲子心10g，鸡内金20g，芡实15g，红景天30g，绞股蓝30g，杜仲15g，续断15g，夜交藤30g，黄芪30g，仙灵脾15g，天冬15g，太子参15g，龟胶15g。10剂，收膏。患者服用膏滋后，感觉精力较前充沛，遗精现象已经少见，睡眠亦改善。

早 泄

早泄是指在性交之始即行排精，甚至性交前即泄精的病证。早泄严重时可伴阳痿，阳痿又常伴早泄，所以早泄常与遗精、阳痿等病证并见，因此治疗方法每多类同。

早泄是最常见的射精功能障碍,以不能进行正常性生活为主要表现。男性的射精潜伏期受年龄、禁欲时间长短、身体状况、情绪心理等因素影响,女性性高潮的发生频率亦受身体状态、情感变化、周围环境等因素影响。一般认为,健康男性在阴茎插入阴道2~6分钟后发生射精,即为正常。早泄影响夫妻感情,影响日常生活,带来心理压力,男性丧失自信,也会引发不育。

一、发病原因

1. **房劳过度** 频繁手淫,以竭其精,而致肾精亏耗,肾阴不足,则相火偏亢,扰动精室,发为早泄;禀赋素亏,遗精日久,阴损及阳,导致肾阴肾阳俱虚,精关不固,亦可引起早泄。

2. **阴虚火旺** 欲念时起,阳事易举,或举而不坚,临房早泄,梦遗滑精,腰酸膝软,五心烦热,头晕目眩,心悸耳鸣,口燥咽干。

3. **阴阳两虚** 遗精日久,畏寒肢冷,面白无华,气短乏力,腰酸膝软,阳痿精薄,小便清长,夜尿多。

4. **脾胃湿热** 湿热下注,宗筋弛纵,可导致早泄。

5. **精神因素** ①夫妻关系不和睦:如妻子过于强悍,对妻子过分畏惧,过度崇拜,自卑心理强烈,或对妻子怀有潜在的敌意,会发生早泄。丈夫对妻子不满时,作为性欲的发泄多草草了事快速射精,使丈夫发生早泄现象。②压力过大:压力大会使人长期处于兴奋状态中,当松懈后又会感到异常疲劳,没有精力,在性生活中容易发生早泄现象。③外界环境影响:如性行为时没有安全感,心理紧张或急于求成,容易导致早泄。④性行为过度:过度的紧张兴奋冲动,难以自持,促使男人进入后匆匆射精,引发早泄。⑤情志不畅:思虑忧郁,损伤心脾,身体疲倦,以致气血两虚,而成早泄。

二、表现特点

综合症状:①轻度:从阴茎插入阴道至射精的时间,轻度早泄者能控制射精,若短于2分钟,抽动次数少于10次为早泄。②中度:控制射精的能力降低,性生活的时间在1分钟左右。③重度:性生活时间不到1分钟,重度早泄者可能影响生育能力。

1. **肾气不固** 早泄遗精,性欲减退,头晕耳鸣,神疲乏力,腰膝酸软,小便频数,夜尿频多,尿后余沥,舌淡胖,苔薄白,脉沉弱。

2. **阴虚火旺** 早泄遗精,性欲旺盛,阳事易举,五心烦热,心烦易怒,口干咽痛,头晕耳鸣,腰膝酸软,潮热盗汗,形体消瘦,小便短赤,大便干结,舌红少苔,脉细数。

3. **心脾两虚** 早泄,心悸怔忡,面色萎黄,神疲乏力,失眠健忘,食少倦怠,腹胀便溏,面色无华,形体消瘦,时时出汗,不思饮食,大便溏薄,舌淡嫩苔白,脉细无力。

4. **肝经湿热** 早泄,烦躁易怒,性欲亢进,头晕目眩,口苦咽干,心烦少寐,急躁易怒,阴囊潮湿,小便短赤浑浊,淋沥涩痛,舌质红,苔黄腻,脉弦滑或弦数。

5. **肝气郁结** 早泄,精神抑郁,或焦虑不安,心烦易怒,胸闷叹息,少腹胀痛,舌红,脉弦。

三、治疗体会

中医治疗早泄同样采用辨证论治的方法,尤以补虚固涩、祛邪固精为基本原则。一般将其分为相火亢盛型、肾气不固型、心脾亏虚型、肝经湿热型、肝气郁结型进行辨证治疗。笔者拟一通用方,再进行加减用药。

1. **方名** 龙牡涩精膏。

2. **组成** 煅龙骨 20g,煅牡蛎 20g,莲须 10g,莲子心 10g,莲子 15g,山茱萸 15g,熟地 15g,山药 15g,茯苓 15g,丹皮 10g,泽泻 10g,五味子 10g,芡实 15g,金樱子 10g,覆盆子 10g,沙苑子 15g,菟丝子 15g,桑螵蛸 15g。

3. **方歌** 龙牡涩精膏三莲,六味地黄五味芡,金樱覆盆沙苑子,早泄菟丝螵蛸联。

4. **功效** 收敛固精,培补肾气。

5. **主治** 遗精早泄,腰膝酸软,精液较清稀,疲倦乏力,亦治小便频数。

6. **用法** 将上述药物以此比例收膏服用。

7. **加减** 相火亢进加知母、黄柏各 10g,取知柏地黄汤之意,以补益肝肾,滋阴降火;肾气不固加枸杞 15g,肉桂 3g,附子 10g,取金匮肾气丸之意,以滋肾阴,温肾阳,益肾气;心脾亏虚加人参 10g,黄芪 30g,以益气补血,健脾养心;肝经湿热加车前子 15g,黄芩 10g,取龙胆泻肝汤之意,以清泄肝胆,祛除湿热;肝气郁结型,加合欢皮、薄荷 6g,香附 15g,以疏肝解郁,和中理气。

8. **使用注意** 湿热病证者不宜使用。

9. **体会** 此方与前方桑螵蛸固精膏作用相似,所组方药物均以收敛固精,培补肾气为大法。早泄发生的原因与心、肝、肾密切。若心火亢盛,扰乱精室,导致早泄;若肝气郁结而不能正常发挥疏泄功能,则肝失条达,精关不能正常启闭,最终引发早泄;若肾虚不固,封藏无力,精液不能正常闭藏于体内,进而溢出,病久则肾水亏虚于下,不能在蒸腾气化作用下上济于心火,出现心肾水火既济失调,进而导致虚火扰乱精室,故精液遗泄。所以心神不宁,肝失疏泄,肾气不固导致机体阴阳失衡,引起早泄。治疗方面应围绕降心火、疏肝郁、固精关而立法处方。基本法则是补益肝肾,调理阴阳,固涩精关。

四、预防调摄

1. **保持心情舒畅** 处理协调好人际关系、家庭关系、夫妻关系,营造好温馨、良好的家庭氛围和幽静的性生活环境。男性患有早泄,女方一定要体贴,不要加重男方的心理负担,相互关怀体贴,解除紧张情绪,积极参加体育锻炼,提高身心素质,增强意念控制能力,对丈夫早泄予以谅解并积极配合治疗,将有助于克服不良心理。

2. **注意节制房事** 戒除手淫,勿纵欲、勿疲劳后行房、勿勉强交媾。长期的手淫会影响阴茎的功能,导致一有强烈刺激就发生射精,但是又不能很好地控制自己的手淫欲望,将慢慢导致早泄的出现。

3. **注意饮食调节** 多食一些具有补肾固精作用的食物,如牡蛎、胡桃肉、芡实、栗子、甲鱼、鸽蛋、猪腰等。阴虚火旺型早泄患者,不宜食用过于辛热的食品、如羊肉、狗肉、麻雀、牛羊鞭等,以免加重病情。

4. **戒除烟酒辛辣** 避免辛辣刺激,不吸烟,少饮酒,不酗酒,少熬夜,多食海鲜、豆制品、鱼虾等助阳填精食品,增强体质。

五、病案举例

胡某,男,25 岁。婚后 1 年,出现早泄,每次行房不到 1 分钟,未生育,现精神压力大,时时担心家庭出现变故,舌脉无异常,要求从根本上解决早泄。乃以龙牡涩精膏加味。煅龙骨 20g,煅牡蛎 20g,莲须 10g,莲子心 10g,莲子 15g,山茱萸 15g,熟地 15g,山药 15g,茯苓 15g,丹皮 10g,泽泻 10g,五味子 10g,芡实 15g,金樱子 10g,覆盆子 10g,沙苑子 15g,菟丝子 15g,桑螵蛸 15g,淫羊藿 15g,巴戟天 15g,枸杞 15g,车前子 15g,蛇床子 15g,黄精 15g,鹿胶 15g,益智仁 10g,补骨脂 15g,红参 15g。10 剂,蜜收膏。患者将此膏剂服用完,自我感觉良好,能控制行房时间,早泄的现象基本消失,达到满意的效果。

泌尿道结石

泌尿道结石属中医学中的石淋、砂淋、血淋的范畴,可见于肾、膀胱、输尿管和尿道的任何部位,男性患者多于女性。包括上尿路结石肾结石、输尿管结石;下尿路结石膀胱结石、尿道结石。一般来说,结石较小,小于 4mm 者可经药物治疗排出,而大于 6mm 排出机会就少了,结石位置越高排出机会越小。泌尿系结石会导致局部损伤、尿路梗阻、尿路感染、肾脏受损。

一、发病原因

1. **水分不足**　饮水不足导致体内的废物不能排出,打破了尿液的平衡,先形成微小结晶,以后不断长大,形成泌尿系结石,如职业司机,不容易上洗手间,而要限制饮水。在太阳曝晒的环境下长时间工作的人,大量汗液的流失,导致小便量严重下降,尿液浓度因而增高,从而导致结石。

2. **食物因素**　从食物中摄取过量的草酸物质,会增加泌尿道结石的风险。如菠菜含有较多的草酸,与豆腐中含有的钙结合,产生不溶性的草酸钙,草酸钙不能被人体吸收,而血液中的草酸钙需要从尿中排出,从而更容易引起结石。如果降低尿中草酸钙浓度,就可以大大减少在泌尿道中形成的草酸钙结石,从而有效防止泌尿道结石的形成。嗜食辛热肥甘之品,或嗜酒太过,酿成湿热,注于下焦,湿热久蕴,热熬尿液,尿中杂质聚为砂石,亦能形成结石。

3. **疾病因素**　有些疾病也会导致结石形成,如甲状腺功能过盛、皮质醇增多症,肾小管酸中毒等,有诱发结石形成的可能。前列腺肥大患者引起尿路通畅度下降,残尿量增加,膀胱结石生成机会增大。

4. **环境因素**　如饮用的水质不好,自然环境差,水质中钙质成分的增加使结石更易于形成。

5. **遗传因素**　结石病患者家族中结石病发病率高于非结石病患者家族,临床中常见到一家人几乎都有尿结石的病历。

6. 药物因素 如长期服用维生素 C（可转变为草酸）、皮质激素、磺胺、阿司匹林等可发生结石。

二、表现特点

综合症状：①疼痛：泌尿系结石引起的腰部疼痛，呈持续性钝痛或阵发性绞痛，疼痛沿输尿管走行向下至大腿内侧或向外阴部放射，反复发作。②血尿：轻则镜下可见血尿，重则肉眼可见尿色鲜红甚至血块。③排尿困难：结石嵌顿于尿道可引起排尿困难、尿线变细或滴沥状，有时出现尿流中断及尿潴留。④尿频：排尿次数增多，尿急，有时尿液点滴不畅，尿痛灼热、刺痛，少腹拘急。⑤排石：在疼痛和血尿发作时，可有沙粒或小结石随尿排出。⑥感染：结石合并感染时可出现脓尿，急性发作时可有畏寒、发热、腰痛、尿频、尿急、尿痛症状。

1. 湿热蕴结 突然出现腰部或侧腹部绞痛或剧痛，向阴部放射，尿频，尿急，尿痛，尿热，口苦，心烦。舌苔黄腻，脉滑数。

2. 瘀血内阻 腰或下腹刺痛不移，面色黑或晦黯，小便时夹有血块，疼痛，舌质紫黯或有瘀点瘀斑，脉细涩。

3. 脾肾不足 腰或下腹隐痛或灼痛或冷痛，遇劳加剧，尿后自觉空痛，余沥不尽，精神疲乏，面色无华，腰酸腿软，面色无华，脉沉细。

三、治疗体会

泌尿系结石若小的话，病人没有任何感觉，由于某种诱因，如剧烈运动、劳动、长途乘车等，突然出现一侧腰部剧烈的绞痛，血尿或脓尿，排尿困难或尿流中断等，伴有腹胀、恶心、呕吐、程度不同的血尿。部分病人是由体检发现的。

泌尿道结石与年龄、性别、种族、遗传、水质、环境因素、饮食习惯和职业相关。肾结石的患者大多没有症状，除非肾结石从肾脏掉落到输尿管造成输尿管的尿液阻塞。治疗泌尿系结石，既要抓住石淋为下焦湿热蕴结，气滞血瘀，又要注重湿热久留，每致耗伤肾阴或肾阳，应清利湿热，通淋化石，久病则需侧重补肾或攻补兼施。

1. 方名 通淋汤。

2. 组成 金钱草 30g，鸡内金 30g，海金沙 15g，石韦 15g，茅根 30g，小蓟 15g，枳壳 10g，车前子 15g，滑石 20g，萹蓄 10g，延胡索 15g，川牛膝 15g，王不留行 15g,冬葵子 15,甘草 10g。

3. **方歌** 通淋韦膝不留行,滑石茅根蓟三金,枳壳延胡草葵用,消石萹蓄车前灵。

4. **功效** 化石止痛,利湿通淋。

5. **主治** 泌尿道结石,腰部疼痛,小便不畅,或淋沥不尽,或尿有中断,下腹不适。

6. **用法** 水煎服,若结石久久不愈,可以将上述药材熬制成膏剂服用。

7. **加减** 湿热蕴结加瞿麦;血尿甚者加藕节、生地黄;发热、脓尿者加白花蛇舌草、马齿苋、蒲公英;血瘀气滞加郁金、乌药;脾肾不足加黄芪、白术;血尿不止加仙鹤草、琥珀、槐花;疼痛难忍加炙山甲、川牛膝。

8. **使用注意** 治疗尿路结石,应慎用收涩之品。

9. **体会** 对于泌尿系结石,既要抓住石淋为下焦湿热蕴结,气滞血瘀,又要注重湿热久留,每致耗伤肾阴或肾阳。新病应清利湿热,通淋化石,久病则需侧重补肾或攻补兼施。

治疗泌尿系结石,三金(金钱草、鸡内金、海金沙)为必用之品,鸡内金配伍金钱草,一以化石,一以排石,海金沙利窍,三金同用,治尿路结石有殊效。笔者同时喜用王不留行、冬葵子、牛膝,此三药配伍应用,通淋作用好,不论新病、久病,实证、虚证或虚实夹杂证均可应用。若疼痛甚,再加穿山甲活血化瘀,通淋涩。在用药方面,除了需要通淋化石外,要加用行气之品,以利于气机流畅,笔者常加枳壳缓解平滑肌痉挛,同时要用止血药以防结石移动损伤血管导致出血,笔者尤喜大剂量使用白茅根。将鸡内金研粉,每日 30~50g,冲服,金钱草大剂量泡水饮服,有利于排出体内细小的结石。

四、预防调摄

1. **调整饮食结构** 预防结石复发的重要内容,应当减少容易产生草酸的食物的摄入,如菠菜、苋菜、空心菜、芥菜、芦笋等,避免摄入大量维生素 C。不宜食用高嘌呤食品,如动物内脏。多食黑木耳。最好不要喝酒、浓茶、浓咖啡。

2. **平时应多饮水** 饮水也是预防结石复发的重要一环。结石患者每日要大量饮水,保持每日排出 1500ml 以上的尿液。饮水的种类以白开水为好,应主动饮水,因大量饮水,较小结石有可能受大量尿液的推送、冲洗而排出,尿液增多还有助于控制尿路感染。多饮水、多排尿有助于细菌、致癌物质和易产生结石的物质快速排出体外。

3. **注意个人卫生** 应严防尿路感染,因尿路感染较易诱发结石。

4. **平时应多活动** 适当运动,体力好的时候还可以原地跳跃,有利于预防泌尿系结石复发。

五、病案举例

陈某,男,56 岁,因腰部不适行拍片检查,提示右肾结石 3mm × 3mm,小便正常,时有右下肢不适,舌质淡,苔薄白,脉沉。医院建议手术治疗,患者家属不同意,希望先以中药保守治疗。乃以经验方通淋汤原方用药。金钱草 30g,鸡内金 30g,海金沙 15g,石韦 15g,茅根 30g,小蓟 15g,枳壳 10g,车前子 15g,滑石 20g,萹蓄 10g,延胡索 15g,川牛膝 15g,王不留行 15g,冬葵子 15g,甘草 10g。此方连服 28 剂,经拍片检查,肾结石消失,自觉身体感觉良好。临床上若遇到服药不方便或不愿意服汤剂者,可以将上述药物熬制成膏剂应用。

头 痛

头痛既是一种常见病证,也是一个常见症状,可以发生于多种急慢性疾病过程中,有时亦是某些相关疾病加重或恶化的先兆。头痛可单独出现也见于其他疾病中。文献有头风之名,实际仍属头痛。正如《证治准绳·杂病·诸痛门》所说:"医书多分头痛、头风为二门,然一病也。但有新久去留之分耳。浅而近者名头痛,其痛卒然而至,易于解散速安也。深而远者为头风,其痛作止不常,愈后遇触复发也。皆当验其邪所从来而治之。"据病因和症状不同而有伤寒头痛、湿热头痛、偏头痛、真头痛、气虚头痛、血虚头痛、气血俱虚头痛、厥逆头痛以及太阴头痛、少阴头痛。

一、发病原因

1. **感受外邪** 多因起居不慎,坐卧当风,感受风寒湿热等外邪而上犯于头,清阳之气受阻,气血不畅,阻遏络道而发为头痛。①感受风邪:风为阳邪,巅高之上,唯风可到,伤于风者,上先受之,风又为百病之长、六淫之首,常夹寒、湿、热邪上袭。②感受寒邪:如经常冷水洗头,尤其是满头大汗后冷水洗头很容易引起经常性头痛。③感受热邪:如在太阳下暴晒,可引起头部血管扩张,导致头痛。④夹有湿邪:湿性黏滞,湿蒙清阳,清阳不布,气血不畅而疼痛。《医碥·卷三·头痛》所说:"六淫外邪,惟风寒湿三者最能郁遏阳气,火暑燥三者皆属热,受其热则汗泄,非有风寒湿袭之,不为患也。然热甚亦气壅脉满,而为痛矣。"

2. 饮食不节　素嗜肥甘厚味,暴饮暴食,或劳伤脾胃,以致脾阳不振,不能转输水津,聚而痰湿内生,以致清阳不升,浊阴下降,清窍为痰湿所蒙,或痰阻脑脉,痰瘀痹阻,气血不畅,致脑失清阳、精血之充,脉络失养而痛。

3. 情志郁怒　长期精神紧张忧郁,肝气郁结,肝失疏泄,络脉失于条达,导致拘急而头痛,或平素性情暴逆,恼怒太过,气郁化火,日久肝阴被耗,肝阳失敛而上亢,气壅脉满,清阳受扰而头痛。头痛发作前有明显的诱发因素,如工作或学习压力大,紧张、焦虑等。发作时,可扩散至颈肩背部,呈轻、中度疼痛,痛时有麻木、发硬、紧绷感。

4. 内伤不足　先天禀赋不足,或劳欲伤肾,阴精耗损,或年老气血衰败,或久病不愈,产后、失血之后,营血亏损,气血不能上营于脑,髓海不充则可致头痛。如睡眠不好,大脑处于疲劳状态,易诱发头痛,不正常的作息习惯以及睡眠是引发头痛的重要因素。

5. 外伤瘀阻　外伤跌扑,或久病入络则络行不畅,血瘀气滞,脉络失养而易致头痛。

6. 酒精刺激　一般情况下,少量饮酒不会引起头痛,但是每个人的体质和身体状况不同,也有少部分人一喝酒就头痛,主要是酒精对大脑神经的刺激导致。

7. 环境因素　改变环境会产生头痛,例如坐飞机,上高原,晕车等。

此外,西医学认为头痛的原因有:①疾病因素:如脑缺血病变、高血压等。②物理因素:如颅脑损伤、肿物压迫等。③生化因素:如前列腺素、多巴胺等在偏头痛病人中有明显的变化。④职业因素:某些职业如缝纫匠、打字员、教师等经常用固定姿势工作,很容易使人颈部肌肉紧张、收缩。⑤年龄因素:年龄大导致颈椎骨退化,或由于长期姿势或睡姿不良,造成颈椎增生、变形、退化,颈部肌肉扯紧,动脉供血受阻使脑供血不足导致头痛。⑥内分泌因素:如女性在月经期前后头痛可发作或加重,与性激素有关。

二、表现特点

综合症状:头痛有突然发作,有缓慢而病。就经络而言,前部为阳明经,后部为太阳经,两侧为少阳经,巅顶为厥阴经。①太阳经头痛:以头部连于项疼痛为特点,多属外感风寒。②阳明经头痛:以前额、面颊及眉棱等处疼痛为特点。外感风寒侵犯阳明经脉,经气厥逆,上冲头面所致。③少阳经头痛:以头之两侧及耳之前后疼痛为特点。热邪壅滞少阳经脉,经气逆乱,上冲于头,故可见头痛剧烈,可伴有下颌疼痛、目锐眦疼痛。④太阴经头痛:头痛痛无定处,沉重感明显,按之不得,多有痰湿之象。⑤少阴经头痛:多属肾精不足,不能上承,髓海失养而头痛。⑥厥阴经头痛:头痛多痛在巅顶,或内连目系,常伴有情绪异常变化,肝经气逆,血随气行,郁于头部,可见头动脉充血而痛。⑦一般气血、肝肾阴虚者,多以全头作痛。⑧阳亢者痛在枕部,多连颈肌。⑨寒厥者痛在巅顶。⑩肝火者痛在两颞。

1. **感受外邪** ①风寒头痛:头痛起病较急,其痛如破,痛连项背,恶风畏寒,口不渴。②风热头痛:起病急,头呈胀痛,甚则头痛如裂,发热或恶风,口渴欲饮,面红目赤,便秘溲黄。③风湿头痛:头痛如裹,肢体困重,胸闷纳呆,小便不利,大便或溏。

2. **精血亏虚** 头痛绵绵,隐痛或空痛者,或痛而昏晕者,每于劳累后加重。

3. **肝阳上亢** 头胀痛而眩,或灼痛,心烦易怒,面赤口苦,或兼耳鸣胁痛,夜眠不宁。

4. **痰浊头痛** 头痛头重,昏蒙,胸脘满闷,呕恶痰涎。

5. **瘀血头痛** 痛有定处,刺痛状,痛无休止,疼痛较甚。

三、治疗体会

头痛可以突然发作,或反复发作,持续时间可以数分钟、数小时、数天或数周不等。外感头痛,一般发病较急,病势较剧,多表现掣痛、跳痛、胀痛、重痛、痛无休止,每因外邪所致。内伤头痛,一般起病缓慢,痛势较缓,多表现隐痛、空痛、昏痛、痛势悠悠,遇劳则剧,时作时止。

头痛应辨内外虚实,治疗亦相应采用补虚泻实。外感头痛以祛邪止痛为主,分辨兼夹之邪而分别以祛风、散寒、化湿、清热治之。内伤头痛补虚为要,视其虚实性质,分别以补肾、益气、养血、化痰、祛瘀为治。在辨证基础上,根据病变的脏腑经络,选加引经药效果较好,除服药外还可配合针灸及外治法等,常可提高疗效。笔者拟一通用方,再根据情况辨证用药。

1. **方名** 止痛效神汤。

2. **组成** 延胡索15g,桃仁10g,红花10g,当归15g,白芍15g,赤芍10g,川芎10g,生地15g,蔓荆子10g,藁本10g,葛根15g,白芷10g,荆芥10g,防风10g,菊花15g,桑叶15g,羌活10g。

3. **方歌** 止痛效神用荆防,桃红四物葛蔓羌,菊桑延胡藁白芷,各种头痛悉能康。

4. **功效** 祛风止痛,活血通络。

5. **主治** 本方为治疗风邪为主头痛的基本方。①风寒头痛:感受风寒邪气,起病较急,头痛为重,以前额及两侧头痛为主,常牵连颈项部拘紧感,遇风寒时头痛即加重。②风湿头痛:头痛多偏于一侧,或左右交替发作,或头重如裹、头胀痛、刺痛或搏动性疼痛,伴四肢沉重、胸胁满闷、全身困倦酸痛或有恶心呕吐。③风热头痛:起病急、头痛重,伴有头沉和灼热感,常有发烧、头中觉热、喜凉风,热重时口渴,咽干痛,鼻流浊涕或有牙痛,小便赤黄,大便秘结。

6. **用法** 水煎服,或熬制成膏滋服用。

7. **加减** 因鼻塞流清涕,加苍耳、辛夷散寒通窍;肝阳上亢头痛加天麻、钩藤以平冲降逆;肝火旺盛加黄芩、牛膝、山栀以清肝火;痰浊头痛加半夏、茯苓、陈皮,令痰浊去则清阳升而头痛减;久病气血不足,头痛绵绵,时发时止,越累越痛,倦怠无力,自汗畏寒,可加黄芪、人参以益气;血虚头痛常见头晕,面色苍白无光泽,心悸等,加人参、鸡血藤补气以生血;头痛甚者,加全蝎以祛除风邪,活络止痛。

8. **使用注意** 使用辛燥之品,要防其伤阴,又不宜太滋腻,以防恋邪。此方宜饭后服用。

9. **体会** 产生痛的原因主要是不通则痛和不荣则痛两种情况,头痛也不例外。头痛须分内外虚实,外感所致属实,治疗当以祛邪活络为主,视其邪气性质之不同,分别采用祛风、散寒、化湿、清热等法,强调风药的使用。内伤所致多虚,治疗以补虚为要,视其所虚,分别采用益气升清、滋阴养血、益肾填精。笔者体会,治疗顽固性头痛,尤以全蝎作用好,可以单用研粉入胶囊吞服。将鲜白萝卜捣烂挤汁,滴鼻,在滴液中也可溶入少许冰片再用,滴后应保持20分钟内汁不外流,1日2次,此方载于《苏沈良方》,试之有效。

四、预防调摄

1. **生活要有规律** 每天应按时起床和睡觉,劳逸结合,不宜食用炸烤辛辣的厚味食品,以防生热助火。不熬夜,不饮浓茶、咖啡。不酗酒、不抽烟,养成良好的生活习惯。

2. 避免情绪紧张　调节情志,学会减压,放松心情,防止情绪波动,适当保证环境安静,有助缓解头痛。头痛剧烈时,宜卧床休息,室内光线不要过强,环境宜清静。千万不要长时间的工作,否则会加重头痛症状。

3. 保持足够睡眠　避免睡眠过少或睡眠太多,避免醒来后出现头痛,睡姿要不断变换。还要避免长时间弓着背坐在书桌前,应时而站起来伸展四肢,活动筋骨。

五、病案举例

张某,女,63岁,头痛20年,具体部位表述不清,无固定部位,平时头部怕风,尤其是冬季需要戴帽,否则即发头痛,睡眠不佳,时时汗出,疲倦乏力,精神不振,检查未见器质性病变,曾服中药但效果不显,舌质淡,苔薄白,脉沉。患者因病程长达20年,久病必瘀,应祛风散寒,化瘀止痛,兼止汗,乃直接用膏滋。处方:延胡索15g,桃仁10g,红花10g,当归15g,白芍15g,赤芍10g,川芎10g,生地15g,蔓荆子10g,藁本10g,葛根15g,白芷10g,荆芥10g,防风10g,菊花15g,桑叶15g,羌活10g,黄芪30g,白术15g,浮小麦30g,太子参15g,麻黄根10g。10剂,收膏。患者将此膏服完后,头痛消失,头部也不怕风,自我感觉良好。

❧　颈　椎　病　❧

颈椎病主要由于颈椎长期劳损、骨质增生,或椎间盘突出、韧带增厚,致使颈椎脊髓、神经根或椎动脉受压,出现一系列功能障碍的临床综合征。根据临床分型,颈椎病可分为颈型、神经根型、交感神经型、椎动脉型、食管压迫型、脊髓型、混合型颈椎病等多种。

一、发病原因

1. 感受风寒湿邪　风寒湿邪侵袭颈椎,导致血脉瘀阻,气血运行不畅,产生疼痛等多种病证,如喜欢穿吊带,或是露肩的衣服,导致颈部肌肉出现受凉引发疾病。

2. **不当工作姿势** 因长期处于一种固定姿势,如司机、会计、裁缝,操作电脑、雕刻、刺绣、低头工作、打麻将等,迫使颈部关节组织长时间处于疲劳状态,加速了颈椎间盘退变和颈部软组织劳损,诱发颈椎病。所谓慢性劳损就是各种超限活动,且易被忽视,其对颈椎病的发生、发展、治疗及预后等都有着直接关系。

3. **不良睡眠体位** 因睡眠姿势不对,其持续时间长,不能及时调整,造成椎旁肌肉、韧带及关节的平衡失调。长期取一种姿势睡眠,久之会损坏颈椎。

4. **不当体育锻炼** 因体育锻炼超过颈部耐量的活动或运动,导致颈椎受损。如以头颈部为负重支撑点的人体倒立或翻筋斗等。

5. **不良生活习惯** 如躺在床上看电视、看书等导致颈椎受损。再如枕头过高,睡眠体位不良,椎间盘内部受力不均,加速颈椎退变。

6. **其他发病原因** ①因生理方面的原因,颈椎先天畸形,颈椎出现病变。②外伤导致颈椎受损。③颈椎退行性改变。

二、表现特点

综合症状:①颈肩症状:颈肩部疼痛,酸胀,发僵,肌肉痉挛,活动受限,双肩发沉。②头部症状:头痛明显,呈现胀痛,窜痛,麻痛,沉痛,眩晕,耳鸣耳聋,因改变体位诱发眩晕症状,记忆力下降,丢三落四。③眼部症状:视物昏花,有的病人只能闭目平卧,眼胀,眼沉。④上肢症状:手臂麻木,疼痛,有触电感或蚁行感,手部无力,持物不稳,震颤麻痹等症状,严重者上肢肌萎缩。⑤背部症状:背部肌肉发紧,发僵,活动后或者按摩后好转。⑥其他症状:如心慌气短,胸闷憋气,心律失常,恐惧感,血压升高,恶心呕吐,反应迟钝,行走困难等。

1. **寒湿阻络** 头痛或后枕部疼痛,颈僵,转侧不利,一侧或两侧肩臂及手指酸胀痛麻,肌肤冷湿,畏寒喜热,颈椎旁可触及软组织肿胀结节,舌淡红,苔薄白,脉细弦。

2. **气血瘀阻** 颈部酸痛,双肩疼痛,上肢麻木,头昏眩晕,视物模糊,身软乏力,舌质黯,脉沉细无力。

3. **脾肾阳虚** 颈肩部疼痛,遇寒加重,畏寒喜暖,肢体冷感,舌淡红,苔薄白,脉沉细。

4. **气虚下陷** 眩晕,颈肩部疼痛,神疲气弱,精神不振,血压偏低,舌淡,脉沉细。

5. **痰湿凝阻** 肢体麻木疼痛,心烦欲呕,惊悸怵惕,头晕呕吐,舌体大,有齿印,脉沉。

三、治疗体会

中医有"三十颈、四十腰、五十肩、六十膝"的说法,即是说 30 岁左右的人容易患颈椎病,根据临床观察,颈椎病的发病年龄有提前趋势。其发病率越来越高,发病年龄越来越小。长期从事电脑工作,或从事开车、裁缝、玩麻将的人最容易罹患此病。选用中药治疗此病疗效确切,一般应选用通经活络、活血化瘀、祛风止痛的方法。

1. **方名** 颈椎舒筋汤。

2. **组成** 黄芪 30g,桑枝 30g 或桂枝 10g,赤芍 10g,当归 15g,延胡索 15g,鸡血藤 30g,威灵仙 15g,片姜黄 10g,羌活 10g,葛根 15g,天麻 15g,三七 10g。

3. **方歌** 颈椎舒筋葛三七,羌麻归芍片姜芪,桑枝桂枝辨证用,血藤灵仙延胡齐。

4. **功效** 通经活络,散寒止痛。

5. **主治** 颈椎病,肩周炎所致颈部酸胀,疼痛,肩周部位疼痛,上肢肢体活动不利,手指麻木,头昏脑胀等。

6. **用法** 水煎服。也可以做成膏剂或丸剂应用。

7. **加减** 若头痛,血压高加钩藤 15g,睡眠不佳加枣仁 30g,首乌藤 15g。颈部不适,加通络止痛之品,如路路通,伸筋草等。若做成膏剂,可加阿胶 20g,蜂蜜 20g,按照上方比例配方熬膏。

8. **使用注意** 对于颈椎病,宜选用通经活络,活血化瘀的药物,但又不要太辛燥,峻猛之品,以免伤正气。由于颈部居于人体上部,所以选用药物应是具有升浮作用的,这样才能使药物直达病所。此方若用煎剂,宜饭后服用。颈椎疾病病程一般较长,为便于坚持,以应用膏剂较好。

9. **体会** 治疗颈椎病,笔者的体会是不可选用收涩之品。多年前,笔者治疗一位尹姓严重颈椎病患者,经过中药,结合手法治疗效果很好,3 年来颈部无任何不适,后因患者白带过多,一妇科医生用了龙骨、牡蛎等收涩之品,第二天即导致颈椎病复发,出现颈部酸胀沉重,恶心呕吐,起床即天旋地转,并且彻夜不眠,痛苦不已。后经过笔者采用手法结合中药治疗才得以平复。所以笔者认为对于颈椎病和腰椎病,临床应慎用收涩药,因收涩药能收缩血管,导致血液循环不畅,诱发和加重病情。笔者体会将羌活、片姜黄同用止痛效果好,疼痛者选用延胡索、三七,头痛用天麻、葛根,颈椎病患者多有睡眠不佳现象,常选用夜交藤、酸枣仁,并重用。本方是以黄芪桂枝五物汤为基本方,在此基础上进行加药组成的。上肢病变为热者,选用桑枝,为寒者,选用桂枝。颈肩病变,将羌活配伍片姜黄以后,作用加强,一般多同时应用。

推拿疗法对于颈椎病的治疗有一定作用,有利于改善肢体功能,缓解局部肌肉紧张,减轻疼痛,但不可随意操作。对于患有骨质疏松的病人不可以应用,以免发生意外。笔者从事推拿40余年,对于颈椎疾病采用手法配合药物进行治疗,较单纯用药物或者手法治疗,效果要好得多。

四、预防调摄

1. **选用合适枕头** 枕头是维持头颈正常位置生理曲线的主要工具,好的枕头应是符合颈椎生理曲度要求,质地柔软,透气性好的。高枕、低枕皆有忧。枕头的高度应侧卧恰与肩平,仰卧亦觉安舒。

2. **保持良好坐姿** 看书或者看手机的时候,不要长时间窝在某一个角落,要适当换换体位;看电视、玩电脑的时候最好坐直,抬头挺胸,不要缩成一团。保持良好的坐姿与体位,才能避免或者减轻颈椎病痛。

3. **注意颈部保暖** 冬天气温比较低,最好戴着围巾或者用热水袋保证颈部的温度。因为温度低,容易导致血液循环不良,长期积累会形成肿块或者更严重。

4. **防止风寒侵袭** 气候变化时防止受凉,颈部受凉可引起颈部肌肉痉挛,更应避免在空调环境下冷风持续吹向身体。

5. **保持充足睡眠** 睡眠充足可以消除颈部疲劳。

6. **自我颈部疗法** ①用头写字:患者用头交替写"米""凤"(繁体)字,此方法对于缓解颈部酸痛,头昏等具有很好的作用。当颈椎病发作时,不妨试试效果。②摇头晃脑:用头围绕脖颈的圆周运动,对预防颈椎病既简单又有效,前后左右的点头操也有相同作用。360°旋转5次,再反方向旋转5次。需要注意的是,转动的频率不要太快,以防发生不适。③左顾右盼:假设自己站在垂直的十字正中,左看看,右看看,上看看,下看看。④仰头望掌:双手上举过头,手指交叉,掌心向上。将头仰起看向手背。保持5秒。⑤头手相抗:双手交叉紧贴颈后,用力顶头颈,头颈向后用力,互相抵抗5次。⑥伸颈回望:双手向前平伸叠掌,努力向前伸颈到最大限度,做扩胸运动,头向一侧回望,保持 2 秒钟,换另一边。⑦颈项争力:左手放在背后,右手手臂放在胸前,手掌立起向左平行推出。⑧按揉颈部:自我按揉颈部周围穴位,每次 20~30 下,每日早晚各一次。

7. 家庭物理治疗　可以采用热水袋进行温热敷,使局部组织受热、血管扩张、循环加快,促进血液循环。不可用湿热毛巾外敷。

五、病案举例

张某,女,35 岁。长期从事电脑操作,每当在电脑上工作 1 小时后即头昏脑胀,时有恶心欲吐之感,自述颈部酸胀疼痛,心情烦躁,睡眠不好,稍有响声即不能入睡,双上肢沉重,手指麻木,以右手麻木为甚,右手握笔时不能抓住笔,已不能胜任工作。检查压顶试验、扣顶试验阳性,背丛牵拉试验右侧阳性,触摸颈部有酸胀疼痛感,C_4、C_5、C_6 部位均有疼痛感,诊断为混合型颈椎病。乃投以上方,并结合推拿,服药 7 剂后,症状明显减轻,后慢慢调理诸证消失。若服煎药不方便者,可以熬制成膏剂应用。

痹　证

痹,即痹阻不通。痹证是指人体因感受风、寒、湿、热等邪气闭阻经络,影响气血运行引起的以肢体筋骨、关节及肌肉酸痛、麻木、重着、屈伸不利,甚或关节肿大、僵硬、灼热等为主症的一类病证。痹证病轻者仅表现在四肢关节肌肉,严重者可侵入内脏。临床上有渐进性或反复发作性的特点。

《金匮要略·中风历节病脉证并治》中的历节,即指痹证一类疾病。其治疗采用祛风除湿,温阳散寒的方法。痹证有风痹(行痹)、寒痹(痛痹)、湿痹(着痹)、热痹、顽痹。痹证严重影响正常生活,导致肢体关节疼痛,发生功能障碍,造成残疾,并诱发其他病证。

痹证包括西医学的风湿热(风湿性关节炎)、类风湿关节炎、骨性关节炎、痛风性关节炎等。

一、发病原因

1. 感受外邪　《素问·痹论》说:"风寒湿三气杂至,合而为痹也。"从外因来看,有感受风寒湿邪,感受风湿热邪,以风气胜者为行痹,以寒气胜者为痛痹,以湿气胜者为着痹。感受风湿热邪或风寒湿邪郁而化热为热痹。

2. **体质因素** 正气亏虚之人,易受外邪侵袭,邪留经络,气血痹阻肌肉、筋骨、关节,而风寒湿热邪气不能随时祛散,流注经络,久而成痹。研究也证实,有些风湿痹证与劳役过度、劳力过度、劳神过度、房劳过度有关。

3. **气候异常** 气候剧变,冷热交错,邪袭人体,注于经络,留于关节,易使肌肉、关节、经络痹阻而形成痹证。或非其时而有其气,春天当温而寒,冬天当寒反热;或气候变化过于急剧,暴寒暴暖,超越了人体的适应和调节能力,此时"六气"即成"六淫"而致病。临床上,类风湿关节炎者往往遇寒冷、潮湿的气候而发病,且因气候变化而加重或者缓解。

4. **生活环境** 由于居处潮湿,或阴雨连绵,或居住在高寒地区,或长期在高温、水中、潮湿、寒冷、野外的环境中生活工作而易患痹证。

5. **调摄不慎** 日常生活不注意防护,如睡眠时不着被褥,夜间单衣外出,病后及劳后居处檐下、电风扇下,汗出入水中,冒雨涉水等也容易罹患痹证。

二、表现特点

综合症状:风湿痹证引起肌肉、筋骨、关节酸痛、麻木、重着、伸屈不利,甚或关节肿大等。

1. **风寒湿痹** 素体虚弱,腠理疏松,营卫不固,外邪乘虚而入;或居处潮湿,或劳累之后,汗出当风,以致风寒湿邪侵袭人体,注于经络,留于关节,气血痹阻而发。①风痹(行痹):风寒湿痹偏于风邪胜者,以关节酸痛,游走不定为特征,痛无定处,时见恶风发热,无局部红肿灼热。乃因风寒湿邪留滞经络,阻痹气血所致。②寒痹(痛痹):风寒湿痹偏于寒邪胜者,以疼痛较剧,痛有定处,遇寒痛增,得热痛减,局部皮色不红,触之不热为特点。③湿痹(着痹):风寒湿痹偏于湿邪胜者,以肢体关节酸痛重着不移,或有肿胀,肌肤麻木不仁,阴雨天加重或发作为特征。

2. **热痹** 素体阳盛或阴虚有热,复感风寒湿邪,郁久化热;或感受热邪,留注关节,关节红肿热痛或发热,痛不可触,关节活动不利,可累及多个关节,伴有发热恶风,口渴烦闷。

3. **顽痹** 因风寒湿邪久羁,或因劳累损伤、年老正虚,肌肉骨骼失却精血充养,经气阻痹所致。以固定部位的筋骨关节反复发作性疼痛,麻木不已,活动受限,遇风寒加重,病程日久,经久不愈等为主要表现。

三、治疗体会

风湿痹证临床以肢体疼痛、酸楚肿胀、重着麻木、关节变形、活动障碍、骨刺增生、屈伸不利为主要症状表现。一般发病比较缓慢,部分患者开始可有发热、汗出、口渴、咽痛、全身不适等症状,继之出现关节病变。

对于痹证,首先应辨清风寒湿痹、热痹、顽痹的不同,分清风、寒、湿、热邪气的偏胜,是治疗的关键,祛风、散寒、除湿,或清热、舒经通络是治疗痹证的基本原则,后期还常配伍益气养血,滋补肝肾,以扶助正气,有痰浊瘀血阻滞者,需结合豁痰祛瘀。

1. **方名**　蠲痹祛风汤。

2. **组成**　当归 15g,赤芍 10g,川芎 10g,羌活 10g,独活 10g,延胡索 15g,黄芪 30g,防风 10g,姜黄 10g,威灵仙 15g,徐长卿 15g,三七 10g。

3. **方歌**　蠲痹祛风归芍芎,羌独延胡芪防风,姜黄灵仙徐长卿,三七止痛秒无穷。

4. **功效**　祛风通络,活血止痛。

5. **主治**　风湿痹痛,关节疼痛,肢体活动不利,身体烦痛,腰膝沉重,举动艰难。

6. **用法**　水煎服,或熬制成膏滋服用。

7. **加减**　风湿痹痛以上肢病变为主者,选加桑枝、桂枝,偏寒用桂枝,偏热用桑枝,且桑枝剂量要大;疼痛以下肢病变为主者,选加牛膝;风湿伴随有痒感者加海桐皮、海风藤;湿重加薏苡仁;阳虚加淫羊藿、巴戟天;经络不通加鸡血藤、路路通;腰痛加杜仲、续断。

8. **使用注意**　此方祛风药较多,宜饭后服用。若做成膏滋服用更好,因风湿痹痛病期长,服用膏滋便于坚持,且疗效较煎剂好。

9. **体会**　风湿病证应分清痹证类型,上方以治疗风寒湿痹为主,若热痹一证,风湿热邪壅于经络关节,致气血郁滞不通,以关节疼痛,灼热红肿等为特征,理论上讲,应选用清热通络之品,通过多年的临床,笔者体会治疗热痹证也不宜轻易选用清热药,还必须加用祛寒之品。痹证日久不愈,反复发作,易于出现痰瘀阻络,强直畸形、屈伸不利,常常加用蜈蚣作用好。对于风寒湿痹之疼痛剧者,选用附子、制川乌等散寒除湿、温经止痛作用较强的药物,应由小剂量开始,逐渐增加,时时观察,以减少毒性对人体的伤害。对于虫类药如全蝎、蜈蚣、白花蛇、乌梢蛇，笔者体会以蜈蚣作用最好，止痛作用最强。若伴见肌肉萎缩者，重用生黄芪、生白术。顽痹因久病多虚、久病多瘀、久病及肾，宜加用益肾壮骨之品，如鹿茸、肉苁蓉等。

风湿疼痛分为风痛、寒痛、湿痛、热痛、瘀痛五种。风痛者以祛风通络为主。寒痛者可选用附子、细辛等辛温之品，此类药善于温经散寒，宣通痹闭。湿痛者当健脾化湿，参用温阳之品，湿去络通，其痛自已。热痛者需在祛寒的基础上加用清热之品。瘀痛者多为顽痹，关节肿痛，功能障碍，宜透骨搜络，首选蜈蚣。

四、预防调摄

1. **注意保暖防寒** 患者应加强个体调摄，防寒防湿防潮，避免风寒湿邪侵入人体。汗出勿当风，运动后不可乘身热汗出入水洗浴。寒从脚起，人体对寒冷的感知，通常先从四肢末端，尤其双脚开始，双脚离心脏较远，血液循环较少，因此冬季常常感到足部冰凉寒冷，应注意保暖。

2. **起居作息有序** 增强体质对防治风湿痹痛有积极作用，参加各种体育运动，提高机体对外邪的抵抗力，房事有节、饮食有常、劳逸结合。

3. **注意居住卫生** 适应冷暖变化，若住处潮湿，应常晒被褥，夏季不要用空调直吹。房屋应通风、向阳，切忌在水泥地板及风口处睡卧。在天气晴好时，要注意户外活动。户外活动有利于病情康复。

4. **饮食注意保温** 饮食宜清淡，搭配合理，不要食用寒凉食物，不要饮用冷水，冰水，更不要损伤身体阳气。

五、病案举例

王某，女，68岁。全身风湿关节疼痛10多年，现手指关节伸展不利，关节疼痛，阴冷天加重，身体虚弱，精神差，颈部、腰部疼痛，大便秘结，舌质淡，苔薄白，脉沉。乃按照蠲痹祛风汤加味熬制膏滋服用。黄芪30g，当归15g，川芎10g，羌活10g，延胡索30g，独活10g，防风10g，姜黄10，威灵仙15g，徐长卿15g，三七10g，杜仲15g，续断15g，五加皮15g，鸡血藤30g，伸筋草30g，细辛5g，石斛15g，桑枝30g，桂枝10g，路路通30g，夜交藤15g，附片15g，肉苁蓉15g，麻仁15g，蜈蚣3条，千年健15g，红景天30g，绞股蓝30g，生晒参15g，苍术15g，龟板20g，乌梢蛇10g。10剂，蜜膏。患者将此膏服完之后，感觉全身关节疼痛明显好转,关节怕冷感觉基本消失,要求再按原方开膏应用。

痛　　风

中医所云痛风,根据古代医家认识,属于热痹、痛痹的范畴。元·朱丹溪《格致余论》就曾列痛风专篇。痛风所致疼痛难忍,影响生活质量,体型肥胖,引发多种疾病(如糖尿病、高血压),损害心血管,破坏肾脏,尿路感染,破坏关节,导致身体残疾,缩短寿命。

西医所云痛风,是因嘌呤代谢障碍,尿酸排泄减少而引起的疾病,主要依据实验室检查。血尿酸的正常值:男性 237.9~356.9μmol/L(4~6mg/dl),女性 178.4~297.4μmol(3~5mg/dl)。当血尿酸超过 420μmol/L 时,就容易导致痛风发作。痛风常伴腹型肥胖、高脂血症、高血压、Ⅱ型糖尿病及心血管病等。多见于中年男性,女性仅占 5%,因女性雌激素有抑制尿酸形成的作用,但在更年期后会增加发病率。正常成人所产生的尿酸,80% 为内源性,20% 为外源性,其中 1/3 经肠道分解代谢,2/3 经肾脏排泄,从而维持体内尿酸水平的稳定,若任何环节出现问题均可导致高尿酸血症。

一、发病原因

1. **年龄因素**　年龄大的人比年轻的人更易患痛风。痛风发病的高峰年龄在 45 岁左右。因营养过剩,运动减少,痛风正向低龄化发展。

2. **性别因素**　男性比女性更易患痛风。男性痛风的发病率是女性的 20 倍,而且女性患痛风几乎都在绝经以后,这可能与卵巢功能的变化及性激素分泌的改变有一定的关系。

3. **饮食因素**　过食肥甘厚腻,或因体质因素,导致运化失调,酿生湿浊。进食高嘌呤饮食过多的人易患痛风,食肉(尤其是内脏)较多,海产品摄取过多,饮用碳酸饮料过多,食用果糖,会导致血尿酸增高。酗酒的人比不饮酒的人更易患痛风。

4. **体重因素**　肥胖的中年男性更易患痛风,尤其是不爱运动的人,进食肉类蛋白较多,营养过剩的人,比一般人更易患痛风。

5. **职业因素**　企事业干部、教师、私营企业主等社会应酬较多的人和脑力劳动者易患痛风。生活节奏紊乱如娱乐过度,通宵达旦,不分昼夜,打乱人体生物钟的节律,代谢失常,加重体质酸性化,也容易罹患此病。

6. **外邪侵袭**　感受湿热浊毒,留注关节致气血不畅,经络不通,不通则痛,久则可致气血亏损,血热致瘀,络道阻塞,引起关节肿大、畸形及僵硬。

7. **疾病因素**　痛风常伴有肥胖、高脂血症、高血压、冠心病、动脉硬化、糖尿病及甲状腺功能亢进等。长期摄入过多和体重超重与血尿酸水平的持续升高有关。

8. **遗传因素**　原发性痛风是一种先天性代谢缺陷性疾病,具有遗传性,有明显的家族遗传倾向,与其他具有遗传倾向的代谢性疾病关系密切。

9. **脏腑蕴毒**　素体阳盛,积热日久,热郁毒盛,壅闭经络,或湿浊留恋,湿毒不去,留滞经脉,外注皮肉关节,内留脏腑。《格致余论·痛风论》云:"痛风者,大率因血受热已自沸腾,其后或涉冷水,或立湿地,或扇取凉,或卧当风。寒凉外抟,热血得寒,污浊凝涩,所以作痛。夜则痛甚,行于阴也。治法以辛热之剂。流散寒湿,开发腠理。其血得行,与气相和,其病自安。"

二、表现特点

综合症状:①急性期:突发急剧的关节疼痛,多见于下肢、大踇趾关节、踝关节、膝关节等。受累关节出现红、肿、热、剧烈疼痛,呈刀割样、咬噬样或烧灼样,患者不堪忍受。②间歇期:痛风发作持续数天至数周后可自行缓解,遗留局部皮肤色素沉着、脱屑及刺痒等,以后越发越频,受累关节越来越多,症状持续时间越来越长。③慢性期:慢性痛风性关节炎,形成皮下痛风石、尿酸性肾病以及肾结石,晚期痛风患者会有明显的关节畸形及功能障碍症状,皮下痛风石数量增多,体积慢慢增大。

1. **肝肾亏虚**　痛风日久,关节肿胀畸形,不可屈伸,重着疼痛,两目干涩,手足心热,口干喜饮,低热盗汗,腰膝酸软,遇劳遇冷加重,时有低热,大便干结,小便短赤,舌红少苔,脉细数。

2. **寒湿痹阻**　肢体关节疼痛剧烈,红肿不甚,得热则减,关节屈伸不利,局部有冷感,舌淡红,苔白,脉弦紧。

3. **湿热痹阻**　关节红肿热痛,酸楚沉重,疼痛部位不移,关节畸形、僵硬,筋脉拘急,触之局部灼热,得凉则舒,日轻夜重,发热口渴,心烦不安,溲黄,舌红,苔黄腻,脉滑数。

4. **痰瘀痹阻**　关节肿痛,反复发作,屈伸不利,时轻时重,肌肤色紫,局部硬结,或见痛风石,甚至强直畸形,屈伸不利,舌有瘀斑,舌苔白腻,脉细涩。

三、治疗体会

痛风的发生与年龄、性别、职业、酗酒、膳食等有关。自古以来,痛风就被认为是王公贵族和文人墨客的多发疾病。治疗痛风,主要应清热除湿、活血通络。其急性期与丹毒的治疗相似,多为血热毒盛,笔者总结一首治疗痛风的验方。

1. **方名** 山慈菇解毒汤。

2. **组成** 山慈菇 15g,当归 15g,赤芍 10g,玄参 15g,丹参 20g,紫草 15g,忍冬藤 30g,川牛膝 15g,凌霄花 15g,薏苡仁 30g,紫花地丁 20g,蒲公英 20g,丹皮 10g,延胡索 15g,地龙 15g。

3. **方歌** 慈菇解毒治痛风,归芍二参紫忍冬,牛膝凌霄薏苡丁,土苓蒲丹延地龙。

4. **功效** 清热凉血,活血止痛。

5. **主治** 此方主要用于急性期的痛风病证,以及各种热毒病证引起的肢体红肿热痛。

6. **用法** 水煎服,或将其熬制成膏滋应用。

7. **加减** 根据临床表现特点,可以灵活加减药物,如湿毒重加土茯苓、萆薢、虎杖;热毒重加金银花、连翘;疼痛甚,经络阻滞加路路通、鸡血藤、大血藤;口干舌燥加知母、天花粉。

8. **使用注意** 熬制膏方时,应用清膏,不可加糖、蜜。将上方做成膏剂服用,便于坚持服用,也便于从根本上解决病痛。

9. **体会** 治疗痛风,应剔除诱发尿酸增高的因素,很多痛风患者的血尿酸控制不理想,这是诱发的原因,除饮食控制外,还应多饮水。在治疗方面,要清热解毒,凉血消肿,若症状缓解后,为巩固疗效,要注意祛除湿毒,除选用薏苡仁、土茯苓外,还可以加萆薢、泽兰、虎杖等。山慈菇乃是治疗痛风的要药,慈菇也可以作为食品,长期坚持应用有利于降低血尿酸。在凉血方面,笔者最喜用紫草、凌霄花,多年临床体验,此二药配伍,除能清热凉血,解毒活血外,对消除色素沉着具有极佳的效果,对于老年斑也有明显作用,如谢某,85岁,因全身关节疼痛求诊,现尤以颈部、左肩部、腰部疼痛为甚,彻夜不能睡觉,口干喜饮,血糖不高,面部及全身均现深褐色老年斑,小便次数多,量少,舌质淡,苔薄白,脉沉。乃以通筋活络法。黄芪 30g,当归 15g,川芎 10g,三七 10g,

延胡索 15g，威灵仙 15g，徐长卿 15g，姜黄 10g，杜仲 15g，续断 15g，石斛 15g，凌霄花 15g，紫草 15g，五加皮 15g。以此方进行加减用药，连服 30 剂，除全身关节疼痛消失外，全身所有老年斑明显消退，尤以面部、前臂部位色斑消退显著。

四、预防调摄

1. **饮食注意事项** ①避免暴食，也要防止饥饿，多吃蔬菜、水果。②饮食要有规律，一日三餐要定食定量。③戒酒：啤酒是靠谷物发酵而成的，会产生大量的嘌呤，应戒之。④多饮水：水能帮助新陈代谢，使尿酸排出。每日饮水 2000ml 以上，增加尿酸排泄。不要喝饮料。⑤限制高嘌呤食物：如动物内脏以及浓肉汤、鸡汤、鱼子等。多吃碱性食物，少吃酸性食物。不宜过多吃面包、大米、肉类等食品。⑥避免进食黄豆制品。

2. **限制食物热量** 减轻体重，避免发胖，控制蛋白摄入，因为肥胖者易发痛风。

3. **避免过度疲劳** 精神不要紧张，避免剧烈运动或损伤。急性痛风性关节炎卧床休息，抬高患肢，冷敷，缓解疼痛。

4. **中医外治疗法** ①如意金黄散，在红肿热痛未成脓时，用茶水和蜂蜜调敷。②大黄粉、蜂蜜各适量，调敷患处。③葱汁同蜂蜜调敷患处。④紫金锭（市售）用醋调敷患处。⑤黄连、黄芩、黄柏研粉，醋调外敷患处。

五、病案举例

程某，男，57 岁。患痛风 8 年，经常发作，控制饮食亦发作，此次又发作，两外踝均红肿，热胀、疼痛，足不能任地，打鼾，出汗多，查血尿酸 700μmol/L，舌质黯，中有裂纹，舌苔微黄，脉沉。乃投以清热解毒、凉血通络之品。当归 15g，地龙 15g，紫草 15g，凌霄花 15g，丹参 20g，山慈菇 15g，川牛膝 15g，赤芍 15g，路路通 30g，忍冬藤 30g，薏苡仁 30g，蒲公英 20g，玄参 15g，紫花地丁 15g，葶苈子 15g，浮小麦 30g，川芎 10g，丹皮 10g，延胡索 15g。10 剂。因患者煎药、服药不方便，乃熬制成膏滋，禁糖、蜜收膏。现 3 年控制饮食，一直未发作。

消　瘦

体重过于肥胖,影响身体健康,但是如果太瘦也是烦恼的事。体重也是反映和衡量一个人健康状况的重要标志之一。过胖和过瘦都不利于健康,也不会给人以健美感。体重过轻,身体太瘦会增加罹患疾病的危险,如容易患骨质疏松、脱发、贫血、记忆力衰退、胃下垂等。若女性会导致月经不调或闭经,影响怀孕,容易流产、早产,胎儿发育不良,子宫脱垂。

反映正常体重较理想和简单的指标,可用身高、体重的关系来表示。标注体重的计算方法有几种:

计算方法一:

男性:(身高 cm-80)×70%= 标准体重。

女性:(身高 cm-70)×60%= 标准体重。

标准体重正负 10% 为正常体重。

标准体重正负 10%~20% 为体重过重或过轻。

标准体重正负 20% 以上为肥胖或体重不足。

计算方法二:

标准体重(kg)= 身高(cm)-105

例如,一个身高 170cm 的男子,标准体重应该是:170(cm)-105=65(kg)。

超过标准体重 10% 者为偏重,超过 20% 者为肥胖;低于标准体重 10% 者为偏瘦,低于 20% 以上者为消瘦。

上述计算方法只适用于成年人。对儿童、老年人,或者身高过于矮小的人士并不适用。

计算方法三:

身高在 165cm 以下者:标准体重(kg)= 身高(cm)-100

身高在 165cm 以上者:标准体重(kg)= 身高(cm)-110

计算方法四:

标准体重(kg)=[身高(cm)-100]×0.9

一、发病原因

1. **睡眠不足**　由于工作、家庭、生活的各方面压力,长期睡眠不好,休息质量差,导致消耗过大,每天所吸收的能量不足体内的消耗,形成各种偏瘦、极瘦等病态体质。

2. **遗传因素**　即祖上的人体型偏瘦,后人也会有偏瘦的体型。

3. **吸收不良**　脾为后天之本,气血生化之源,脾胃健,气血盛,则肌肉丰腴,肢体强劲。反之,则身体消瘦,肢软乏力。也有因为挑食厌食,饭量小,吸收不好,摄入的营养物质少,瘦人胖不起来。由于挑食,肠胃抵抗力弱,胃排空食物时间长,不容易饥饿,或者食物不合口,即容易消瘦。吸收不好,即使吃很多的营养品也无济于事。

4. **疾病因素**　一些慢性疾病会导致继发性消瘦,即在某一阶段身体忽然持续变瘦。这一类消瘦人群,有明确的消瘦开始时期,而且消瘦的速度也比较快,可能引起消瘦的疾病如消化系统疾病、肺结核、糖尿病、甲状腺功能亢进、肾病等,尤其以消化系统疾病多见。

5. **环境因素**　忽然改变生活环境,又受到压力、紧张、焦虑等不良情绪影响,导致饮食结构的改变,由于口味等各方面原因,造成人们进食量不足,膳食结构不合理等,导致消瘦。

6. **年龄因素**　少年和老年人是消瘦的易发人群,青少年身体处于快速发育阶段,营养素和能量需求都非常大,如果不能及时补充充足的能量和营养,就会出现消瘦现象;老年人由于胃肠功能比较弱,消化吸收能力比较差,吃下的食物无法有效地吸收和利用,也是消瘦的高发人群。

7. **饮食因素**　生活中对于饮食刻意追求,偏食、嗜食、择食均会对身体不利,一些人长不胖是饮食习惯不好造成的。有些人患病后刻意忌口,只吃蔬菜,极少进食淀粉类食物;有些疾病虽要求限制饮食,但要在保证营养的前提之下控制饮食。

8. **减肥过度**　乱吃减肥药,变成了厌食症而日渐消瘦。

9. **摄入不足**　食物缺乏、偏食或对小儿喂养不当,导致消瘦。进食或吞咽困难,如口腔溃疡、下颌关节炎、食管疾病等。

二、表现特点

综合症状:①瘦人多火,口燥咽干,手足心热,午后面色潮红,睡眠少,大便干,小便黄,不耐春夏,多喜冷饮。②贫血现象:过于消瘦者普遍存在营养摄入不均衡的问题,出现指甲淡白,皮肤苍白,面色萎黄。③身材虚弱:体瘦之人因消瘦,皮下脂肪消失,皮肤弹性差,头发干燥易脱落,疲倦乏力、萎靡不振,指甲脆弱有横沟,食欲差。人体过分消瘦,常引发内脏下垂病证。

1. **气血两虚** 形体消瘦,倦怠乏力,少气懒言,神疲气短,头晕目眩,面色淡白或萎黄,唇甲色淡,心悸失眠,纳呆厌食。

2. **脾胃虚弱** 形体枯瘦,食欲不香,食后腹胀,精神萎靡,肢体倦怠,乏力,少气懒言,面色萎黄无华,目无光彩,大便溏薄。

3. **胃燥津亏** 消渴,形体消瘦,咽干口臭,口渴引饮,多食善饥,倦怠乏力,大便干结,小溲短赤,舌红苔少而干。

4. **肝火炽盛** 形体消瘦,头晕目眩,口苦目赤,胁痛不舒,心烦易怒,小便短赤,大便燥结。

5. **肺肾阴虚** 形体消瘦,午后颧红,五心烦热,舌红少津,咳嗽痰少,或痰中带血,咽干或声嘶,腰膝酸软,骨蒸潮热,盗汗。

6. **肾阳虚亏** 形体羸瘦,面色黧黑,足冷跗肿,耳鸣耳聋,足膝软弱,小便清长,腰脊疼痛。舌淡,苔白,脉弱。

7. **虫积肠道** 小儿面黄体瘦,胃脘嘈杂,时作腹痛,或嗜食异物,大便排虫,睡中磨牙,面部或白睛见虫斑,或腹部按之有条索状物,甚或腹部剧痛而汗出肢厥,呕吐蛔虫。

三、治疗体会

瘦人比较容易诊断,因直观即能看到,由于精、血、津液的亏损,影响人体的正常生命活动,对于老年人来说,也并非"千金难买老来瘦"。那些体重轻、身体瘦的人,其寿命也短。追求纤瘦,以瘦为美是如今崇尚的审美观,但过分的瘦弱会对身心健康造成影响,从健康的角度考虑,瘦固然能避开因肥胖带来的疾病,其实体重过轻也给身体带来危害。

增重不等于增肥,因为人体重量来自骨骼、肌肉、脂肪、内脏以及水分,可以合理增加的只有脂肪与肌肉。健康增重其意义应该注重在肌肉上,而脂肪的增加超过一定比例后会对身体产生不良影响,尤其是心血管疾病。所以增肥要注意增加肌肉的重量,才能达到身体健康。

1. **方名** 党参增胖汤。

2. **组成** 党参 20g,枸杞 20g,熟地 15g。

3. **方歌** 党参增胖杞熟地,善治消瘦疲乏力,气血阴阳共调补,收膏泡服增重易。

4. **功效** 补益气血,强壮身体。

5. **主治** 身体虚弱,消瘦,体重轻,疲倦乏力。

6. **用法** 以上方药物比例,水泡服,或熬膏后以开水冲服。

7. **加减** 若气短乏力加黄芪 30g。

8. **使用注意** 若身体肥胖者不宜使用。

9. **体会** 在多年的临床实践中,笔者发现党参能增肥,使人长胖,所以凡体瘦之人,党参应为首选。根据个人临床体会,在所有中药中,以党参的增肥作用最佳。

古方中常用人参补气,现临床多以党参代之,但如果不能承受长胖,则可以太子参代替党参以免长胖。尤其是现在的儿童,胖儿较多,不要轻易选用党参补气。若需要长胖者,以党参配伍枸杞子泡水服,效果良好。现在人们常说吃中药容易长胖,主要的药物就是党参,这是笔者通过多年的临床得出的认识。方中熟地比较滋腻,一般不宜量大,也不要使用时间过长,以免影响食欲,反而导致后天生化之源受损。枸杞子这味药在《神农本草经》中记载,具有轻身的作用,根据临床应用来看,若消瘦可以使之增肥,而当肥胖之人使用以后,又能减肥,也就是说,此药具有双重作用。

在治疗体瘦方面,多数情况下应选用具有补益作用的药物,而补益有气血阴阳之分,而要达到增肥,主要应以补益气血为主,重在补气,所以选用药物也要从此入手。笔者发现黄芪对此也有双重作用,体瘦者可以长胖,体胖者可以使之瘦,关键是配伍问题,若配党参、熟地则会增胖。

四、预防调摄

1. **注意饮食调节** ①不要挑食。②规律饮食。③少吃腌制食物。④少吃生冷、刺激性食物。⑤少吃油炸食物。⑥营养应丰富。⑦少量多餐。⑧可吃夜食。

2. **保证足够睡眠**　每天要有八到九个小时的睡眠时间,不要熬夜。民间谚语"困猪长肉",讲的是猪睡眠多容易长胖,对于人来说也是如此。睡眠充足,胃口就好,而且也有利于对食物的消化和吸收。

3. **保持平和心态**　避免遇事就紧张,减少体内热能的消耗。坚持按照自己的增肥计划,坚持不懈,持之以恒。

4. **养成良好习惯**　不要吸烟和喝烈酒,因为吸烟使胃部血管收缩,在影响增肥的同时还影响胃壁细胞的血液供应,使胃黏膜抵抗力降低而诱发胃病。应少饮酒,少吃辣椒、胡椒等辛辣食物。适时运动,促进肌肉锻炼。

5. **注重精神调养**　瘦人由于阴虚火旺,故性情急躁,常常心烦易怒,即人们常说的"瘦人多火"。人平素应加强自我涵养,养成冷静、沉着的习惯,在生活和工作中,少与人争,以减少激怒。

五、病案举例

肖某,本校学生,男。身高 185cm,体重 46kg。身体消瘦,但平时饮食正常。而根据标准体重 =(身高 -100×0.9)的计算公式,该生的体重应该达到 76kg。一天这位同学来到门诊希望用中药增肥,考虑到学生煎药不方便,乃嘱其用上方中的党参、枸杞不拘量随意泡水饮服,该学生连续服用半月后居然长了 6kg,连当时在场实习的学生们也感到非常吃惊,笑称"比猪长得还快"。后继续应用此方,到毕业之时,体重居然达到 65kg,自述肌肉也较以前有力。

肥　　胖

肥胖会导致多种疾病,而很多种疾病也会导致肥胖。任何一种胖,都是因为阴阳失衡,循环不畅,需要从根源上进行调理。遗传虽亦能导致肥胖,但更多的是后天造成,无论是先天还是后天因素所致疾病,都需要调理,减肥瘦身。

看一个人是否肥胖,可以参考上篇"消瘦"的计算方式。肥胖度在 ±10% 之内,称之为正常适中。肥胖度超过 10%,称之为超重。肥胖度超过 20%~30%,称之为轻度肥胖。肥胖度超过 30%~50%,称之为中度肥胖。肥胖度超过 50%,称之为重度肥胖。肥胖不仅令人行动不便,而且危害人体健康,缩短人的寿命,会诱发多种疾病,如高血压、高血脂、冠心病、糖尿病、脂肪肝、胆结石、关节病变、癌症等。女性重度肥胖会影响生殖功能。减肥需要时日,需要耐心。

一、发病原因

1. **遗传原因**　父母单方面肥胖,子女发胖的概率是40%,是一般人的4倍,如果父母都胖,则概率高达80%,是一般人的8倍。双亲肥胖,导致后代肥胖的概率高。

2. **饮食不当**　①摄入不均:摄入脂肪过多,蛋白质、维生素等营养摄入不足,容易令人发胖。②食量过大:经常大吃大喝,暴饮暴食,导致体重节节上升。③食物不精:不恰当地追求高糖、高脂肪、高蛋白饮食,以及喜好零食,经常大量饮啤酒等。④节假因素:面对美食诱惑,导致体重增加。特别是外出用餐,不容易节制饮食。⑤不加节制:经常吃夜宵、吃零食、吃火锅,加上冬衣较为厚重,赘肉藏在里面看不出,所以冬季过去,体重迅速上升。

3. **代谢障碍**　新陈代谢的作用就是移走对身体有负担的东西,当代谢运转不正常,如有些闭经、月经量少的人容易发胖,这是因为代谢环节出现问题。再如爱吃高热量、高油脂的食物,不良生活习惯,也会让新陈代谢变缓慢,热量代谢不良,引起身体发胖。

4. **药物因素**　长期服用某些药物,例如精神科用药、类固醇、胰岛素、口服降血糖药、避孕药等,都会引起肥胖,其中胰岛素最为明显。

5. **睡眠不足**　睡眠不足会阻碍人体代谢碳水化合物,致使血糖浓度升高,体内胰岛素浓度升高,导致人体储存更多的脂肪,激发人体摄取更多的碳水化合物,还会降低具有调节人体脂肪和肌肉的比例作用的生长激素浓度进而变胖。

6. **缺乏运动**　现代社会由于交通工具的发达以及家务劳动的机械化、电气化,体力活动大为减少,常会引起肥胖。一些重体力劳动者由于工种更换,成为轻体力劳动者;或是运动员终止其从事的体育运动,在这种情况下,如不相应地调整饮食,就会造成营养物质过剩,体内脂肪堆积,从而发生肥胖。

7. **水肿虚胖**　一些人身体的排水功能较差,多余的水分在体内积聚就会造成水肿型肥胖。这类人要想减肥,除了多加运动外,在饮食方面要多吃利尿消肿的食物,如冬瓜、芹菜等。

8. **孕产因素**　不少女性一旦怀孕随意吃,发生体重增重。产后由于运动量比平日要少,而且吃得也比平日多,容易变胖。更年期妇女随着年龄渐长,以及激素分泌的改变,比年轻时期更容易发胖。

二、表现特点

综合症状:①体型特征:肥胖者身材外型显得矮胖、浑圆,脸部上窄下宽,双下颏,颈粗短,向后仰头枕部褶皱明显增厚,胸圆,肋间隙不显,双乳因皮下脂肪厚而增大。站立时腹部向前凸出而高于胸部平面,脐孔深凹。②体态笨重:肥胖者活动不便,行动迟缓,往往怕热、多汗、易疲劳、下肢浮肿、静脉曲张,皮肤皱褶处患皮炎等,稍微活动就心慌气短,以致影响正常生活。③呼吸不畅:肥胖的人比正常人需要更多的氧气,因为腹部脂肪增多,导致腹式呼吸减弱,容易出现缺氧的症状,睡时容易憋气,更容易出现打鼾的现象。肥胖又分为单纯性肥胖、继发性肥胖、药物性肥胖。

1. **脾虚湿阻** 形体肥胖,肢体困重,胸闷腹胀,少气懒言,倦怠乏力,胸闷气短,纳差腹满,大便溏薄,舌体胖大。

2. **脾肾两虚** 形体肥胖,疲倦头晕,气短乏力,腰背酸痛,畏寒肢冷,面浮肢肿,大便稀软,甚则形寒肢冷,小便频数,女子带下清稀,男子阳痿遗精。

3. **肝郁气滞** 形体肥胖,精神抑郁,两肋胀痛,胸胁苦满,胃脘痞满,时有呃逆,失眠多梦,女子带下,月经不调。

4. **阴虚内热** 形体肥胖、头痛眩晕、目胀耳鸣,面色如醉,血压升高,肢体麻木,五心烦热。

三、治疗体会

肥胖有单纯性肥胖和症状性肥胖,其外形比较容易判断,尤其是饮食容易导致肥胖,如喜食甜食、贪睡易困、变懒不动、食无规律、容易劳累:与平时相比,近来感到疲劳。减肥,笔者的体会是首先要保证患者的大小便通畅,以利于体内的代谢,也就是给予代谢产物以出路,既要保证患者能够接受食物,又不要出现厌食,以免导致营养不良,还不要伤正气,肥胖症涉及脾、胃、肝、肾等脏腑以及痰、湿、热等邪气,总以祛湿化痰、健脾疏肝为法则。

1. **方名** 山楂瘦身汤。

2. **组成** 生山楂、橘络、决明子、茯苓皮、大腹皮、虎杖、茵陈各15g,玉米须、冬瓜皮、薏苡仁各30g,泽泻10g,莱菔子、生首乌各15g,荷叶50g。

3. **方歌** 山楂瘦身用三皮（冬瓜皮、茯苓皮、大腹皮），决明首乌玉米须，橘荷苡仁泽莱菔，茵陈虎杖轻松剂。

4. **功效** 利尿消肿，通腑瘦身。

5. **主治** 肥胖症。亦用治高血脂、高血压、动脉硬化等。

6. **用法** 水煎服，也可以做成丸剂、散剂、膏滋应用。

7. **加减** 可以加用具有消脂、活血之品，如三棱、莪术，活血药如益母草，但剂量不能太大。笔者发现泽兰、葛花也具有减肥瘦身作用，可以加用。

8. **使用注意** 减肥是一个长期的过程，汤剂一般常人难以持久用药，做成膏剂、丸剂更便于服用和坚持。

9. **体会** 本方是笔者通过多年的临床总结的一首验方。其组方用药原则是通利二便，以保持大小便通畅，进而减肥瘦身。在通导大便方面，既要保持大便通畅，又不能泻下不止，以防损伤正气；在通利小便方面，既要保持小便通畅，又要注意不能通利太过，防止体内水液失去平衡。

肥胖与痰、湿、气虚等有关。若素嗜肥甘，好酒色，体肥痰盛，即肥人多痰湿，采用中药减肥，多从健脾、化痰、祛湿等着手，调整人体各脏腑功能，将人体多余的"痰""湿""瘀"排出体外，恢复人体正常的脏腑功能，从而达到健康减肥作用。用中药减肥可以从根本上解决肥胖问题。由于肥胖跟个人体质有关，所以有的人怎么吃都不胖，而有的人喝水都胖。中药减肥比西药更安全，纯中药没有副作用，控制反弹，也不用节食。在选用瘦身药物时，不能用峻猛之品，以防止损伤正气，要减肥不可操之过急，否则欲速则不达。

生山楂消食，尤能降脂，为瘦身要药。决明子、生首乌通导大便，以利于排出积滞，有利于腑气通畅，促进脂质代谢。玉米须、薏苡仁通利小便，利尿不伤阴，三皮（茯苓皮、冬瓜皮、大腹皮）、茵陈、虎杖、泽泻能够促使体内水湿向外排泄，以利于减轻体重。荷叶为减肥瘦身要药，一般要重用。橘络、莱菔子乃是笔者在临床中发现其具有瘦身作用。上述药物作用平和，具有利尿不伤阴，通便不导泻。结合西医学的认知，生山楂、荷叶、玉米须、茵陈、虎杖、决明子、生首乌具有降脂作用，故此方亦能治疗高血脂、动脉硬化的病证。

四、预防调摄

1. **关于饮食减肥** 饮食要有规律：一日三餐，按时而食，要养成早吃好、午吃饱、晚吃少的饮食习惯,尤其是年龄大的人晚吃少是减肥的关键。早上须吃早餐,否则容易发胖,早餐要注重营养,不主张油腻食物。午餐要吃饱,尽量不吃甜食,要保证充足的质与量。晚餐不宜吃得太晚,应清淡,避免高脂肪、高蛋白质的食物。

2. 不要随意节食 节食会降低人体的抗病能力,有规律的饮食就变得非常重要了。

3. 少吃零食甜食 甜食很容易使人长胖,尤其是青少年不要多吃甜食,同时零食也大多是甜味品,尽量少吃。

4. 适量参加运动 运动可以促进消化系统的正常运转,消耗身体多余脂肪,促进新陈代谢,达到减肥的目的。运动要平衡,既不能过度,也不要运动不足,以免达不到健身的目的。

5. 出汗利于减肥 通过排汗,减轻体重,同时主动出汗可以控制血压,护肤美容,还可以使头脑清晰,增强记忆,使僵硬的肌肉得到缓解,内分泌旺盛,祛除浮肿,促进新陈代谢,促进气、血、水的循环,清除血栓,使心情舒畅,打通经络,分解过剩营养物质,古人告诫"常小劳,勿过度"。

五、病案举例

沈某,女,30岁,已婚,体重92kg,身材极度肥胖,平时感气短乏力,月经量少,行经3天,大便略干,自感活动不便,脉舌无异常,需减肥。黄芪30g,红景天30g,绞股蓝30g,生晒参15g,生山楂20g,益母草15g,玉米须30g,泽泻10g,茯苓20g,茯苓皮15g,泽兰15g,当归15g,川芎10g,香附15g,郁金15g,八月札15g,佛手15g,玫瑰花15g,枳实10g,乌药15g,木香6g,陈皮15g,决明子15g,葛花15g,生首乌10g,薏苡仁30g,延胡索15g,青皮15g,僵蚕15g,荷叶40g,冬瓜皮30g,大腹皮15g,阿胶15g。10剂。木糖醇收膏。

二诊:上方服用40天,体重降至87kg,身体轻松,感觉良好,要求继续用膏。黄芪30g,红景天30g,绞股蓝30g,生晒参15g,生山楂20g,益母草15g,玉米须30g,泽泻10g,茯苓20g,茯苓皮15g,泽兰15g,当归15g,川芎10g,香附15g,郁金15g,八月札15g,佛手15g,玫瑰花15g,枳实10g,乌药15g,木香6g,陈皮15g,决明子15g,葛花15g,生首乌10g,薏苡仁30g,延胡索15g,青皮15g,僵蚕15g,荷叶40g,冬瓜皮30g,大腹皮15g,猪苓10g,枣仁30g,柏子仁15g,合欢皮15g,五加皮15g,阿胶15g。10剂。木糖醇收膏。

三诊：上方又服用 50 天，体重又减轻 5kg，自我感觉良好，身体轻松，无不适。要求继续用膏。

磨 牙

磨牙是指睡眠时习惯性磨牙或白昼也无意识磨牙，在熟睡中磨牙患者本人一般是不知道的，其无意识地磨动牙齿或紧咬牙关，发出嘎嘎的响声，中医称之为龄（xiè）齿。磨牙是小毛病，大危害，会影响情绪、影响睡眠、影响美容、影响食欲、影响同伴、破坏牙齿、引发疾病。

西医认为磨牙破坏了咀嚼器官的协调关系，机体就以增加牙齿的磨动来除去咬合障碍，结果就发生了不由自主的磨牙。

一、发病原因

1. **精神因素** 口腔具有表达紧张情绪的功能，患者心情抑郁、性格内向，情绪激动，惧怕愤怒、敌对抵触等情绪，尤其是焦虑者，若因某种原因无法表现出来，试图通过磨牙的方式来缓解内心的忧郁感。

2. **胃肠疾病** 膳食分配不合理，不仅影响营养的吸收和利用，而且会增加消化道的负担，导致磨牙。

3. **身体虚弱** 如工作压力大，身体疲倦，精神不振，睡眠不佳，会引起磨牙。

4. **寄生虫病** 肠道寄生虫如蛔虫、蛲虫会导致失眠、烦躁和磨牙。

5. **不良习惯** 经常口中咬东西，尤以小儿多见这种情况。或昼夜颠倒，生活无规律，影响睡眠出现磨牙。

6. **发育期间** 因牙龈发痒，很容易产生轻微的磨牙现象。

二、表现特点

综合症状：①磨牙型：磨牙多发生在夜间，晚上睡觉时牙齿上下磨动发出咯吱咯吱的声响，影响旁人休息，即常说的夜磨牙。常为别人所告知，因影响他人，特别是配偶，所以比较受到重视。严重磨牙可使颌面重度磨损，使牙松动、移位，牙龈萎缩。②紧咬型：常有白天注意力集中时不自觉地将牙咬紧，但没有上下牙磨动的现象。③混合型：兼有夜磨牙和白天紧咬牙的现象。

1. **外感风寒**　磨牙,伴发热恶寒,全身疼痛,无汗,舌淡红苔薄白,脉浮紧。

2. **饮食积滞**　睡中磨牙,脘腹痞闷,嗳腐吞酸,不思饮食,大便臭秽或大便秘结,舌红,苔腻,脉滑而实。

3. **心胃火热**　睡中磨牙,消谷善饥,口渴饮冷,口臭,呕吐心烦,舌红苔黄而少津,脉滑数。

4. **蛔虫啮齿**　睡中磨牙,胃脘嘈杂,腹痛时发时止,贪食异癖,面黄肌瘦,或鼻孔作痒,白珠有蓝斑或面部有白色虫斑,舌淡红,苔白,脉弦滑。

5. **气血亏虚**　磨牙,声音低微,面色苍白,头晕目眩,倦怠乏力,少气懒言,或手足麻木,舌淡胖,苔白,脉细弱。

三、治疗体会

磨牙除上述原因外,与压力大,心理焦虑,抑郁愤怒,不良生活习惯,睡眠姿势不当,过度疲劳等有关。磨牙因发出声音,对于夜间发生磨牙者,虽本人并不知晓,但比较容易判断。治疗磨牙,要消除紧张情绪,因磨牙与精神紧张有关。笔者认为尤其与肾的关系密切,因肾主骨,齿为骨之余。通过多年的临床,笔者总结一首治疗磨牙的方子,效果良好。

1. **方名**　补肾止龂汤。

2. **组成**　佩兰 12g,泽泻 10g,山茱萸 15g,茯苓 15g,丹皮 10g,益智仁 10g,藿香 10g,山药 15g,石菖蒲 10g,生地 15g,厚朴 10g,车前子 12g,陈皮 10g,天花粉 15g。

3. **方歌**　补肾止龂藿佩陈,花粉车前益智仁,六味地黄朴菖蒲,善治磨牙效验神。

4. **功效**　补肾固齿,止唾祛湿。

5. **主治**　每当入睡后即出现磨牙,牙齿产生摩擦,发出声响,久之出现牙齿受损。

6. **用法**　水煎服。根据多年的用药体会,有的患者服用 5 服药就能达到治愈的效果,也有的患者服药时间可能长一些。也可以做成丸剂应用。若小儿不愿意服用汤剂,或磨牙时间长,可以做成膏剂应用。

7. **加减**　若肾虚可以加骨碎补 15g。

8. **使用注意**　宜饭后服用。

9. **体会**　补肾止龂汤是按照肾主骨与脾开窍于口的理论选用药物的,齿乃骨之余,肾主骨,故治疗磨牙要顾护脾肾,同时磨牙也与湿浊有关,所以在选方用药方面要围绕肾虚、湿浊用药,一般不用太温燥之品,切忌大辛大热之品,更不能使用上火的药。治疗磨牙,笔者认为应运用补肾、化湿、利湿的药物。所谓龀,是指在睡梦中牙齿发出摩擦声响,长期出现这种情况,会导致牙齿受损,有的甚至会导致舌头受伤。上方以六味地黄丸补肾,因肾主骨,补肾则能固齿。佩兰、藿香祛除脾胃湿浊,芳香醒脾;益智仁开胃摄唾。笔者体会,益智仁是治疗磨牙的主药,配伍佩兰后作用更好,睡梦中磨牙虽不是严重的疾病,但也引起身体的不适。将佩兰、益智仁配伍同用,除用于磨牙外,也具有良好的祛除涎唾的作用。磨牙也属于九窍的病证,故选用石菖蒲。

四、预防调摄

1. **尽量放松心情** 调整心态,缓解压力,在入睡前不做剧烈运动,避免过度兴奋,若过度疲劳,从事精细工作者,也容易导致磨牙,所以要缓解压力,放松心情。同时要改善睡眠环境。

2. **养成良好习惯** 起居有规律,晚餐不宜吃得过饱,特别是小孩应养成讲卫生的习惯。小学生不要咬铅笔等。多吃些含维生素丰富的食物,少吃零食,让牙齿维持松弛。

3. **治疗肠道虫症** 对怀疑有肠道寄生虫者,可在医师指导下进行驱虫治疗,减少肠道寄生虫蠕动刺激肠壁。

五、病案举例

周某,男,60岁,某警备区干部。自述磨牙已经20余年。每当夜深入睡后,即出现磨牙,但本人并不知晓,家人就会将其唤醒,并担心其将舌头咬伤,平日并无任何痛楚。舌脉亦无异常。乃按照补肾、祛湿的组方原则,投以补肾止龀汤,5剂。患者将此5剂药服完以后,从此再无磨牙现象。补肾止龀汤即来源于此病友,后在临床多次应用有效,乃总结为一经验方。

肿　瘤

中医所说的癥瘕、积聚属于肿瘤范畴。《黄帝内经》中的肠覃、石瘕、膈中,《难经》中的积聚,《诸病源候论》中的癥瘕、石疽、石痈及后世所说的石疔、肾岩等都属于肿瘤范畴。汉字中的"瘤",比较形象地体现了肿瘤的特点,《诸病源候论·卷三十一》记载:"瘤者,皮肉中忽肿起,初梅李大,渐长大,不痛不痒,又不结强。言留结不散,谓之为瘤。"这段话是说,肿瘤是逐渐长大的,没有痛痒症状,经过较长时间以后,可能长得很大,不能消退,是因为体内"气血的留结",人体产生的某些不正常物质的滞留,留而不去,故在"留"字上加病字偏旁就成为肿瘤的"瘤"字。"癌",上半部是品字,下半部是山字,上面再加病字偏旁就成"癌"字,是说犹如山岩一样坚硬、难治。

肿瘤分为良性和恶性两大类,癌症为恶性肿瘤的总称,良性肿瘤因表面无包膜而较少有全身症状且手术切除后不易复发,生长缓慢,不向周围组织浸润也不向全身转移,对机体危害较小,如脂肪瘤、囊肿等。恶性肿瘤生长时向周围组织浸润,常有全身转移,全身症状明显,晚期病人多出现恶病质,手术切除后复发率高,对机体危害大。

恶性肿瘤对于人体的危害极大,其疼痛难以忍受,阻塞压迫组织,发生出血,严重影响心理健康,影响相邻器官,会出现远处转移。

一、发病原因

1. **精神因素** 喜、怒、忧、思、悲、恐、惊七种情志活动,在正常情况下是人体精神活动的外在情绪表现,若外界各种精神刺激程度过度或持续时间过长,造成情志的过于兴奋或抑制时,则可导致人体的阴阳失衡,情志失调,忧思焦虑,抑郁不乐,经络阻塞,脏腑功能紊乱,精神情绪过度紧张,忧思焦虑,导致气机失畅,进而诱发癌肿。

2. **外邪因素** 经常受到外邪侵袭,导致身体受损,甚至导致肿瘤发生。

3. **年龄因素** 人过四十而阳气自半,肾气渐亏,脏腑功能进入自然衰退阶段,正气日渐不足产生肿瘤。

4. **遗传因素** 癌毒内生是癌症的始动之因,有癌肿家族史的人容易罹患同一种疾病。

5. **饮食因素** 生活无规律,饮食无节制,如过食腌制食品,生活偏爱吃肉食,会导致肿瘤生长。

6. **气滞血瘀** 瘀血阻滞是肿瘤的主要病因病机之一。王清任《医林改错·膈下逐瘀汤》说"结块者,必有形之血也",说明腹腔内肿瘤包块,可以由瘀血阻滞引起。如果某些原因使血液流行不畅,阻滞在经脉之中,或者溢出于经脉之外,瘀积到脏腑器官里,形成了瘀血,日久不散,就可能生成肿瘤。

7. **排泄不畅** 如经常憋大小便者容易诱发癌肿,长期憋尿,毒素刺激膀胱使其癌变。粪便中的有害物更多,若经常刺激肠黏膜,也会导致癌变。

8. **理化刺激** 受物理和化学刺激致病,诱发疾病。

9. **环境致病** 由于环境的恶化导致疾病,甚至致癌。

10. **生殖因素** 怀孕生育对乳房发育有保护作用,没有生育过程就无法对乳房形成保护,容易患病。

二、表现特点

综合症状:①局部症状:肿瘤形成的肿块,其大小、外形、界限、硬度、表面情况与邻近组织有关,较小的肿块一般不产生症状。肿块可引起局部症状如疼痛、溃疡、出血、感染、梗阻或功能障碍等,使患者感到不适与痛苦,特别是肿瘤压迫与侵犯神经时,会有不同程度的疼痛。②全身症状:肿瘤的全身症状与病期及肿瘤发生的种类、部位有关。早期全身症状一般比较轻微、局限,如不明原因的低热,进行性消瘦,疲乏无力。中晚期由于肿瘤消耗大量营养物质并产生许多毒素,病人陆续出现较明显的全身症状,如体重下降、虚弱、发热、贫血、水肿、腹水、皮肤及关节疾患、广泛脏器转移所致的症状等。

三、治疗体会

肿瘤常见肿块、疼痛、溃疡、发热、转移等。维持生命、减轻痛苦是治疗肿瘤的关键,一般常采用的方法有培本扶正、活血化瘀、祛湿化痰、软坚散结、以毒攻毒、清热解毒诸法,通过增强患者正气,调节阴阳气血,提高抗病能力以防癌治癌。通过多年的临床用药体会,笔者总结一首治疗肿瘤的验方,可以用于手术后、化疗后、放疗后身体虚弱,抗病力下降者。也可以用于肿瘤而失去手术机会而维持生命者。

1. **方名** 红蓝黄白强身汤。

2. **组成** 红景天 30g,绞股蓝 30g,黄芪 30g,生晒参 15g,灵芝 30g,石见穿 30g,菝葜 30g,八月札 15g,莪术 15g,鳖甲 30g,青皮 15g,白蚤休 15g,薏苡仁 30g。

3. **方歌** 红蓝黄白强身汤,灵芝菝葜石见穿,莪术鳖甲青皮薏,蚤休八月调补良。

4. **功效** 补益脏腑,强身抗癌。

5. **主治** 身体虚损,疲倦乏力,精神不振,预防癌肿复发。

6. **用法** 水煎服,也可以此方做成丸药、膏滋坚持应用。

7. **加减** 肿瘤疼痛较重者加延胡索20g,气滞血瘀者可以加当归15g,丹皮10g,赤芍10g。根据散结的特点,还可以加夏枯草20g,猫爪草15g。食道癌者加山慈菇15g,腹部肿瘤加三棱15g,为提高抗病能力,加沙棘15g。临床上还可以灵活选用散结、解毒之品,如大贝母、玄参等,抗癌之品如龙葵、白英、藤梨根、半枝莲、天南星、守宫、蜈蚣、橘核、蟾皮、白花蛇舌草等可以随症加用。

8. **使用注意** 肿瘤病人要时时防止其复发,可以配合其他疗法进行综合调理。

9. **体会** 本方是笔者多年来用治癌肿手术后的培补抗癌之方,系根据肿瘤病人进行放疗、化疗以后,身体虚弱,抗病力下降制定的一首抗癌调补强身方。在用药方面,笔者体会将具有抗癌作用的石见穿、菝葜、三棱、莪术四药同用效果会增强。治疗肿瘤,以采用内外夹攻的方法为佳。内服以扶正固本、活血化瘀、化痰散结、清热解毒为大法,以便纠正体内的阴阳平衡,增强机体免疫功能,抑瘤消瘤;外敷峻烈有毒之品,以求以毒攻毒,化瘤散结。肿瘤病人多有疼痛,在止痛药中,尤以延胡索作用最佳。在熬制膏剂时,以清膏为宜。

方中所选药物根据强身健体,增强抗病力为指导原则选用药物。红景天、绞股蓝、黄芪、白人参培补元气,四药同用,更能增强机体抗病力,故名红蓝黄白强身汤。治疗肿瘤,常用方法有活血化瘀法、化痰散结法、清热解毒法、扶正培本法,红蓝黄白强身汤就是为此而立法组方的,以做成膏剂服用效果更好一些。红蓝黄白强身汤是笔者临床上总结的一首针对癌肿病人而设的处方,尤其适宜于进行了放化疗之后身体虚弱的患者熬膏服药,可以延长生命,并减轻痛苦,提高生活质量。肿瘤患者所用膏方不宜用蜂蜜、饴糖收膏,可以用阿胶、龟胶、鳖甲胶收膏,或用清膏。

另外笔者在临床上发现,患乳腺癌者多是女强人,尤以教师、会计、白领、职业特殊的人容易罹患,这部分人精神压力大,并且在发病之前,多有精神打击,情感受挫,进而发病。笔者多年来主治乳腺癌,采用内外兼治,内服以扶正固本、活血化瘀、化痰散结、清热解毒为大法,外敷峻烈有毒之品,以求以毒攻毒,化瘤散结。

四、预防调摄

1. **做好演变防护**　①未病先防：无论是生活方式，工作作息，时时注意调护，杜绝不良生活习惯以减少肿瘤的发病率。②既病防变：发现肿瘤，积极治疗。③已变防进：在肿瘤早期，体质尚可，正气不虚时，以祛邪为主，中期祛邪扶正并重，晚期扶正为主。总之中医药能提高机体免疫功能，减轻放疗、化疗的毒副作用，改善机体抗病能力，减轻不适症状，改善体质，延长生存期。

2. **消除恐惧心理**　身患癌肿，心理打击很大，尤其是临终病人的心理极为敏感、复杂。人在临终的时候，有孤独、失落感，害怕死亡，渴求保护，希望亲人日夜守护在其床，让病人倾诉内心的恐惧和忧虑。在其病情允许的情况下，尽可能让病人参与一些家庭或社会事务的处理，让病人的自尊心得到满足，从而感到有尊严，感到心情畅快。

3. **注意精神调摄**　稳定的精神状态和良好的情绪活动，可使气血流通，脏腑和谐，从而增强机体的抗病能力，促进身心健康，正如《素问·上古天真论》曰："恬淡虚无，真气从之，精神内守，病安从来。"反之，不良的精神刺激则可削弱机体的抗病能力，干扰脏腑气血的正常活动，直接或间接加速病症恶化。精神调摄不仅有利于肿瘤的康复，亦可预防或较大限度地减轻疼痛的发生。

4. **注意饮食调理**　要根据病人的嗜好、口味，提供易消化、富有营养、富含维生素的食物，鼓励进食，可以少量多餐。肿瘤本身是消耗性疾病，维持良好的营养状况，有助于肿瘤患者承受肿瘤带来的身心压力，有助于保证肿瘤患者承受手术、化疗、放疗等给身体带来的伤害，有助于患者提高机体的抗病能力，促进身体的康复。

5. **禁食致癌食物**　已知一些食物和烹调方法有致癌或促癌作用，肿瘤患者更应禁食禁用，如霉变食品、烟熏食品、盐腌食品、含亚硝酸盐类较高的蔬菜、农药污染的水或农产品以及烈性酒等。

五、病案举例

胡某，女，72岁，肠癌术后12天后，即出现癌肿转移倾向，医院建议立即进行放疗或化疗，患者拒绝西医治疗，乃寻求中医。现卧床不起，食欲差，大便黑便，无腹泻，身体极度虚弱，气短乏力，疲劳，舌质鲜红，苔少，脉沉弦。乃投以红蓝黄白强身汤加味：红景天30g，黄芪30g，绞股蓝30g，生晒参15g，石见穿30g，灵芝30g，菝葜30g，生地15g，石斛15g，麦冬15g，玄参15g，黄精15g，莪术15g，三棱15g，白花蛇舌草30g，龙葵15g，延胡索15g，莱菔子15g，陈皮10g，法夏15g，茯苓15g，炒三仙各15g，鸡内金15g，鳖甲30g。10剂。以此比例熬膏，其后随证加减，坚持服用，1年后复查，所有原来不正常指标均正常，院方觉不太可能，乃调出原始病案对比，原诊断未错，但此病例的确已经康复。

罗某，女，63岁，肺癌晚期，医院认为还有3个月的存活期，建议立即进行放化疗，患者拒绝，希望笔者用中药治疗，乃以红蓝黄白强身汤加味，熬膏服用，至今两年余身体尚好。

不 孕

女性不能受孕者，称为不孕，男性不能生育者，称为不育。凡夫妇同居1年以上，没有采取避孕措施而未能怀孕者，称为不孕症。婚后2年从未受孕者称为原发性不孕；曾有过生育或流产，又连续2年以上不孕者，称为继发性不孕。不孕症会严重影响身心健康，精神情绪异常，引发家庭矛盾，诱发多种疾病，导致脏腑功能失调。

一、发病原因

1. **气血阴阳亏虚** 身体虚弱，气血不和，如多次流产，冲任受损，亦有某些女性崇尚减肥，以为越瘦越好，过度瘦身减肥，尽管骨瘦如柴，还在节食，用减肥药，导致脏腑虚损，功能紊乱，月经量不正常等而诱发不孕症。

2. **气血痰湿阻滞** 如情志失调，气血瘀阻，痰湿停滞，气机不畅致胞脉闭塞，湿热损伤冲任督带，血脉瘀阻于内，两精不能交合以致不孕。

3. **生活规律失常** 快节奏的生活，使人们出现体力不支，如经常上夜班，影响人体生物钟，有些女性通过咖啡来补充自身的精力，而咖啡虽然能提神，但长时间饮用，会导致女性不孕症。

4. **月经前后诸症** 长期月经不调，会影响受孕。女性月经前后周期性出现经前头痛、经前乳胀、经前面部痤疮、经行发热、经行口糜、经行泄泻、经行浮肿、经行风疹块、经行抑郁或烦躁、痛经等一系列不适症状，导致脏腑功能失调而不孕。

5. **生殖器官异常**　先天性发育异常或后天性生殖器官病变,阻碍从外阴至输卵管的生殖通道通畅和功能,妨碍精子与卵子相遇,导致不孕。

6. **妇科疾病影响**　妇科炎症如阴道炎、盆腔炎、子宫内膜炎、宫颈炎、宫颈糜烂等,白带出现异常,如白带增多、色黄、有异味,呈豆腐渣样或水样,外阴瘙痒,不利于精子着床,影响受孕率。也有不重视自身私生活的健康,不洁的性生活,如经期同房,导致盆腔炎而不能受孕。长期炎性刺激使输卵管增粗、变硬,管腔粘连、狭窄,甚至与周围组织粘连,从而影响输卵管排卵功能,及输送精子卵子能力,会导致不孕或宫外孕的发生。亦有因淋病、梅毒、衣原体感染、支原体感染及弓形虫感染等导致者。

7. **不良生活习惯**　长时间的吸烟或被动吸烟,容易造成血管类的疾病,不仅会降低女性身体的正常功能,还会影响女性的正常排卵,从而导致不孕。香烟的烟雾中含有强烈的致癌、致畸物质,吸烟会干扰和破坏正常的卵巢功能,引起月经不调、卵巢早衰和影响卵子质量,吸烟妇女即使怀孕,也易出现流产、非产和死胎。喝酒不利于受孕,酒精可使受精卵发育不健全,受到损伤的精子会影响胎儿在子宫内的发育,引起流产,或导致畸形、低能儿等。

二、表现特点

综合症状:①月经异常:月经周期改变,月经提早或延迟,经量过多或过少,经期延长,有闭经、痛经、不规则阴道出血。②身体虚弱:久不受孕,身体极度衰弱,重度营养不良,出现面色晦黯,腰酸腿软,性欲淡漠,小便清长,大便不实等。③溢乳现象:非哺乳期乳房自行或挤压后有乳汁溢出,溢乳常常合并闭经,从而导致不孕。④不明原因:经各种检查,各项指标均正常,亦无身体不适出现不孕。

1. **肾虚**　①肾气虚证:婚久不孕,月经不调,经量或多或少,头晕耳鸣,腰酸腿软,精神疲倦,小便清长,舌淡,苔薄,脉沉细,两尺尤甚。②肾阳虚证:婚久不孕,面色晦黯,月经后期,量少色淡,甚则闭经,平时白带量多,腰痛如折,小腹冷痛,畏寒肢冷,性欲淡漠,小便频数,舌淡,苔白滑,脉沉细而迟或沉迟无力。③肾阴虚证:婚久不孕,月经先期,量少,色红,腰酸腿软,手足心热,潮热盗汗,口燥咽干,颧赤唇红,头晕耳鸣,舌红而干,脉细数。

2. **肝气郁滞**　精神抑郁,情志不畅,经前乳房胀痛,胸胁不舒,小腹胀痛,烦躁易怒,月经愆期,量多少不定,舌红,苔薄,脉弦。

3. **痰湿阻塞** 素体肥胖,年久不孕,月经后期而量少,甚则经闭,带下量多黏稠,面色㿠白,头晕心悸,呕恶胸闷,食少纳呆,神疲乏力,倦怠嗜睡,大便不实。苔白腻,脉滑。

4. **气滞血瘀** 婚久不孕,月经后期,经量多少不一,经色黯或有血块,经行不畅,经前痛剧,经行少腹或骶骨疼痛,拒按,舌黯,或舌边有瘀点、瘀斑,脉涩。

三、治疗体会

治疗不孕症,主要从调理肾为主,经过多年临床实践,笔者总结一首方子对于不孕不育症均有效果。

1. **方名** 八子种子汤。

2. **组成** 枸杞子15g,车前子12g,五味子10g,覆盆子10g,菟丝子15g,沙苑子15g,蛇床子15g,王不留行12g,熟地15g,山药15g,丹皮10g,山茱萸15g,茯苓15g,泽泻10g。

3. **方歌** 八子种子五子沙,蛇床留行一齐加,六味地黄共入内,不育不孕效果佳。

4. **功效** 补益肾精,种子调养。

5. **主治** 用于不孕、不育症。也用于性功能低下病证,如阳痿、早泄。

6. **用法** 将上方水煎服。但有患者曾经多处治疗,用药信心不足,对此笔者一般改用膏方,以上方熬制膏剂,便于坚持用药。

7. **加减** 宫寒加紫石英,若肾阳虚加淫羊藿、巴戟天、紫河车。为促进受孕,或受孕后保胎,加桑寄生、杜仲、续断、白术、黄芩、香附等安胎药。

8. **使用注意** 方中王不留行一般不宜量太大。根据现在的报道,王不留行有抗早孕的说法,所以一般在应用7剂左右后应将原方中的此药去掉,而初期之所以加用此药,是因为王不留行具有疏通阻塞的精关或输卵管的作用,这样便于排精或受孕。若因为输卵管不通而致不孕,应先通输卵管,可以加用牛膝、当归、路路通等,但在服用活血药期间不能受孕。

9. **体会** 此方实际乃五子衍宗丸、六味地黄丸加沙苑子、留行子、蛇床子组成,故名。八子种子汤能够补肾精,壮阳道,助精神,养真阴,固精关,起阳痿,补肾水,益肺气,止遗泄,利小便,补中寓泻,补而不腻,具有提高精子活动能力的作用,能促进精子生成,促进排卵,促进受孕。若月经不调,求子之法,首先调经。

笔者体会王不留行通络作用好,临床上对于一些闭塞的病证常加用之,如耳闭、鼻塞等。在上方中笔者也常加用莲子,沈金鳌《妇科玉尺·卷一》"治男女求嗣方"有"惯遗精者,去车前,以莲子代之"。笔者一般不去车前子,只添加莲子15g,若肾虚再加女贞子15g,组成为十子(枸杞子、车前子、五味子、覆盆子、菟丝子、沙苑子、蛇床子、留行子、莲子、女贞子),还可加楮实子。古代的调经方中,紫石英乃是常用之品,其走下焦温肾,暖胞宫,为治疗宫寒不孕要药。笔者的临床体会,紫石英也是治疗不孕、不育症的要药,常常加入上方中。

用中药治疗不育不孕有独到之处,根据临床来看,男子要壮阳,女子要滋阴,这是辨性别而施药。当然,男子壮阳是对已婚成年男子说的,其目的就是提高性功能。临床可见部分女性的痛经、月经失调,男性精子质量下降,功能性差等,又会影响受孕。中药的副作用比较小,如果使用得当,对人体几乎不会产生副作用,所以若久不受孕,以中医辨证结合经验用药是有效果的。

四、预防调摄

1. **防治妇科疾病** 妇科疾病如月经不调,痛经,妇科炎症等,这些疾病会影响受孕,平时要预防其发生,若已经发生要及时进行治疗。

2. **注意衣着适度** 避免长期穿紧身裤,以免影响局部血液循环。避免受寒,以免引起宫寒妨碍受孕,现有些年轻人喜欢将肚脐眼暴露在外,将膝关节处的衣服剪开露出,是不妥的,这样容易受寒。

3. **注意饮食调养** 不要吃刺激性食物,多吃海产品,如牡蛎、蛤蜊等贝类,吃补肾助阳的食物如韭菜、莲子、芡实、枸杞等,这些有助于受孕。

4. **采取自我保护** 如防止辐射,防止身体过于暴露,某些接触有毒物质和特殊工作的人,应采取认真的措施,自我保护,使不孕的因素减少到最低。

5. **注意保护身材** 过度肥胖不利于怀孕,因肥胖会破坏女性内分泌,也会阻碍排卵,还会引发各种健康问题,例如高血压、糖尿病、心脏病等,这些疾病也可能造成妇女不孕。盲目减肥也会导致不孕,因有可能导致内分泌失调、月经周期紊乱、排卵停止。过度节食所带来的营养不均衡,脏腑功能失调也会影响到生育能力。

五、病案举例

李某,笔者外甥女,婚后3年未孕,曾多方服药,但一直未能受孕,检查男女双方未见生殖器方面的异常,笔者返乡后求诊,乃投以八子种子汤,嘱其月经干净后开始服药,排卵期停服,服药 10 剂后即怀孕,后生下一对女性双胞胎,家人甚是高兴。

王某,笔者堂妹,婚后 4 年未孕,身体虚弱,曾服多种中药无效,乃来汉求诊于笔者,投以八子种子汤,10 剂,熬制膏滋服用,膏滋服完即受孕,后产下一对双胞胎。

附:不育

不育是指夫妇同居未采取避孕措施两年以上,女方检查正常,男方无生育者。本病称为"无嗣"。男性不育的原因有多种,如阳痿、早泄等,患者精神压力大,造成一系列的连锁反应,如缺乏自信、夫妻失和等。

一、发病原因

1. **肾气亏虚** 性生活过频,肾气虚弱影响精子数量和质量,如精液异常,无精、弱精、少精、精子发育停滞、畸精症等。

2. **疾病所致** 如尿道炎、睾丸炎、输精管炎、附睾炎、输精管堵塞、睾丸发育不全,以及性功能障碍、精索静脉曲张是常见不育症的诱因。男性患阳痿、早泄后,阴茎不能勃起或勃起不坚,以致不能性交,可直接导致不育。男性射精后精液量异常偏少,会直接影响受孕率。

3. **吸烟酗酒** 男性吸烟往往会使精子减少,如果每天吸烟 20 支,吸烟男性的精子存活率仅为不吸烟男性的 50%,并有可能出现畸形精子,从而导致不能生育或生下的子女有先天性畸形。酒精可使受精卵发育不健全,受到损伤的精子如果受精,则常会影响胎儿在子宫内的发育,引起流产,或导致畸形、低能儿。一般在受孕前 3 个月就要停止饮酒。

4. **器官异常** 人体器官异常会导致不育,如性成熟障碍,男性化不足、睾丸萎缩、小阴茎,都会直接影响受孕。

此外,与肝气郁滞、湿热下注、气血两亏、瘀血阻络等因素有关。现在还认为与环境因素、饮食健康、不良习惯等因素有关。

二、表现特点

综合症状:①射精疼痛:射精疼痛伴有排尿困难,有些男性就不愿射精或排尿,也就引起了男性不育。②阳痿早泄:在性生活中,如果男性的阴茎不能正常勃起或勃起不坚,对性交就会产生严重的影响,以至于不能射精而引发不育。早泄造成夫妻生活不能完成,也会引发不育症。③精子异常:无精症、精液过少、弱精症、早泄、精液不液化、血精,这些均可导致男性不育。

1. **肾气亏损** ①肾精不足:婚久不育,精子减少,活动力低下,或精子畸形率高,阳痿早泄,射精无力,头晕耳鸣,面色少华,腰膝酸软,神疲乏力,舌淡苔白,脉弱。②肾阳虚弱:婚久不育,性欲减退,阳痿早泄,精子数少,成活率低,活动力弱,或射精无力,形寒肢冷,腰酸腿软,疲乏无力,小便清长,夜尿多,舌质淡,苔薄白,脉沉细。③肾阴虚损:婚久不育,射精过快,遗精滑泄,精液量少,精子数少,畸形精子较多,头晕耳鸣,两目干涩,神疲乏力,心悸健忘,寐差梦多,口燥咽干,手足心热,腰膝酸软,舌质红,少苔,脉沉细。

2. **气血两虚** 婚久不育,性欲减退,阳事不兴,或精子数少,成活率低,神疲倦怠,面色无华,心悸头晕,失眠多梦,舌质淡,苔薄白,脉沉细无力。

3. **肝气郁结** 婚久不育,或精液异常,或阴茎勃起坚硬,交而不射,伴少腹及睾丸胀痛,烦躁易怒,或情志抑郁,梦中遗精,胸胁胀满,善太息,舌质淡红,苔薄白,脉弦。

4. **痰湿内阻** 婚久不育,精子密度过高,形体肥胖,神疲乏力,胃纳不佳,口中黏腻,大便溏薄,性交射精不畅,舌质淡,苔白腻,脉细滑。

三、治疗体会

不育症最主要的原因是肾虚而致肾精不足,活力低下或无精症;或肝郁导致阳痿早泄;脾虚湿盛所致精液不液化而精子活力低,而湿多则精不纯。肾虚、肝郁和痰湿三者既可单独为病,亦可相互为害。笔者常以五子衍宗丸(加莲子、蛇床子、女贞子、金樱子、留行子以之为十子)合六味地黄丸加鹿角霜、杜仲、续断、淫羊藿、巴戟天等组方熬制成膏滋应用。重在补肾,以六味地黄汤为主,精子活力低下者加温肾药物。精子数目偏少者,滋补肾阴以生精,加桑椹子、黄精、制首乌等。灵活选用紫河车、龟板胶、海马等以促使睾丸生精。若精液不液化,当宜化痰。

四、预防调摄

1. **养成良好习惯** 生活有规律,戒烟限酒,少吃过于刺激性食物。注意对睾丸等生殖器官的保护,如不宜长时间骑自行车、泡热水澡、穿牛仔裤等。杜绝不良习惯,如手淫。性生活过频会影响精子生成。

2. 预防各种疾病　危害男性生育能力的传染病,如流行性腮腺炎、性传播疾病等会影响生育,应切实注意防范。若发现睾丸病变如肿大、变硬、凹凸不平、疼痛等,应及时诊治。

3. 加强自我保护　做好职业防护,如经常接触放射性物质、高温及毒物,应避免睾丸部位温度高,影响精子的产生。

4. 注意锌的摄入　锌元素可以维持和助长男性性功能,提高精子数量,而缺锌会使男性性激素分泌减少,使性功能不全、睾丸缩小,影响精子的生成、成熟。

乳 腺 增 生

乳腺增生是以一侧或双侧乳房胀痛,并随月经潮止加重、减轻,有明显的结节、肿块为主要表现的乳房疾病。乳腺增生是女性最常见的乳房疾病,其发病率占乳腺疾病的首位。若失治会诱发其他更严重的疾病。本病属中医“乳癖”范畴。乳腺增生患者常常会影响个人情绪,如紧张、焦虑、生气、发怒、抑郁等,经前经后呈持续性疼痛,影响月经异常,如出现月经前后不按期,痛经,月经量少或色淡等。乳腺增生与癌变有一定的关联,常常引起患者的担心和恐慌。

一、发病原因

1. 肝气郁结　百病生于气,妇人多郁善怒,情志变化最显,长期情绪郁闷,不良精神因素刺激,气结则血亦结,瘀血痰结,郁久成积,气血不行而成乳癖、癥瘕。故治疗乳腺增生要重视行气祛痰化瘀。

2. 压力过重　精神紧张,过于激动,使本来应该复原的乳腺增生组织得不到复原或复原不全,久而久之,便形成乳腺增生。

3. 不当服药　长期服用含雌激素的保健品、避孕药,也可能引发乳腺增生。

4. 生活失调　生活无规律,劳累、疲倦等诱发乳腺增生。多次人工流产也易诱发乳腺增生。

5. **家庭因素**　如婚姻不协调,家庭不和睦会导致情感异常,诱发乳腺增生。单身女性易患乳腺增生。

6. **肾气虚弱**　肾虚则冲任失调,气血瘀滞于乳房、胞宫,致乳房疼痛而结块。

7. **饮食因素**　饮食结构不合理,如高脂、高能量饮食导致脂肪摄入过多,饮酒和吸烟等不良生活习惯会诱发乳腺疾病。患有高血压、糖尿病的患者,容易使女性出现内分泌失调,导致乳腺增生。

二、表现特点

综合症状:①全身症状:乳房肿块,身倦无力,少腹疼痛,伴有头疼、紧张、腰酸、失眠、便秘等,月经来后症状逐渐消失。②乳房疼痛:多为胀痛或刺痛,可累及一侧或两侧乳房,疼痛严重者不可触碰,月经前乳房胀痛明显,月经过后即见减轻并逐渐停止,下次月经来前疼痛再度出现。③月经失调:兼见月经前后不定期,量少或色淡,可伴痛经。④乳头溢液:少数患者可出现乳头溢液,为自发溢液,草黄色或棕色浆液性溢液。⑤情绪不稳:患者常感情志不畅或心烦易怒,每遇生气、精神紧张或劳累后加重。⑥乳房肿块:肿块可发于单侧或双侧乳房内,单个或多个。肿块形状有片块状、结节状、条索状、颗粒状等,其中以片块状为多见。肿块边界不明显,质地中等或稍硬韧,与周围组织无粘连,常有触痛。肿块大小不一,小者如粟粒般大,大者可逾 3~4cm。乳房肿块也有随月经周期而变化的特点,月经前肿块增大变硬,月经来潮后肿块缩小变软。

1. **肝郁气滞**　乳房胀痛,结块,经前加重,经后明显减轻,伴烦躁易怒,两胁胀满,月经经期紊乱,痛经,舌质淡红或紫,舌胖边有齿痕。

2. **痰瘀互结**　乳房肿块,呈现多样性,边缘不清,质韧,乳房刺痛,伴痛经,或月经延期;舌黯红或青紫或舌边尖有瘀斑,苔薄白,脉弦滑。

3. **冲任失调**　乳房肿块,月经前加重,经后缓减,乳痛较轻,或无疼痛;伴有腰酸乏力,神疲倦怠,月经先后不定期,量少色淡,甚或闭经;面色晦黯或有黄褐斑,夜寐多梦,舌淡苔白,脉沉细或濡细。

三、治疗体会

乳腺增生多见于肝郁气滞和冲任不调者,肝气郁结常见月经先期或行经期乳房肿痛,随喜怒消失,一侧或双侧可扪及大小不等的串珠状结节,肿块多为绿豆大小状,或成粗条索状,质韧不坚硬,按之可动,不与深部组织粘连。常常伴随有胸闷嗳气,精神抑郁,心烦易怒,乳房肿块,经前或经期疼痛加重,经行后减轻或消失,经痛不剧,经量少,身倦无力,腰酸肢冷,少腹畏寒,日久失治者,少数可发生癌变。

对于乳腺增生,总的治疗原则是疏肝解郁,活血化瘀,散结止痛。因肝郁气滞,横逆脾土,脾失健运,聚湿成痰,又由于气机阻滞,血行不畅,经隧不利,乳络闭阻,气滞血瘀,凝结成块,导致痰、气、瘀互结而成乳癖,不通则痛。通过多年的临床体会,笔者总结一首治疗乳腺增生的经验方。

1. **方名** 疏肝散结汤。

2. **组成** 枳实10g,大贝母15g,八月札15g,僵蚕15g,当归15g,延胡索15g,玫瑰花15g,生山楂15g,丝瓜络30g,橘核15g,川芎10g,赤芍药10g,夏枯草15g,佛手15g。

3. **方歌** 疏肝散结枳贝札,蚕归延胡玫瑰楂,瓜络橘核芎芍夏,乳腺增生佛手抓。

4. **功效** 疏肝理气,化痰散瘀。

5. **主治** 乳癖(乳腺增生),乳房胀痛,尤以行经前表现明显。亦用于肝气郁结心情不畅,胁肋疼痛,月经不调。

6. **用法** 水煎服或熬制成膏剂服用。

7. **加减** 若肝郁明显可以加香橼、柴胡等;结节、硬块明显者加菝葜、石见穿、猫爪草、天花粉、乌药、荔枝核等;疼痛较重者加三棱、莪术等。

8. **使用注意** 乳腺增生用药需要耐心,上方以熬制膏滋应用更好,因此病用药周期长,服用膏滋便于坚持。

9. **体会** 由于乳腺增生与气滞、血瘀、痰凝有关,应行气疏通为先,同时注意化痰,使痰去而气顺血行。①肝郁则致气滞:妇人多郁善怒,情志变化最显,气结则血亦结,气血不行而成乳癖,故而强调调肝解郁。②痰瘀互结为患:痰浊、瘀血两者既是病因,又为病理产物,瘀血痰结,郁久成积,则成癥瘕。痰瘀互结,毒损乳络而成乳癖,要疏通为先,先去痰浊,后去瘀血;祛痰为主,化瘀为辅,使痰去而气顺血行,故而重视祛痰化瘀。③给邪气以出路:治疗乳腺增生还要给邪气以出路,可以采用祛邪方法,微汗以使邪出肌表,缓泻以使邪出肠腑,淡渗以使邪出溲尿,凉血以使邪出营血。

笔者的体会，八月札（预知子）乃是治疗乳腺增生的要药，其疏肝解郁作用好，散结作用亦佳，如果配合外用药效果更好。现在治疗乳腺增生，很多人忽视了用外用药。在外用方面，笔者有一首经验方，命名为甲状腺肿大外敷散，原载于《方药传心录》，此方对于其他部位肿块也有效。药用姜黄50g，白蚤休50g，黄药子50g，延胡索50g，大黄50g，三棱50g，莪术50g，天花粉50g，乳香50g，没药50g，细辛30g，樟脑20g，肉桂20g。此方若用于乳腺增生，去掉黄药子，再加天南星100g，研粉用醋调外敷乳腺增生的病变部位，每次外敷时间不超过3小时，连续应用，若出现皮肤痒，起疹子则暂停用外敷药。坚持应用，消除肿块有良效。

四、预防调摄

1. **保持心情愉悦**　要保持良好的精神状态，少生气，少发脾气。女性情感一般较敏感，因情绪不稳定、忧郁、焦躁和思虑过度，会直接影响激素分泌。心情好，气机畅则有利于疾病康复。人逢喜事精神爽，良好的心态具有积极的影响。心情愉快，性格开朗，不仅可以增强机体的免疫力，而且乳腺不会受到刺激而出现增生，已增生的乳腺也会因心情畅快而逐渐复原。

2. **和谐性爱生活**　和谐的性生活能调节内分泌，增加对乳腺的保护力度和修复力度。性爱也会刺激雌激素分泌，调节阴阳平衡，加速血液循环，避免乳房因气血运行不畅而出现增生。

3. **注意饮食调节**　均衡营养，粗粮、细粮搭配，尽量少吃辛辣、油炸食品，多吃青菜、水果和富含纤维素的食物。少饮用或食用咖啡、酒，以及可可、巧克力，这类食物中含有大量的黄嘌呤，会促使乳腺增生。

4. **保持适量活动**　适量活动有助于保持健康的体格，减少疾病的发生，适量活动能调节心理平衡、消除压力和改善睡眠，人体通过流汗排出体内的毒素，可以减少精神、心理紧张因素。还要保持大便通畅，因大便不正常会加重乳房胀痛，给患者带来不良刺激。

5. **保证充足睡眠**　保持良好的生活习惯，不要熬夜，尤其是在子时（23:00—1:00）此时能进入深度睡眠对人体有益，一旦此时不睡，肝脏就会逐渐失去动力，解毒功能也会直线下降，各种毒素排不干净就会直接影响身体健康。作息不规律会使激素分泌紊乱，加重乳腺增生。

6. **不要疲劳过度**　如果因为房事或者劳力过度，会伤到元气，时间久了会伤到脾胃,也会导致肾虚,这样内分泌失调容易引起乳腺增生。

7. 积极调理月经 乳腺增生的发生与月经有关,月经不调者积极调理,减少乳腺受到不良刺激。临床发现月经周期紊乱的女性比其他人更易患乳腺增生。

五、病案举例

张某,45 岁,患双侧乳腺增生 5 年,有硬结,稍触及即疼痛,多方治疗效果不显,患者情绪低落,时时怀疑恶变,睡眠不佳。乃投以上方疏肝散结汤,配合外用药外敷。连续用药 1 个月后,增生的乳腺明显减小,疼痛消失,情绪稳定,患者希望用膏方巩固,乃将上述内服药做成清膏善后。

月 经 不 调

月经不调是妇科常见疾病,表现为月经周期或出血量的异常,可伴月经前、经期时的腹痛及全身症状。可见于器质性病变或是功能失常,一些全身性疾病也会导致月经失调。患有子宫肌瘤、囊肿,或人工流产手术等可引起月经不调。月经异常会影响患者情绪,造成心理紧张,多思善恐,导致贫血,引发疾病,诱发不孕,全身功能失调等。

一、发病原因

1. 情绪异常 长期的精神紧张、压抑、压力大、生闷气、遭受重大精神刺激和心理创伤,导致月经失调或痛经、闭经。尤其是肝郁气滞,肝失条达,导致气机阻滞,月经异常。

2. 饮食失调 饮食结构不合理,摄入的营养不足,或过度节食,盲目节食,追求身材苗条导致经期紊乱,或偏嗜辛腻,影响月经来潮,甚至经量稀少或闭经。

3. 寒冷刺激 经期受寒,如饮用冰水,或涉水受寒,或受到冷刺激,寒凝血滞,引起月经过少甚至闭经。尤其是一些年轻女性在寒冷季节将肚脐眼裸露在外面,更容易受到寒冷的刺激导致宫寒,出现月经异常。

4. 身体虚弱 气血亏虚,劳倦过度,或脾失健运,化源不足,导致月经失调。

5. **不良习惯**　如生活习惯不好,作息混乱,或饮酒者更容易出现月经不调。吸烟也会引起月经不调。

6. **环境改变**　如经常变换驻地,出差等导致月经失调。

7. **肾气亏损**　因房劳过度,伤及肾精,肾阴不足,导致月经异常。

二、表现特点

综合症状:正常的月经出血量在 20~60ml 之间,超过 80ml 则为月经过多。月经量过大或过少,行经时间过短或过长,周期不规律,经血有异味,闭经,均为月经不调。

1. **阴虚血热**　月经先期,月经量不多,甚至减少,色鲜红,质稠,手足心热,心烦失眠,面色潮红,盗汗,口干。

2. **阳盛血热**　月经先期,月经量多,色鲜红或紫红,烦躁易怒,面赤口渴。

3. **气血亏虚**　月经色淡,质清稀,面色苍白,心悸气短,失眠多梦,神疲乏力,食欲不振。

4. **肾虚不固**　月经先期,月经量或多或少,色黯淡,质稀薄,腰脊酸痛,腿脚无力。

5. **肝气郁滞**　月经后期,量少色黯有块,排出不畅,伴有少腹胀痛,乳胀胁痛,精神抑郁。

6. **宫寒血凝**　月经后期,量少色黯,有块,或色淡质稀,小腹冷痛,喜温喜按,得热则减,或畏寒肢冷,小便清长,大便稀薄。

三、治疗体会

正常月经应该是:①月经期:多数人的月经期持续 3~5 天,但少至 1~2 天,多至 7~8 天也属正常范围。②月经周期:从月经来潮的第 1 天到下次月经来潮的第 1 天称为一个月经周期。绝大多数人在 28~35 天之间,但也有少数人短至 20 天或长达 45 天一个周期,在上述范围内,只要月经有规律,均属正常现象。③月经血特点:月经血的特点是不凝固,呈黯红色。月经血中除血液外,还含有子宫内膜脱落的碎片、子宫颈黏液及阴道上皮细胞等。④月经血量:正常月经期的月经血量为 20~120ml,多数为 50ml,以月经来潮的第二三天最多,以后逐渐减少。⑤月经期表现:多数女性在月经期无明显症状,少数会有乳房发胀、头痛失眠、心慌、下腹胀痛和情绪不安等。

月经异常,可有多种表现。①月经提前:月经提前指平时月经周期正常,突然出现月经周期缩短,短于 21 天,而且连续出现 2 个周期以上,但月经量正常。以血热多见。②月经推迟:平时月经规律,月经错后 7 天以上,甚至 40~50 天才来月经,并连续出现两个月经周期以上,但月经量正常。以血寒多见。③经期延长:月经周期正常,经量正常,但经期延长,经期超过 7 天以上,甚至 2 周方净,但不是崩漏。④月经量多:经期每日的失血量多于 80ml,或月经量较以往明显增多,称为月经量多。⑤月经量少:月经周期基本正常,经量明显减少,甚至点滴即净,或经期缩短不足两天,经量亦少者。若身体虚弱,精血不足亦可见月经量少。⑥月经中期出血:又称经间期出血、排卵性出血。指两次规律正常的月经周期中间出现的出血。⑦月经先后不定期:月经有时提前,有时延后,无规律,周期或短于 21 天,或长于 35 天。⑧绝经后阴道出血:指月经停止 6 个月后的出血,常由恶性肿瘤、炎症等引起。⑨闭经:指从未来过月经或月经周期已建立后又停止 3 个周期以上。治疗月经不调,根据辨证论治的原则,分型较多,不便于把握。笔者认为治疗此病重在调理气血,通过多年临床,笔者总结一首经验方。

1. **方名** 香附调经汤。

2. **组成** 香附 15g,玫瑰花 15g,当归 15g,白芍 15g,佛手 15g,川芎 10g,郁金 15g,木香 6g,延胡索 15g,乌药 10g,生山楂 15g,枳实 10g。

3. **方歌** 香附调经花归芍,佛芎金木延乌药,山楂同入须生用,枳实共煮月经调。

4. **功效** 行气活血,调经止痛。

5. **主治** 月经不调,痛经,闭经以及胸胁疼痛,胀满不适。

6. **用法** 上方水煎服,也可以做成丸剂、膏剂内服。若长期月经不调,应用膏方作用更好。

7. **加减** 气郁可加橘络、柴胡;若气郁又兼脾虚,可与逍遥散同用。若瘀滞稍重加月季花;若经血多加茜草;经血少加益母草、泽兰;疼痛较甚加徐长卿;出血多又疼痛甚者加三七。若月经提前,为热邪所致者,加黄芩等以清热;若月经推迟,为寒邪所致者,加干姜等以散寒;若经期延长,为气不摄血,加黄芪、白术等;若月经量多,因瘀血所致者,加丹参、丹皮等活血;若月经量少,为气血亏虚者,加黄芪、生晒参等补气血;若月经中期出血,加止血药如三七等;若月经先后不定期,根据具体病证,加解郁、活血、补血等。

8. **使用注意**　行经期间应减量服用,因方中有活血药物,以防加重出血。

9. **体会**　香附调经汤是笔者通过多年的临床总结的一首治疗月经不调的方子,对于寒热虚实病证均可以加减使用,对于少女的痛经、闭经有良好的作用,尤其是当快要行经之时,因精神紧张罹患此病者,如学生遇到临近考试来月经,或受到意外刺激,或喜爱吃寒凉食物等导致应行经而不行经者,此方有良好效果。

全方选药以行气为主,因为月经不调对于青年女子而言,更多为气机阻滞所致,一般认为女子以血为本,但对于青年女子的月经问题,笔者认为主要还是气机不畅所致,故选用重在行气,兼用血分之药,使气机调畅,疼痛就会缓解。所谓调经而不理气,非其治也。调经之时,要兼顾脾胃,笔者最喜用佛手、木香。

治疗痛经的药物很多,以选用药性平和者为宜。笔者体会选药不能太猛烈,以选用诸如生山楂、枳实、佛手、玫瑰花等为宜。一般不要轻易选用动物药物,如土鳖虫、穿山甲。只有当出现闭经等严重征象者方可以用虫药,药量也不能过大。少女在生长发育期间,若大剂量使用通经药,而带来的麻烦也会不少。调经方面,笔者尤喜用乌药、枳实、木香、香附行气止痛,配伍同用,调气作用更好,尤其是乌药乃是行气要药,其特点是凡心胸、腹部疼痛均作为首选之品,其具有良好的止痛作用,为必用之药。香附、郁金同用,达到气血并治的作用,二药有气中之血药、血中之气药之谓。方中的生山楂是笔者结合张锡纯的认识选用的,乃是治疗月经不调要药。

四、预防调摄

1. **注意营养平衡**　过度节食会导致月经紊乱,由于机体能量摄入不足,脏腑功能受损,影响月经来潮,甚至经量稀少或闭经。追求身材苗条的女性,切不可盲目节食。因过度消瘦直接影响月经的正常周期。嗜烟酒亦引起月经失调。

2. **适当加强活动**　活动有利于促进新陈代谢及血液循环,延缓器官衰老。活动要量力而行,持之以恒,循序渐进,个人可以选择适合自己的活动方法。

3. **保证充足睡眠**　晚餐不宜过饱,晚上不做剧烈运动。睡眠良好,利于行经。

4. **生活要有规律**　应不熬夜,不要过度劳累,因生活无规律会导致月经不调。

5. **注意情绪调节** 如长期的精神压抑、紧张、情绪异常,或遭受重大精神刺激和心理创伤,都可导致月经失调,调节好情绪,精神愉快,消除孤独感,缓解心理压力,并能提高人体免疫功能,有利于使月经正常。

五、病案举例

江某,女,35 岁,已婚。月经先后无规律,月经有血块,色黯,时有腹痛,腰酸,下肢无力,情绪不稳,时烦躁,睡眠不佳,精神亦疲倦,舌质淡,苔薄白,并要求瘦身。以香附调经汤加味收膏。香附 15g,玫瑰花 15g,当归 15g,白芍 15g,佛手 15g,川芎 10g,郁金 15g,木香 6g。延胡索 15g,乌药 10g,生山楂 15g,枳实 10g,黄芪 20g,生晒参 10g,红景天 30g,绞股蓝 30g,夜交藤 30g,太子参 15g,沙苑子 15g,菟丝子 15g,杜仲 15g,续断 15g,怀牛膝 15g,阿胶 15g,冬瓜仁 30g,冬瓜皮 30g,益母草 15g,玉米须 30g,荷叶 30g,蛇床子 10g,路路通 30g。10 剂,木糖醇收膏。患者服用此膏后,感觉良好,此次月经行经 5 天,无血块,无腹痛,自述体重减轻 2kg,要求再用膏滋调理。

痛　　经

痛经亦称经行腹痛,是指行经前后或月经期出现下腹部疼痛、坠胀,伴有腰酸或其他不适,影响生活,妨碍情绪。痛经分为原发性和继发性两类。原发性痛经指生殖器官无器质性病变的痛经,占痛经 90% 以上;继发性痛经指由盆腔器质性疾病引起的痛经。痛经常持续数小时或 1~2 天,一般经血畅流后,腹痛缓解。痛经以未婚女子发病率高,部分原发性痛经患者生育过后,痛经自然缓解或消失。痛经时疼痛难以忍受,常伴有全身症状,容易诱发妇科疾病,导致肤色不好,影响工作学习,影响夫妻生活,严重者导致女性不孕。

一、发病原因

1. **气滞血瘀** 肝主疏泄,调畅气机,舒畅情志,如疏泄失职,经脉阻滞,气滞血瘀,经行不畅,不通则痛。

2. **寒凝胞宫** 感受寒邪,寒凝阻滞,或过食寒凉生冷,导致经血不畅,行经前后或经期,出现下腹及腰骶部冷痛,面色苍白,手足冰冷。

3. **气血虚弱** 素体虚弱,气血不足,或大病久病,耗伤气血,或脾胃虚弱,化源不足,气虚血少,经行血泄,胞脉失于濡养,不荣则痛。

4. **湿热下注** 素有湿热内蕴,或感受湿热之邪,以致气血凝滞不畅,不通则痛。

5. **肾气亏损** 先天肾气不足,或房劳多产,或久病虚损,伤及肾气,肾虚则精亏血少,导致痛经。

二、表现特点

综合症状:经期腹痛,疲惫嗜睡,精神不佳,情绪不稳,胸闷烦躁,失眠易怒,头痛头晕,恶心呕吐,面色苍白,乳房胀痛,注意力不集中。原发性痛经系经过妇科临床检查未发现盆腔器官有明显异常者,指经期前后或行经期间,出现下腹部痉挛性疼痛,并有全身不适,严重影响日常生活者。继发性痛经常由盆腔器官疾病诱发,其发病原因比较复杂,于经前不久开始,延续到整个月经期,至月经干净后才慢慢消失等。

1. **肾气亏损** 经期或经后小腹隐隐作痛,喜按,月经量少,色淡质稀,头晕耳鸣,腰酸腿软,小便清长,面色晦黯。

2. **气血虚弱** 经期或经后小腹隐痛喜按,月经量少,色淡质稀,神疲乏力,头晕心悸,失眠多梦,面色苍白。

3. **气滞血瘀** 经前或经期小腹胀痛拒按,胸胁、乳房胀痛,经行不畅,经色紫黯有块,块下痛减。

4. **寒凝血瘀** 经前或经期小腹冷痛拒按,畏寒怕冷,四肢发凉,腰膝酸软,腰背冷痛,小便清长,夜尿频多,得热痛减,经血量少,色黯有块,畏寒肢冷,面色青白。

5. **湿热蕴结** 经前或经期小腹灼痛拒按,痛连腰骶,或平时小腹痛,至经前疼痛加剧,经量多或经期长,经色紫红,质稠或有血块,平素带下量多,黄稠臭秽,或伴低热,小便黄赤。

三、治疗体会

痛经以伴随月经来潮而周期性小腹疼痛为主要表现特点,根据其疼痛发生的时间、部位、性质、喜按或拒按等不同情况,一般痛在经前多属实;痛在经后多属虚。痛胀俱甚、拒按,多属实;隐隐作痛、喜揉喜按,多属虚。得热痛减多为寒,得热痛甚多为热。痛甚于胀多为血瘀,胀甚于痛多为气滞。痛在两侧少腹病多在肝,痛连腰际病多在肾。痛经的病机以气血运行不畅,不通则痛为主,也可见到血海亏虚胞脉失养的不荣则痛。经过多年的临床,笔者总结一首治疗痛经的验方。

1. **方名**　当归通经汤。

2. **组成**　当归15g,木香6g,路路通30g,延胡索15g,郁金15g,佛手15g,川芎10g,香附15g,玫瑰花12g,赤芍10g,乌药10g,生山楂15g,三七10g。

3. **方歌**　当归通经木香通,延胡郁金佛手芎,香附玫瑰芍乌药,山楂三七止疼痛。

4. **功效**　活血行气,通经止痛。

5. **主治**　女子痛经闭经,以及情志不畅,月经不调,胸胁疼痛,胀满不适。

6. **用法**　水煎服。也可以做成丸剂、膏剂内服。若痛经时间长,服用过许多药物效果不明显者,以熬膏服用更好。

7. **加减**　若气郁可加橘络、柴胡,瘀滞明显加月季花、丹参,寒凝加桂枝,疼痛较甚加徐长卿。

8. **使用注意**　此方与治疗月经不调之香附调经汤基本相似,但更偏于止痛。

9. **体会**　产生痛经的原因有不通则痛、不荣则痛、寒凝则痛等多种原因,所以治疗痛经,要化瘀止痛、养血止痛、散寒止痛。只要气血通畅、气血和畅、寒邪散失,痛经自然就会好转。调理气血为治疗痛经的根本大法。笔者尤喜单用生山楂配伍红糖煎水或泡水饮服,对于缓解痛经的作用很好。在止痛方面,将延胡索、徐长卿、三七配伍同用,止痛作用增强,较单用效果会更好。

四、预防调摄

1. **选药不能太猛**　治疗痛经要结合个人体质,以药性平和者为宜,若痛经时间不长,一般不要轻易选用动物药物,如土鳖虫、穿山甲。以植物药为好,如生山楂、橘络、橘叶、麦芽、佛手、玫瑰花等。

2. **药量不能太大**　因为量大极易损伤正气,若大剂量使用止痛药,虽可缓解一时,而带来的麻烦也会不少,有的甚至加重病情。

3. **注意腹部保暖**　腹部不要受寒,以免寒邪侵袭。不用凉水洗头、洗脚,不要坐卧湿地,经期不能游泳,以免使细菌侵入阴道,引起感染。

4. **注意饮食调理**　经期前及经期宜少吃寒凉、生冷及刺激性的食品,痛经患者如果经期食用辛辣温热食物,容易加重盆腔充血、炎症,或造成子宫肌肉过度收缩,而使痛经加重。

5. 进行适量活动　治疗痛经除了可用药物外,还可采取运动疗法,增强新陈代谢,促进盆腔的血液循环,防止子宫瘀血,从而达到治疗止痛的目的。

五、病案举例

周某,20岁,本校学生。自述从15岁即出现行经下腹疼痛难忍,须睡卧2天,经血色黯,有血块,曾服中药但效果不显,自去年开始行经时伴随乳房胀,烦躁,睡眠不佳。辨证为气滞血瘀,乃投以当归通经汤加味。当归15g,木香6g,路路通30g,延胡索15g,郁金15g,佛手15g,川芎10g,香附15g,玫瑰花12g,赤芍10g,乌药10g,生山楂15g,三七10g,八月札15g,枳实10g,木香6g,益母草10g。连服2周,从此再无痛经。此方对于在校学生煎药不便者,可以熬制成膏剂应用。

～　崩　　漏　～

崩漏是月经的周期、经期、经量发生严重失常的病证,其发病急骤,暴下如注,大量出血者为"崩";病势缓,出血量少,淋漓不绝者为"漏"。可发生在月经初潮后至绝经的任何年龄,但以青春期、更年期妇女更易罹患。其影响生育,危害健康。崩与漏虽出血情况不同,但在发病过程中两者常互相转化,如崩血量渐少,可转化为漏,漏势发展又可变为崩,故临床多以崩漏并称。崩漏如果时间长,会造成贫血,继发感染,女性不孕,导致子宫内膜出现癌变的情况。

一、发病原因

1. 情志异常　暴怒伤肝,气机逆乱;或恐惧过度,精神过度紧张,致使气机升降失常,血海不宁,或情志郁结,血随气乱而形成崩漏。

2. 操劳过度　身体过度劳累,正气不足,不能统摄血液,导致崩漏。

3. 起居失常　生活无规律,昼夜不分,扰乱了人体的生物钟,导致月经紊乱,发展成崩漏。

4. 饮食不慎　不科学的进食,尤其在经期饮食不予节制,过食辛辣刺激性食物,诱发月经异常,导致崩漏。

5. 房事不节　房事不节制,纵欲无度,或房事不谨慎,劳倦内伤,容易耗伤精气,正气虚损。房事过度的人常常出现腰膝疲软,头晕耳鸣,健忘乏力,面色晦黯,小便频数。房事不节可直接、间接引起崩漏,尤其是经期同房,更容易导致月经紊乱出现崩漏。

6. 感受湿热　经期感受湿热之邪,蕴结肝胆,下注冲任,扰及血室,导致经血非时而下出现崩漏。

二、表现特点

综合症状:崩漏可发生在月经初潮后至绝经的任何年龄,崩血量渐少,可转化为漏,漏势发展又可能变为崩,月经不规则,每次出血量比正常状况下多,或是出血时间过长,且血液颜色比正常时深,伴有口渴不已,烦躁失眠,多汗燥热,胸闷气短,食欲不振,腰酸无力。

1. **脾气虚弱**　素体脾虚,或劳倦思虑、饮食不节损伤脾气。暴崩下血,或淋漓不净,经血色淡,面色萎黄,神疲肢倦,气短懒言,纳呆便溏,四肢不温,面浮肢肿,面色淡黄。乃因脾虚血失统摄,甚则虚而下陷,冲任不固,不能制约经血,发为崩漏。

2. **肾气虚衰**　①偏阴虚者:经期无规律,出血量时多时少,质稠颜色鲜红,淋漓不断,头晕耳鸣,颧赤唇红,咽干口燥,心烦不寐,腰膝酸软,手足心热,大便秘结。②偏阳虚者:经期不规律,经血量多,淋漓不尽,色淡质稀,腰痛如折,畏寒肢冷,喜温喜按,小便清长,大便溏薄,面色晦黯。

3. **肝气郁滞**　血色正常,或带有血块,情绪不稳,烦躁易怒,时欲叹息,小腹胀痛。

4. **血脉瘀滞**　七情内伤,气滞血瘀,或因灼热、寒凝等致瘀,离经之血瘀阻胞宫,血不归经而妄行,遂成崩漏。漏下不止,或突然下血甚多,色紫红而黑,有块,小腹疼痛拒按,下血后疼痛减轻,舌质紫黯有瘀点。

5. **血热妄行**　①偏实热者:崩漏下血量多,或淋漓不断,血色深红,质黏稠,气味臭秽,口干喜饮。②偏虚热者:月经不调、量少难停或量多势急,血色鲜红,面色潮红,烦热少睡,咽干口燥等。③偏湿热者:出血量多,或淋漓日久难止,血色深红,质稠,口渴烦热,带下量多,色黄臭秽,阴痒,便秘。

6. **痰湿阻滞**　素体痰湿内盛,或脾湿生痰,下注冲任,阻滞胞脉,血不归经而形成崩漏。

三、治疗体会

崩漏发病机制较为复杂,笔者认为崩漏产生的原因尤以气虚多见,治疗上重在补气,先止血为首务。

1. **方名** 黄芪止崩汤。

2. **组成** 黄芪 60g,三七 20g,地榆炭 30g,炙升麻 10g。

3. **方歌** 黄芪止崩贵益气,升麻蜜制在升提,地榆炒炭加三七,固崩止血见效奇。

4. **功效** 补气固崩,升阳止血。

5. **主治** 妇女崩漏,以不在行经期间,阴道突然大量下血,或淋漓下血不断为主要表现的月经病。

6. **用法** 上述药物一同煎水饮服。也可以熬制膏剂服用。此方用药比较简单,是取单刀直入,更便于药物集中发挥作用。

7. **加减** 以原方应用。若有瘀血块,可以加当归、延胡索。

8. **使用注意** 崩漏病发期间,不能剧烈运动,减少刺激性食物。

9. **体会** 崩漏以青春期妇女,更年期妇女多见。崩与漏虽出血情况不同,但在发病过程中两者常互相转化,如崩血量渐少,可能转化为漏,漏势发展又可能变为崩,故临床多以崩漏并称。

崩漏来势凶猛,笔者认为关键是补气,因气能摄血,同时由于失血过多,气随血脱,所以治崩要以止血为先,以防晕绝虚脱,待血少或血止后,可审因论治,亦即急则治其标,缓则治其本的原则。治疗尤应补气以摄血。

黄芪乃是治疗气虚,固护机体的要药,可以大剂量使用。崩漏止住之后,就是调理的问题了,其用药方面,切忌滋腻药物,此时止血也不宜太过于收涩,以防留瘀。由于失血的原因,所以用药也不能太寒凉。三七乃是止血要药,而止血不留瘀,化瘀不伤正,笔者认为黄芪配伍三七后补气止血,作用增强,地榆炭凉血止血,炙升麻协助黄芪升举。全方配伍虽简单,但重在调整机体,增强体质,从而达到止血固崩之效。

四、预防调摄

1. **注意饮食调理** 对于崩漏的调理,除应用药物以外,提倡使用食物,对于恢复身体健康具有实在意义。失血之后,不宜使用大补食物,饮食要清淡,避免吃生冷、辛辣、油腻的食物,应选用平和之物,缓缓进补,循序渐进,方能达到好的治疗效果。

2. 注意身体保养　崩漏病发期间,不能剧烈运动,尽量减少各种不良刺激。不要参加沉重的体力劳动,睡眠要充足,精神愉快。

3. 注意情志调养　情志异常是崩漏重要的致病因素,要注意劳逸结合,崩漏下血由于过多的失血、气随血耗,身体比较虚弱,出现头晕目眩,心悸气短,倦怠无力等,此时应卧床休息。待流血减少或停止后,根据身体情况,可做轻微活动,且忌过度疲劳。出血期间要注意外阴局部的清洁卫生,禁止同房。

五、病案举例

刘某,女,46岁。半年来每次月经来时,血出如注,达半月之久,有时达20多天,西医诊断为腺肌症,并建议摘除子宫。患者不愿手术,乃求诊于中医。查患者面色苍白,少气懒言,精神不振,舌质淡,苔薄白,脉沉细无力。乃投以黄芪止崩汤。3剂后血止,后以此方调整而愈。腺肌症极易导致血崩症,用中药止血,缓解病证有良好效果。为巩固疗效,强壮身体,乃将上方熬制成膏剂应用,自此再无出现崩漏。患者现已56岁,已绝经。

更年期综合征

女性更年期综合征又称围绝经期综合征,是女性卵巢功能逐渐衰退至完全消失的过渡时期,多发病于45~55岁,持续到绝经后2~3年,少数人可持续到绝经后5~10年症状才有所减轻或消失。其发生是妇女在绝经前后,肾气逐渐衰退,阴阳失去平衡,冲任亏虚,精血不足,天癸渐绝,月经将断所出现的生理变化,或由于精神因素以及其他因素的影响,一时不能适应生理性变化,出现的一系列引起心、肝、脾、肾等脏腑功能紊乱的证候。

更年期会导致脏腑功能失调,性格变异,月经周期紊乱,夫妻关系紧张,也容易发生肿瘤,引发骨质疏松,皮肤容易老化等。

一、发病原因

1. 情志不畅　肝失疏泄,气机郁滞,恼怒抑郁,或心胸狭窄,日久而致气滞血瘀,或脾失健运,痰湿内生,痰浊阻滞而为病。或工作压力大的行业,因为长期持续不断的身心付出,不堪重负,身心俱疲,加之对日常事物的心理感受比较细腻,精神压力大,对生活品质要求高,出现更年期综合征。

2. **肾气亏虚** 素体阴虚,或房劳多产,由于肾气不足,天癸渐绝,冲任脉虚,精血不足,水不涵木而致肝阳上亢。

3. **心肾不交** 肾阴不足,不能上济心阴,或心火旺盛,不能下交于肾,使心肾阴阳水火失去平衡,形成心肾不交,神失所养而现不适。

4. **脾肾阳衰** 素体阳虚或久病及肾,或房劳过度,损伤肾阳,不能温煦脾阳,则出现脾肾阳虚之证。

二、表现特点

综合症状:更年期综合征常常出现忧虑不安,闷闷不乐,欲哭寡言,失眠多梦,烦躁易怒,脸红发热,时时汗出,头晕心慌,多疑多虑,喜怒无常,记忆力减退,注意力不集中等。

1. **心肾不交** 心悸怔忡,虚烦不寐,健忘多梦,恐怖易惊,潮热盗汗,小便短赤,腰膝酸软。

2. **肝气郁滞** 情志抑郁,出现胁痛,易激动,焦虑多疑,乳房胀痛,口干口苦,喜叹息,月经或前或后,经行不畅,小腹胀痛,悲伤欲哭,尿短色赤,大便干结。

3. **肝肾阴虚** 头晕耳鸣,心烦易怒,阵阵烘热,脸红汗出,心悸少寐,五心烦热,腰膝酸软,月经紊乱,面色潮红。

4. **脾肾阳虚** 月经紊乱,量多色淡,形寒肢冷,倦怠乏力,面色晦黯,面浮肤肿,腰膝酸冷,腹满纳差,大便溏薄。

5. **阴阳俱虚** 颧红唇赤,虚烦少寐,潮热盗汗,头昏目眩,耳鸣心悸,敏感易怒,形寒肢冷,月经闭止,性欲减退。

三、治疗体会

更年期综合征的表现最典型的症状是烘热汗出、面色潮红、烦躁易怒、心悸失眠或忧郁健忘等,总以阴阳平衡失调为根本原因,因此治疗时,以补肾气、调整阴阳为主要方法。

1. **方名** 小麦调护汤。

2. **组成** 小麦30g,大枣15g,百合20g,莲子15g,灵芝30g,绞股蓝30g,

黄芪 30g, 生晒参 10g, 石斛 15g, 玉竹 15g, 黄精 15g, 甘草 10g（糖尿病患者不用）。

3. **方歌** 小麦调护平阴阳, 莲枣灵芝参芪上, 百合石斛黄精草, 交藤枣仁玉竹善。

4. **功效** 补益心肾, 平衡阴阳。

5. **主治** 心肾不足, 阴阳失调, 头晕耳鸣, 面色晦黯, 颧红唇赤, 心悸怔忡, 虚烦不寐, 健忘多梦, 恐怖易惊, 咽干口渴, 面色潮红, 潮热盗汗, 五心烦热, 性格变化, 悲伤欲哭, 多疑多虑, 腰膝酸软, 月经紊乱, 量多色淡, 形寒肢冷, 倦怠乏力, 敏感易怒。

6. **用法** 熬制膏剂服用。此方也可以汤剂应用。

7. **加减** 更年期综合征以气阴两虚多见, 临床可以灵活选用红景天、绞股蓝、沙棘等补益气阴之品。

8. **使用注意** 更年期综合征以虚损病证多见, 采用补益之品不宜滋腻, 以防伤及脾胃, 妨碍运化。

9. **体会** 补肾中药可以补充肾精亏损, 调整阴阳平衡, 对于女性更年期以及抗衰老具有明显作用, 因更年期的肾虚, 多为年龄增长、功能衰退、慢性消耗所致, 由于先天不足、体质状况区别, 临床表现不同, 但补肾为重要环节。

本方源于甘麦大枣汤。笔者体会, 若更年期病证较为严重时, 单用一味小麦就有极佳的效果, 应用的方法是将小麦大剂量地煎水或直接泡水饮服。小麦以越陈者作用越好。小麦是治病良药, 食用原粒小麦还能增强记忆, 抗衰老, 入药须用整粒者, 若去掉麸皮则无效。

四、预防调摄

1. **保持心情舒畅** 因更年期是一个正常的生理变化过程, 不必过分焦虑, 要解除思想负担, 保持乐观情绪, 控制自己的情绪, 增加生活乐趣, 注意改善人际关系, 避免工作、精神负担过重, 避免过于疲劳和情绪激动, 避免消极焦虑、恐惧等情绪。

2. **注意饮食调养** 平时应吃一些比较平淡的食物, 尽量不要食用刺激性的食物, 少吃盐, 不吸烟, 虽可以适量喝酒, 但应严格控制饮用量。不要刻意节食减肥, 人上了年纪, 皮肤弹性骤减, 会令人皮肤干枯松弛, 更感衰老, 每天应多饮水, 饮食宜清淡。

3. **适当药物调养** 更年期患者适宜用药调理,有利于身心健康,但用药应注意,清热不宜过于苦寒,祛寒不宜过于辛热,更不要随便用攻伐的药物。

4. **注意起居调养** 生活要有规律,注意劳逸结合,保证充足的睡眠,但不宜过多卧床休息,多参加一些社会活动。在身体条件允许时,应主动从事力所能及的工作和家务,尽量丰富精神生活,增强身体素质。

5. **定期妇科检查** 更年期是妇科恶性肿瘤的高发时期,要定期进行妇科检查,以便及早发现更年期常见的器质性病变,如宫颈癌、子宫内膜癌、卵巢癌、外阴癌,放弃检查就是放弃对自己生命的保护。

6. **适宜进行锻炼** 要注意加强身体锻炼,体育锻炼不仅能促进新陈代谢,还能延缓衰老,不要因晚上睡眠不佳白天便躺在家里睡觉,适宜活动更有利于健康。

五、病案举例

陈某,女,52岁,住兰州,特意来武汉就诊。两年前开始出现失眠,渐次发展到整夜不能入睡,需服大剂量安眠药方能勉强睡上1个小时,服中医药均无效。由于长期不能入睡,精神极差,甚至有轻生念头,面色萎黄。笔者乃告知大剂量应用陈小麦泡水饮服,以养心安神为主处方:小麦30g,大枣15g,酸枣仁60g,夜交藤30g,百合20g,莲子15g,灵芝30g,黄芪30g,生晒参10g,石斛15g,玉竹15g,黄精15g,甘草10g。泡服小麦和服汤剂7剂后,能入睡4个小时,再用原方熬制膏剂服用。半月后,患者告知,已能正常入睡,乃返回原地。

带　下

白带属于阴道分泌物,分为生理性、病理性。正常女子自青春期开始,肾气充盛,脾气健运,任脉通调,带脉健固,阴道内即有少量白色或无色透明无臭的黏性液体,特别是在经期前后、月经中期、妊娠期及产后量增多,以润泽阴户,防御外邪,此为生理性带下。白带的量明显增多,色、质、气味发生异常,或伴全身、局部症状者,称为带下病,又有青、赤、黄、白、黑五色带下,临床上以白带、黄带、赤白带为常见,而且主要以"湿"为表现特点。

西医学中的生殖器官如细菌感染、肿瘤、子宫颈糜烂、癌症组织变性坏死等皆可导致带下病。

一、发病原因

1. **脾虚失运**　运化失职,水湿内停,湿浊下注,约固无力,或脾虚中阳不振,神疲倦怠,四肢不温,湿浊内盛,清阳不升,而为带下。

2. **忧思气结**　情志不畅,压力大,引起脏腑功能失调,损伤脾胃,运化失职,湿浊停聚,流注下焦,带脉失约而致带下病。

3. **肾气损伤**　素禀肾虚,或恣情纵欲,或房劳多产,损伤肾气,气化失常,水湿内停而致带下病。

4. **湿热下注**　因摄生不洁,或使用污染的卫生用品,发生感染,导致白带过多。或湿热毒邪侵袭,或久居阴湿之地,脾虚湿盛,郁久化热,湿热互结,流注下焦而成带下病。亦有肝经湿热下注,或因热毒蕴腐,导致带下赤白。

5. **阴虚夹湿**　素禀阴虚,相火偏旺,阴虚失守,下焦感受湿热之邪,约固无力而为带下病。

二、表现特点

综合症状:带下过多者表现为带下量较平时明显增多,色、质、味异常,或伴有外阴、阴道瘙痒、灼热、疼痛等局部症状。带下过少者表现为带下量较平时明显减少,阴道干涩、痒痛或萎缩。

1. **脾虚带下**　带下绵绵不断,质黏稠,面色不华,手脚不温,食少神疲,面色㿠白,精神疲惫,身体乏力,小腹坠胀,大便溏薄,两脚浮肿,白带量多,色白,质清且稀。

2. **湿毒下注**　带下色黄绿如脓且黏稠,或混浊如米泔成泡沫状,或如豆渣状,同时伴低热、阴部瘙痒、小腹痛、口苦咽干、小便短黄等,白带量多,色黄,质稠且臭。

3. **肝经湿热**　带下色赤或赤白相兼或黄绿色,而且淋漓不断,伴随月经先后无定期、精神抑郁、容易发火、胸胁胀满、口苦咽干等症状。白带色黄绿如脓或混浊如米泔,或脓血夹杂,且腥臭难闻。

4. **肾虚带下**　白带量多,稀薄如水,淋漓不断等。①偏肾阳虚者:头晕耳鸣,腰痛如折,畏寒肢冷,小腹冷感,小便频数,夜间尤甚,大便溏薄,面色晦黯。白带色白或透明如鸡蛋清,或拉丝状,质清稀如水。②偏肾阴虚者:阴部瘙痒,阴部干涩,有灼热感,心烦易怒,头晕耳鸣,心悸多梦,睡眠不佳,口干喜饮,时有烘热,容易汗出,腰痛腿软等。白带量少,颜色为赤色或红色,且质稠。

三、治疗体会

带下病的主要病因以湿邪为主,肝脾肾功能失常是发病的内在条件,任脉损伤、带脉失约是带下过多的基本病机。临床上以白带、黄带、赤白带多见,若湿热明显,以服用汤剂效果好,若带下日久,则以膏方应用为好。笔者常以完带汤合参苓白术散组方用药。

1. **方名**　除湿止带汤。

2. **组成**　太子参 15g,茯苓 15g,土茯苓 30g,猪苓 10g,车前子 15g,泽泻 10g,地肤子 15g,薏苡仁 30g,牛膝 15g,山药 20g,白芍 15g,茵陈 15g,陈皮 15g,白术 15g。

3. **方歌**　除湿止带参三苓(茯苓、土茯苓、猪苓),车前泽泻肤苡仁,牛膝山药芍茵陈,陈皮白术用之灵。

4. **功效**　健脾止带,除湿止痒。

5. **主治**　湿热蕴积下焦,带下病经久不愈,带下色黄量多,质稠味腥,阴部瘙痒。

6. **用法**　水煎服,或以上方熬制成膏滋服用。

7. **加减**　肝经湿热者加龙胆草、黄芩;脾虚湿盛加扁豆、莲子、白果、芡实;阴部瘙痒,加萹蓄;痰湿者宜祛痰燥湿,合二陈汤。

8. **使用注意**　用药症状缓解后,还需继续一段时间用药,以免复发,力求彻底治愈。

9. **体会**　带下病以湿邪为患,其病缠绵,本方以祛湿为主,含有参苓白术散方义,诸药配伍,以达除湿止痒,健脾祛湿之功。治疗带下病始终以除湿为主要治法。临证中带下以白带较多见,黄带间有之;赤带与白带相间者偶有之,青带与黑带则极少见。临证时可视其不同病性病位采取不同的除湿方法。在治疗时,补虚与泻实相结合。无论湿热、湿毒均需配合外洗药熏洗、坐浴,使药物直达病所,收效更捷。坐浴时,笔者一般采用经验方苦参止痒汤:百部 30g,蛇床子 30g,苦参 30g,地肤子 30g,土槿皮 30g,花椒 20g,冰片 2g,芒硝 60g,樟脑 10g。每日 1 次,每次 20~30 分钟,连用 7 日。此方对于阴部瘙痒有很好的作用。每次坐浴 30 分钟,症状消失后再连续用药几天可以达到不复发。

四、预防调摄

1. **保持外阴清洁**　外阴用具专人专用,勤换内裤,用过的内裤、毛巾、盆均应注意卫生。特别注意经期、产后卫生,提倡淋浴及蹲式厕所,尤其不要用公共的坐式厕所。尽量不去游泳池、浴室,最好不用盆浴,以防交叉感染。少在外住宿,自带随身衣物,少用他人或旅馆提供的浴巾、衣物等。贴身衣物要勤洗勤换,并在阳光下晒干。

2. **需要伴侣同治**　如果感染了霉菌性阴道炎,需要夫妻同治,才会有预期的疗效。性生活注意安全和清洁。

3. **注意饮食调理**　饮食不节可造成体虚而致带下,不要过食辛辣、刺激性较强的食物,或饮烈性酒,以免黄色秽浊之液下注。也不要过食生冷,以免损伤脾胃而不能化湿。素体阴虚或湿热偏盛者,应少食或不食辛辣酸味,以免热灼阴液,导致阴虚火旺。

4. **严格控制血糖**　控制血糖,清洗外阴,女性糖尿病人阴道糖原含量高,破坏阴道的自洁功能,易于被霉菌侵害。在控制血糖时,还要注意每天清洗外阴。

5. **不要久居湿地**　经期产后避免水中作业及生冷饮食,以免外湿内侵。

6. **内治外治结合**　治疗带下,应内服药与外用药结合效果才好。

五、病案举例

徐某,女,35岁。白带多3年余,色黄,并外阴瘙痒,妇科检查诊为霉菌性阴道炎,未系统治疗。现反复阴痒,带下量多,如豆腐渣样,时有腰酸痛,少腹隐痛,小便涩痛,尿浊如膏,经行加重,月经量少,有血块,黯红,失眠梦多,大便干,体型微胖。患者要求服用膏滋。乃以除湿止带汤加味收膏。太子参15g,茯苓15g,土茯苓30g,猪苓10g,车前子15g,泽泻10g,地肤子15g,薏苡仁30g,牛膝15g,山药20g,白芍15g,茵陈15g,陈皮15g,白术15g,生山楂15g,益母草15g,阿胶15g。10剂。收膏。并同时使用外用药坐浴,处方:苦参30g,地肤子30g,白鲜皮30g,百部30g,黄精30g,黄连20g,蛇床子30g,芒硝60g,樟脑10g,苦楝皮30g,冰片2g。7剂,每日1剂。内服及外用药后,白带无异常,外用瘙痒消失。

小 儿 体 虚

小儿属稚阴之体,阳常有余,阴常不足。所患病证以实证、热证为多,而虚证、寒证较少,因此一般不适宜进补。如果小儿体虚或有虚证的表现,也可适当进补。

小儿存在着三有余、四不足的特点,即心、肝及阳常有余,表现为容易兴奋,多动嬉闹,情绪不稳,喜怒无常,对各种刺激易于产生过强的反应;而肺、脾、肾及阴常不足,表现为容易患病,以消化系统及呼吸系统疾病尤为突出,如消化功能紊乱、反复呼吸道感染出现咳嗽、肺炎等疾病。

摄食正常的孩子不需要特意服用保健品,只有当出现虚损的情况下才可以选用补益,所以不宜盲目进补。小儿的发育,从身高来说,2~12岁的孩子大致可用公式计算参考,即身高(cm)=年龄×7+70;或身高(cm)=年龄×6+77,若身体虚弱,体质不好,可以结合具体情况进行药物干预。不少父母爱子心切,常擅自给孩子服用滋补品,结果不但未能起到预期的作用,还造成副作用,甚至影响孩子的正常生长发育,应当特别注意。

小儿调养需要遵循无病不用药、无病不乱补、有病不乱用药的基本原则,欲得小儿安,常要三分饥与寒。小儿调理不可太滋腻,否则易导致难分解、难消化、难吸收,如果用重药滋补,则会影响小儿自身内脏功能。

一、发病原因

1. 发育不良 小儿身体瘦弱与先天不足有很大关系,如出生后即容易生病,出现语迟、行迟、智力发育迟,与同龄儿童相比身体瘦弱。

2. 后天失养 ①偏食挑食:一味迎合孩子,喜欢就吃,不喜欢就不吃,家长对小孩偏食不但不纠正,反而迁就,时间一长就会造成营养不均衡。偏食的小儿会营养不足,影响骨骼生长,并使其肠胃脆弱,容易造成积滞和疳证。②多吃零食:小孩吃零食没节制,对肠胃不利,正餐不吃把零食当主食,把饮料当水喝,不但给肠胃带来了负担,也对今后成长种下隐患。应尽量让小儿少吃零食,尤其是饼干、糖果和其他燥热食物。

3. 衣着不当 小儿活泼好动,容易出汗,若没有及时换衣服或抹汗,风一吹,更容易受凉感冒,反反复复,导致体质随之变差,出现虚弱。小儿的衣服应随天气变化而及时增减,注意背部和脚底保暖,因背部是肺的门户,保护背部即不易患咳嗽气喘,而脚底有涌泉穴,涌泉穴受寒导致人体热能不足,不能抵御外界寒气侵犯,所以不要让小孩光脚。

4. 睡眠失常 小儿睡眠时间一般比较长,但很多小儿受到父母影响,有晚睡的习惯,小儿也跟着很晚才睡觉,往往令小儿睡眠不足,而睡眠不好是导致小儿身体虚弱的一个重要原因。早睡的小儿大多精神集中,学习成绩好。同时晚睡会影响小儿生长,导致小孩个矮。要保证孩子有充足和规律的睡眠。

5. 滥用补品 小儿正是成长阶段,一些滋补保健品不要随意乱吃,尤其是含有性激素成分的药材、食材,容易使小儿出现性早熟,对生长发育产生不利影响。

二、表现特点

综合症状:①先天不足:身体发育迟缓,如五迟(立迟、行迟、发迟、齿迟、语迟)、五软(头软、项软、口软、手软、足软),遗尿,夜尿多,两膝无力,走路经常跌跤。②体质瘦弱:面黄肌瘦,纳食不佳,或食而无味,容易出汗,爱流口水,厌食拒食,多食后会有恶心、呕吐、脘腹作胀,大便不成形,脸色无光彩,缺乏润泽,精神疲倦,头发枯干,皮肤粗糙,心情烦躁,个子比同龄人瘦小。

1. 气虚 疲劳乏力,气力不足,少气懒言,语声低微,常自汗出,动则尤甚,舌淡苔白,脉虚弱等。

2. 血虚 面色苍白无华,口唇淡白,头晕眼花,四肢麻木,皮肤干燥。

3. 阴虚 怕热易怒,口干咽痛,舌少津液,五心烦热,腰酸背痛,大便干燥,小便短赤,舌质红,苔薄或光剥,脉细数。

4. 阳虚 平素怕寒喜暖,手足不温,冬天四肢发凉,夏天四肢发热,口淡不渴,喜热饮食,饮食生冷则易腹痛腹泻,小便清长,大便溏薄,舌体胖嫩等。

亦有脏腑虚损,如肺气虚弱、脾胃虚弱,或兼有气阴两虚、阴阳两虚、气血两虚等。

三、治疗体会

健康小儿不必进补,尤其是婴幼儿,若患慢性病或急性病后体质虚弱者,或生长发育迟缓者,均应以调理,适当补益。小儿的生理特点是脾胃常常不足,而膏方的消化吸收也有赖于脾胃功能的正常运转,因此临床用药更须细心顾护,以调理脾胃为主。若小儿平素一贯体弱多病,身体消瘦,面色苍白或萎黄,或生长发育迟缓,头发稀疏、发黄,则需要用药物干预。

1. **方名** 健脾膏。

2. **组成** 太子参15g,白术15g,茯苓15g,扁豆15g,陈皮15g,莲子15g,薏苡仁30g,炒麦芽15g,炒谷芽15g,山药15g,砂仁6g,神曲15g,大枣15g,甘草3g,阿胶15g。

3. **方歌** 健脾膏用参术苓,扁豆陈皮莲苡仁,二芽枣草调脾胃,山药神曲胶砂仁。

4. **功效** 健脾益胃,消食导滞。

5. **主治** 脾胃虚弱,食欲不振,形体消瘦,面色萎黄,肠鸣泄泻,大便时干时稀,精神不振,四肢无力。

6. **用法** 熬制膏滋或煎水用。小儿因不耐苦味,以膏滋更好。

7. **加减** 若食滞较盛,加炒山楂、鸡内金,消化功能不佳,加莱菔子、木香,疑有虫积者加使君子、槟榔。

8. **使用注意** 服用膏方时要忌生冷、油腻、辛辣、不易消化及有较强刺激的食物,以免妨碍脾胃消化功能,影响膏剂的吸收。服用膏方从小剂量开始,开水烊化服用,让胃肠有个适应过程,也可观察药物的不良反应。小儿调补膏方不主张在疾病的急性期服用,如出现发热、呕吐、腹泻、咽喉疼痛、咳嗽、尿频尿痛等,应在治愈或基本缓解后再服。如果急于在此期间调补,不但起不到很好的调补作用,反而有闭门留寇之嫌。

9. **体会** 根据小儿脏腑、气血、阴阳以及痰湿、食积、郁热、瘀阻等情况进行组方,用药应温而不燥,凉而不偏,补而不滞,滋而不腻。避免攻伐、耗散、毒烈之品,从而避免不良反应、毒副作用。用药以平为贵。

四季脾旺不受邪,即脾胃功能强的人抵抗力强,不易生病,故在选用调补方法时,应时时照顾脾胃,因为小儿禀赋薄弱,依靠后天填充,使其在发育过程中改善虚损。脾胃健运,心肺自强,精、气、神俱旺。健脾时也不能仅用补脾药物。

小儿脾虚易伴食滞,因此宜加入行气导滞之品。常用的有麦芽、陈皮、扁豆、山药、白术、莱菔子等。采取中药配方要比单纯的滋补品更能照顾全面,并避免单纯滋补造成的不良反应。一般认为存在以下情况的小儿可以适当进补:①脾胃虚弱者,如面黄肌瘦、食欲不振、大便溏泄。②体质虚弱者,如经常感冒,咳嗽,自汗盗汗,或生长发育迟缓者。③慢性病的缓解期,可不失时机地进补。小儿使用清膏进补,补药不可太滋腻,本方证是针对脾虚纳少而设,是在参苓白术散的基础上加药组方,全方补中气,健脾胃,渗湿浊,行气滞,使脾气健运,积滞得去。本方香甜可口,小儿也喜服,可达到药补、食补相结合的目的。

四、预防调摄

1. **感冒未愈忌补** 小儿容易患感冒,一般肺弱,外感风邪、痰湿未清者,不能乱补,否则会导致感冒反复不愈。

2. **进补防止上火** 进补不宜过度,否则进补后出现上火流鼻血、大便干、口舌干燥等。应合理配合清淡的瓜果蔬菜,要遵循秋冬养阴,无扰乎阳,虚者补之,寒者温之的古训,注重饮食调养。

3. **选择平和进补** 小儿消化系统功能比成人差,在寒冷刺激下,极易造成消化不良,甚至出现恶心、呕吐、腹泻等。应选用性质平和之物,缓缓调养。小儿体虚常因先天禀赋不足,后天失于调护、疾病影响等原因引起,要注意调先天,培后天,重脾胃,养气血。

4. **没病无需进补** 如果小儿不虚而补,长期服用较多的补品后,可产生内分泌紊乱,长期大量服用滋补品,不仅会拔苗助长,导致性早熟,而且还可能造成患儿身材矮小。因此,身体发育好、没病者不需要用药物进补。

五、病案举例

骆某,男,1岁7个月,身体消瘦,面色萎黄,无食欲,大便时干时稀,精神整天不振,哭闹不已。投以健脾膏加味:太子参15g,白术15g,茯苓15g,扁豆15g,陈皮15g,山药15g,莲子15g,薏苡仁30g,炒麦芽15g,炒谷芽15g,神曲15g,大枣15g,炒山楂15g,鸡内金15g,莱菔子15g,木香6g,使君子15g,浮小麦30g,法夏15g,阿胶15g,砂仁6g,槟榔6g,甘草3g。10剂,以此比例收膏,连服两个月,现精神好,与一般小孩食欲、玩耍无异。

小儿多动症

小儿多动症为儿童时期病变,常见有各种各样的不自主运动或运动障碍,尤以抽动症最为多见,也是家长最为担心的。抽动是指身体某部位肌肉或某些肌群突然的、快速的、不自主的、反复的收缩运动,如眨眼、皱额、歪嘴、摇头、耸肩、做鬼脸或肢体非正常运动等,通常伴有发声抽动、情绪障碍、强迫症状、多动等行为改变。多动症病程可呈短暂的,也可能是慢性的,甚至持续终生。以男性多见。小儿多动症会危害自身、家庭、学校、社会。

一、发病原因

1. **禀赋不足** 不少多动症儿童的父母或亲属在儿童时期也曾有多动症的病史。妊娠期母体没有做好保护措施,致使胎儿大脑受损,如母亲在妊娠期间营养不良、外伤、疾病、服药、情绪异常、接触射线等因素,分娩过程中的创伤、早产、钳产、难产、窒息、缺血、缺氧、分娩所致的脑损伤等会诱发此病。

2. **后天失养** 小儿阳常有余,阴常不足,若后天失养,脾失健运,可致脾肾不足,阴虚阳盛,出现神不宁、魂不安、意不固、志不坚的症状;新生儿期小儿体重过轻,营养不良等,阴阳失调,易造成脏腑功能的失常,出现神志失控。

3. **疾病因素** 婴幼儿患有脑炎、高热昏迷、颅脑外伤等会诱发多动症。

4. **社会因素** 家庭环境和社会教育对儿童多动症的发生发展有很大影响。不良的社会环境、家庭环境,如经济过于贫穷、父母感情破裂、缺乏母爱或者母爱被剥夺、父母教育子女的观点不一致、教育方式不当等,均可增加儿童中患病率。

5. **家教因素** 暴力式的管教,会使患儿症状发展,并增加新的症状,如口吃、挤眉、眨眼。而对患儿漠不关心、放任自流和过于溺爱等,常可能促使症状出现,或使已有的症状加重。

6. **其他因素** 环境压力远远超过孩子心理的承受能力,导致孩子心理发育滞后,自控能力降低。另外,营养缺乏、环境污染、中毒或对食物产生变态反应,如过量摄入食物中所含添加剂、调味品、防腐剂、人工色素,都可能会导致多动症。

二、表现特点

综合症状:①小动作多:如脸部肌肉抽动,挤眼,眨眼,斜眼,扬眉,皱眉,龇牙,咧嘴,缩鼻;头部抖动,点头,摇头,扭脖子,耸肩,搓手指,握拳,挺胸,扭腰,踢腿,抖动腿,蹦跳,拍打自己,行为不安宁,做事不顾及后果,凭一时兴趣行事,明显的活动增多。②不能安静:扭来扭去,或到处乱跑,难以从事安静的活动或游戏,一天忙个不停。③自控力差:平时话多,喧闹,插嘴,在不适宜场合,以罕见、高亢语调发出淫秽、亵渎词语而几乎不能自控。影响他人,以引起别人注意。④不计后果:任性,喜欢玩危险的游戏,常常丢失东西,情绪不稳,易激惹冲动,易受外界刺激而过度兴奋,有危险或破坏性行为,事后不会吸取教训。⑤注意力差:容易因外界刺激而分心,经常因粗心发生错误。⑥做事拖拉:做作业时不能全神贯注,时间明显延长,粗心草率。做事有始无终,不断地喝水、吃东西、小便等。⑦容易走神:有些患儿表现为凝视一处,走神,发呆。⑧学习困难:患儿智力正常,但由于不易集中注意力,学习不专心,无耐心,写字潦草,计算能力差,理解能力差,记忆能力差,学习主动性差,成绩不稳定。⑨协调失常:患者的精细动作、协调运动、空间位置觉等发育较差,如系鞋带和扣纽扣都不灵便,左右分辨困难。⑩品行障碍:表现为攻击性行为,如辱骂、打伤同学、破坏物品、虐待他人和动物、性攻击、抢劫等,或一些不符合道德规范及社会准则的行为,如说谎、逃学、离家出走、纵火、偷盗等。⑪活动过度:患儿在母腹中,就明显表现活动量大,婴幼儿、学龄前期则显得特别活跃,表现为多动、好哭闹、不安静、难以满足要求。⑫交际障碍:患者交际能力相对略显迟钝,因为受到疾病表现症状的影响,性格有时会让旁人难于忍受,身边缺少同学、朋友,长大后交际能力有限。

1. **肝肾阴虚** 烦躁多动,冲动任性,难以自控,睡眠不安,遇事善忘,五心烦热,口干唇红,形体消瘦,颧红盗汗,大便干结,舌红少津,苔少,脉弦细数。

2. **心脾两虚** 神思涣散,多动不安,动作笨拙,情绪不稳,头晕健忘,思维缓慢,面色萎黄,神疲乏力,多梦少寐,食欲不振,大便溏泄,舌淡苔白,脉细弱。

3. **痰火内扰** 心中烦热,多语哭闹,任性多动,易于激动,口渴口苦,胸闷脘痞,喉间痰多,夜寐不安,小便黄赤,大便秘结,脾气暴躁,打人骂人,注意力不集中,舌质红,苔黄腻,脉滑数。

三、治疗体会

小儿多动症通常起病于6岁以前,学龄期症状明显,随年龄增大逐渐好转。部分病例可延续到成年。是一种心理行为障碍,患了多动症后,尤其是重症,如果不能得到及时的诊断和治疗,病情会逐渐加重,也给家庭和社会带来沉重的负担。多动症以年龄小治疗效果好。

1. **方名**　天麻祛风汤。

2. **组成**　黄芪 20g,太子参 10g,白术 10g,陈皮 10g,茯苓 15g,山药 15g,僵蚕 15g,砂仁 6g,合欢皮 15g,地龙 10g,夜交藤 30g,钩藤 15g,蝉蜕 10g,枣仁 20g,鸡内金 15g,炙远志 10g,莲子 15g,防风 10g,炙甘草 10g。

3. **方歌**　天麻祛风芪异功(党参、白术、茯苓、炙甘草、陈皮),山药僵砂合地龙,交藤钩藤蝉枣仁,内金远志莲防风。

4. **功效**　健脾调肝,祛风止痉。

5. **主治**　小儿多动症,如挤眼、眨眼、斜眼、面部肌肉抽动、扬眉、皱眉、龇牙、咧嘴、缩鼻、点头、摇头、扭脖子、耸肩、握拳、扭腰、踢腿、蹦跳、拍打自己等。

6. **用法**　将上述诸药熬制成膏滋服用。

7. **加减**　若脾胃功能不好,食少纳差,再加炒二芽、大枣、神曲、鸡内金健脾消食,促进运化。

8. **使用注意**　本方以膏剂服用为佳,因小儿不耐苦药,且容易伤脾胃,因膏方口感好,服用方便,便于坚持。

9. **体会**　小儿多动症为小儿常见病,是一种小儿自限性疾病,随年龄增长,部分患儿可自愈,也有患儿的症状延续至成年,治与不治,早治与晚治,在疗效和预后上,有显著的差异,多动症应及早治疗,综合治疗。

笔者认为多动症病变部位主要责之肝脾两个脏器。属肝者,因多动乃属于风证,应以祛风、息风为主,也与脾胃功能失调有关,患多动症的小儿一般纳食不佳,所以治疗上要从肝脾入手。在祛风方面,不能峻猛投药,可以选用天麻、僵蚕、钩藤、蝉蜕等,不宜轻易使用诸如蜈蚣、全蝎等。在健脾方面,也只宜药性温和者,不用猛药,因小儿身体比较细嫩,需缓缓图治,不能操之过急。同时在熬制膏方时,宜配伍安神之品,多选用植物类药材,小儿不宜选用重镇安神药,保证小儿睡眠对于改善病变有帮助,但又不能睡眠太甚。在心理治疗方面,恰当应用表扬和鼓励的方式可以提高患者的自信心和自觉性。

四、预防调摄

1. **不要伤害患儿**　小儿多动症是病态,不歧视、不训斥、不打骂、不惩罚,以免加重孩子的精神创伤。要取得良好的疗效,必须四方面(患儿、家长、教师、医师)的互相配合。对多动症儿童学习及行为方面取得的点滴进步及时肯定、表扬和鼓励。防止孩子的自卑、忧虑、孤僻或反抗心理。家长应该了解多动症的性质和特点，熟知对患儿教育、治疗、护理的具体方法。

2. **积极用药治疗** 对小儿多动症必须进行药物治疗，但药物不能代替教育，药物可为教育提供良好的条件，并应正确理解药物的作用与副作用。

3. **培养良好习惯** 合理安排孩子日常生活，培养孩子养成良好的生活习惯和学习习惯，遵从规律性的作息时间。经常进行一些有规则的游戏活动，在快乐中学习遵守规则、控制冲动。合理安排时间，制订个人时间计划表，从早晨起床到晚上睡觉，都列入计划，包括家庭作业、户外活动，每天的作息和活动大致相同。

4. **管好每件物品** 每日整理好自己的东西，每件东西物归其所，包括学习用品、衣物等任何东西，不要随意乱放，家长每天检查督促，培养孩子的自持能力。

5. **注意饮食调节** 少吃刺激性食物，不饮含有酒精、色素的饮料。其他如辣椒、胡椒油等刺激性调味剂应尽量少食或不食。含铅、铝食物可使孩子视觉运动、记忆感觉、形象思维、行为等发生改变，出现多动，应少食如含铅的皮蛋、贝类等食品。食铝过多可致智力减退，记忆力下降，食欲不振，消化不良，如应少吃油条，因为制作油条需要在面粉中加入明矾，而明矾的化学成分为硫酸钾铝。食物分酸性和碱性两类，只要饮食多样化，吃五谷杂粮，就能保持酸碱平衡。

五、病案举例

魏某，男，5岁半。患多动症近1年，经常不由自主地眨眼，做怪动作，时时吼叫，注意力不集中，现消瘦，纳食不佳，大便每日一行，睡眠不佳，易惊醒，舌质淡，苔薄白，脉沉。辨证为脾胃虚弱，肝风内动，拟健运脾胃，祛风止痉法。党参10g，炙黄芪20g，白术10g，陈皮10g，茯苓15g，山药15g，莲子15g，砂仁6g，炒二芽各10g，鸡内金15g，大枣15g，炙甘草10g，神曲15g，僵蚕15g，蝉蜕10g，防风10g，夜交藤30g，天麻15g，钩藤15g，枣仁20g，炙远志10g，合欢皮15g，地龙10g。蜜收膏。患者连续服用两月后，症状全部消失，现无恙。上方中虽然笔者使用了党参，但多数情况下宜选用太子参。笔者认为党参会使人长胖，此患儿因较消瘦，故改用之。

脱　发

头发对头部有保护作用,细软蓬松的头发具有弹性,对头部的伤害起垫子作用,夏季可抵挡太阳,减轻强光对头皮的刺激,冬季有保暖作用。头发能使人增加美感,一般人的头发约有 10 万根。头发不含神经、血管,但含有细胞。

肝藏血,发为血之余;肾藏精,为先天之本,主骨生髓通脑,其华在发。肝肾不足,精血亏虚,则毛发失养而出现白发、脱发、枯燥、无光泽。毛发的病变反映了血的盛衰。青壮年人的血盈则发长而有光泽。老年人多虚损而毛发枯黄变白易落。头发是展示形象的标志,脱发是对容貌的极大损害,对自信心极大的打击,还会影响到职业选择、婚姻,甚至前程。脱发使人显得苍老,难找异性对象,影响家庭和谐,求职就业困难,人际关系窄,影响心理健康,也有可能患有某种疾病。

一、发病原因

1. **饮食不节**　过食辛辣厚味,暴饮暴食,或节食减肥,嗜酒,湿浊内生,郁久化热而致脱发。

2. **外邪侵袭**　应用电吹风护发,或烫发,日光中的紫外线过分照射等,火毒之邪伤及头发,导致头发异常。

3. **情志郁结**　用脑过度,长期思虑,精神紧张,因肝主疏泄,性喜条达,若压力过大,或七情内伤,劳心伤脾,紧张焦虑,导致脱发。

4. **房事过度**　导致精血暗耗,血不上荣,头发失去营养而致脱发。

5. **理化因素**　如经常染发、烫发,过紧扎发,戴帽受压等导致头发受伤而致头发异常。

6. **作息失常**　因加班,熬夜,生活无规律等导致头发异常。

7. **遗传因素**　家族有脱发史,乃因禀赋不足所致。

8. **药物因素**　如化疗用药,或接触化学药品导致脱发。

9. **疾病影响**　局部感染或损伤,或全身性疾病引起脱发。

10. **其他因素**　如梳头不当,护发不当(如长期不洗头)导致脱发。此外还与环境、气候、水质等因素有关外。

二、表现特点

综合症状:①散在脱发:男性前额脱发或头顶脱发,以脾肾两虚最多见,女性多以稀疏脱发为主,多与肾脏疾病有关。②头顶脱发:所谓聪明透顶,与肝经最为密切,肝经上达巅顶,无端思虑过多,思则气结、伤脾伤血。③斑秃:有的脱发突然发生在某一局部,不痛不痒,在不知不觉中脱落,俗称"鬼剃头",多与情志有关,也可为重症神经衰弱。④头发稀少:有的头发枯黄细软、脆性增强、干燥易断、缺少光泽,提示气血亏虚,或患有某些疾病。若小儿走路、说话、站立、牙齿发育都比同年龄孩子要迟缓,属于肾气不足。也有因脂溢性脱发而变得稀疏,或者患有糖尿病等。

1. **肝肾阴虚** 头发成片脱落,发质干枯,常伴有头晕、失眠、五心烦热、睡觉时出汗、腰膝酸软等不适。

2. **气血两虚** 头发稀疏,伴有面色萎黄、神疲乏力、头晕眼花、心悸失眠等。

3. **痰湿上泛** 头部多油黏腻,毛发光亮,头皮瘙痒,伴有食欲不振、腹胀、腹泻。

三、治疗体会

根据头发色泽、头油变化,可以观察其异常:①头发早白:多为血虚、肾虚。因肾主黑色,肾精充足,头发就会乌黑有光泽;肾精不足,就会出现白发。②两鬓斑白:年老或操劳过度,或肝胆火旺引起,进而致使脾胃受伤。③前额白发:脾胃不佳出现前额白发。④头油过多:油脂分泌过旺,需要天天洗头,此与脾、肺两脏功能失调有关,如脾运化功能比较差,湿浊上泛,严重时可伴有头闷沉重等,肺失肃降致头上出油。也有肝火太旺者。⑤头皮屑多:肾精不足敛不住虚火,火太盛,头皮缺少滋润,产生头皮屑。笔者的治疗体会是综合用药效果好,主要从补肾、祛风、养血入手。

1. **方名** 补肾生发汤。

2. **组成** 女贞子15g,墨旱莲15g,山茱萸15g,山药15g,熟地15g,牡丹皮10g,茯苓15g,泽泻10g,当归15g,天麻15g,骨碎补15g,制首乌15g,侧柏叶15g。

3. **方歌** 补肾生发何首乌,当归天麻骨碎补,六味侧柏合二至,脱发白发一起除。

4. **功效** 补益肝肾,祛风乌发。

5. **主治** 白发,脱发,头皮屑多,头皮痒,伴随腰酸腿软,头昏脑胀等。

6. **用法** 此方可以做成汤剂、丸剂、膏剂,以做成膏剂服用为佳,因为治疗脱发需要一段时间,短期内很难见效,应用膏剂便于坚持服用。

7. **加减** 若肾虚较重者,可以灵活加用黄精、桑椹子、枸杞等。痒感明显加祛风之品刺蒺藜。头上油脂多加生山楂等。

8. **使用注意** 患病期间,禁食刺激性食物,洗头不要太过频繁。洗发水质量要好。

9. **体会** 补肾生发汤以六味地黄丸、二至丸合方补益肝肾,乌须黑发,强身健体,加当归补血活血,而高巅之上,唯风可到,故以天麻祛风,骨碎补、制首乌、侧柏叶均能乌须黑发,共奏补益肝肾,活血祛风之效。

治疗脱发,笔者的体会是内服、外搽、外洗,综合用药效果好,若单用内服药见效慢。30 多年前,一次一位年轻人因多吃人参导致脱发,几乎成光头,求诊于笔者,笔者当时治疗脱发并无经验体会,但笔者对于常用中药的功效很熟悉,乃按照补肾、祛风、活血的原则,用了一个药酒方,不想竟收到意想不到的好效果。命名为侧柏叶生发酒:侧柏叶、当归、天麻、当归、三七、骨碎补、制首乌等量,浸泡 45° 左右白酒中,半月后外搽。具有去油、护发、固发、乌发的作用。后用于斑秃效果也很明显。若头皮痒,头皮屑多,油脂分泌旺盛,可以加用外洗药,笔者有一经验方,命名为二桑洗发水:桑叶、桑白皮、侧柏叶、生山楂。将上药每次各取 100g,煎水外洗,不用任何洗发精,洗头后不用清水冲,让药汁保留于头发上。具有去油、去脂、去屑、去污、止痒的作用。人到中年以后头发逐渐变白属正常现象,表明人逐渐走向衰老。若过早出现头发异常如脱发、白发、油脂多、头皮痒、头皮屑多等,这些都影响头发的生长。

四、预防调摄

1. **注意饮食调节** 头发的生长需要营养,而营养是靠血液运送的,如果长期多病,身体虚弱,血气不足,身体营养很差,头发就会因缺少营养、生长不好而短命脱落,容易脱发,所以补充营养很重要,但也要防止盲目进补,造成体内热量过剩,反而有害健康。若饮食护发应多吃补肾之品,如黑芝麻、核桃、黑米、桑椹、莲子等。

2. **注意保健护发**　①常梳头：多梳头可明目、清脑、祛风、活血,增进肾功能,防脱发,防老年痴呆,持之以恒,必然受益。②控制洗头次数：夏天隔天洗1次,冬天隔两天或三天洗1次。③忌萝卜、地黄同用：萝卜、地黄同用会使头发变白,这个认识在《备急千金要方》《药性本草》《本草纲目》中均有记载。

3. **不要烫发染发**　烫发因温度高会破坏毛发组织,损伤头皮,要减少烫发次数。最好不要染发,因染发有损头发的质、色、亮。

4. **保持心情舒畅**　要及时缓解精神上的压力及紧张情绪,保持精神愉悦,有利于保护头发,保证充足睡眠,不要熬夜,也有利于保护头发。

五、病案举例

邵某,女,45岁。近两年来脱发严重,现每天起床即发现床上有几十根头发,甚至不敢洗头、抓痒,头上略有油脂,月经正常,纳食、二便亦正常,只是情绪稍显激动,舌质稍黯,苔薄白,脉弱。考虑乃为慢性病,需服药时间偏久,投以补肾生发汤加味收膏。女贞子15g,墨旱莲15g,山茱萸15g,山药15g,熟地15g,生地15g,牡丹皮10g,茯苓15g,泽泻10g,当归15g,天麻15g,骨碎补15g,制首乌15g,侧柏叶15g,龟胶15g,20剂。收膏。并同时应用经验方侧柏叶生发酒（见前）外搽,服药期间头发逐渐减少,由于已控制住脱发,患者情绪也慢慢转好。连续用药后,头发竟较前更密,更黑,患者甚是高兴。

～✿　口　　疮　✿～

口疮又称口糜,属于口腔溃疡,为反复发作的圆形或椭圆形溃疡,即损害口腔表面并覆有黄色或灰白色假膜,周边有约1mm的充血红晕带,中央凹陷,基底柔软,灼痛明显,多发于舌头、嘴唇内侧、前腭等部位,发作周期约数天或数月,具有不治而愈的特点,反复发作。《医宗金鉴·外科心法要诀》云："大人口破分虚实,艳红为实淡红虚,实则满口烂斑肿,虚白不肿点微稀。""口糜阴虚阳火成,膀胱湿水溢脾经,湿与热瘀熏胃口,满口糜烂色红疼。"口疮容易反复发作,影响人们的生活、工作,妨碍饮食,导致功能紊乱,甚至出现癌变,也有可能伴随其他疾病,如白塞综合征口疮、红斑狼疮、咽喉疾病等。

西医学所云口腔溃疡,是一种常见的口腔黏膜的溃疡性损伤病症,这些部位的黏膜缺乏角质化层或角化较差,从而导致局部病变。

一、发病原因

1. **病菌感染** 日常饮食以及环境中的尘埃细菌等,进入口腔,从而诱发感染,导致溃疡反复发作。

2. **牙膏问题** 口腔溃疡患者使用强有效的清洁剂牙膏,可导致过敏或破坏口腔黏膜,出现慢性口腔溃疡。

3. **营养不良** 缺乏维生素 B_{12}、叶酸等,新陈代谢就会受到阻碍,引发口腔溃疡。

4. **饮食不当** 经常食用辛辣刺激、油腻的食物,会刺激口腔黏膜,导致口腔溃疡。

5. **精神因素** 生活工作压力大,作息不规律,经常熬夜,有疲劳感,导致在精神紧张、情绪波动、睡眠状况不佳的情况下发病。

6. **遗传因素** 如父母双方均患有复发性口腔溃疡时,其子女有 80%~90% 患病,若双亲之一患此病时,其子女有 50%~60% 患病。

7. **免疫紊乱** 患系统性疾病的患者易发生口腔溃疡,主要是影响免疫功能而致病。口腔溃疡与胃溃疡、十二指肠溃疡、溃疡性结肠炎、局限性肠炎、肝炎等有关。研究表明 30%~48% 的口腔溃疡患者有消化道疾病,如腹胀、腹泻或便秘等情况。其中 9% 以上有消化道溃疡。

二、表现特点

综合症状:口疮反复不已,溃疡发作时疼痛剧烈,局部灼痛明显,影响饮食、说话,对日常生活造成极大不便,可并发口臭、头晕、头痛、烦躁、发热、慢性咽炎、恶心、便秘、乏力等全身症状。

1. **实证** 口疮疼痛明显,发病迅速,病程短,一般 7~10 天逐步愈合,愈后不留瘢痕。初起时红赤稍隆起,逐渐扩大凹陷,呈绿豆粒或黄豆粒大小,圆形或椭圆形,表面多覆有黄白色膜,周围有红晕。①外感时毒:口疮,伴有外感症状,初起口腔黏膜局部充血、红肿、微痛,舌尖或唇内出现粟粒样小红点或小疱疹,12 小时内疱疹溃破,呈表浅溃疡,边界清楚。②心脾伏热:口疮口臭,牙龈肿痛,灼痛明显,周围鲜红微肿,口疮表面多黄白分泌物,不能进食刺激性食物及饮热水,心烦失眠,小便黄赤,大便秘结。③瘀血阻络:口疮发作频繁,且疮痛处固定不移如锥刺,表面有黄白腐物覆盖,周围黏膜黯红,隆肿,面色黧黑,口唇青紫,女性患者常见经量过多或过少,色紫黯或见血块,小腹疼痛,舌质黯红见瘀斑,脉细涩。

2. **虚证** 发病稍缓,病程长,易反复发作,间歇期久暂不等,终年不断,此起彼伏,溃疡大小不等,周围微红不肿,溃疡疼痛轻微或不痛,全身症状明显。①阴虚火旺:口疮反复发作,灼热疼痛,昼轻夜重,五心烦热,口干喜饮,头晕耳鸣,失眠多梦,心悸健忘,腰膝酸软,舌质红,少苔,脉细数。②脾肾阳虚:口疮反复发作,表面灰白,日久难愈,疼痛时轻时重,服凉药后则加重,劳累后症状尤甚,口淡无味,面色㿠白,头晕乏力,神疲气短,不思饮食,腹胀纳少,大便溏薄;或腰酸膝软,四肢不温,舌质淡,苔白,脉沉弱或沉迟。

三、治疗体会

患口疮者不能正常饮食,甚至吞咽都困难,影响患者的情绪、精神,带来的痛苦显而易见。如果症状轻,初期为局灶性黏膜充血水肿,初起病变处敏感或出现针尖样大小或稍大的充血区,呈粟粒状红点,灼痛明显,继而形成边界清晰的浅表溃疡,圆形或椭圆形。溃疡复发的间隙期从半月至数月不等,溃疡此起彼伏、迁延不愈。若症状重则口疮症状特点是溃疡大而深,愈合后可形成瘢痕或组织缺损。治疗口疮,以消除病因、增强体质、对症治疗为主,应坚持全身治疗和局部治疗相结合。笔者自拟一方,以基本方加减,可收效。

1. **方名** 银翘愈疮汤。

2. **组成** 金银花15g,连翘15g,生地15g,玄参15g,麦冬10g,山茱萸15g,山药15g,丹皮10g,茯苓15g,泽泻10g,五味子10g,藿香10g,佩兰10g,竹叶10g,甘草6g。

3. **方歌** 银翘愈疮用增液,七味都气藿佩集,解毒利湿竹甘草,善治口疮取效宜。

4. **功效** 解毒除湿,清降虚火。

5. **主治** 口舌生疮,反复发作,疮面红肿,灼热疼痛,口臭异味,口渴多饮,不思饮食等。

6. **用法** 煎汤服用或熬制成膏滋。

7. **加减** 脾肾虚损,加制附片15g,肉桂3g,以温补脾肾,引火归原。气虚加黄芪、白术以补中益气,健脾化湿,湿热加黄芩以清热燥湿。

8. **使用注意** 因口疮有自愈现象,服用此方后,病愈后仍坚持用药一段时间,可以减少复发。

9. **体会**　口疮病变与心脾肾三脏的关系密切,因心开窍于舌,脾开窍于口,肾系舌本,故治疗需泻心经郁热,祛湿毒。藿香、佩兰芳香醒脾,治疗口疮乃常用之品。为促进溃疡面愈合,须加用收敛之品,以收湿敛疮,止血定痛。口疮虽有火热现象,但总是"在体为虚",一般不用大苦大寒之品直折其火,以免败胃。

口疮分实火、虚火,此方以金银花、连翘清热解毒,导赤散(生地、竹叶、甘草)方义治疗实火,以都气丸(生地、山茱萸、山药、丹皮、茯苓、泽泻、五味子)补肾养阴,清泻虚火,兼能收敛,促进溃疡面愈合,以增液汤(生地、玄参、麦冬)养阴生津,以藿香、佩兰化湿醒脾,合竹叶相伍,散脾胃伏火,全方共奏解毒祛湿、养阴生津,清退虚火之功。

李时珍《本草纲目》吴茱萸条下载有"又咽喉口舌生疮者,以茱萸末醋调贴两足心,移夜便愈。其性虽热,而能引热下行,盖亦从治之义"。用吴茱萸研粉,以醋调成糊状,外敷涌泉穴,对于口疮效果尤佳,笔者常将内服方与外用法结合应用有良好效果。

四、预防调摄

1. **注意饮食调节**　吃清淡的为主,避免吃刺激性的食物刺激口腔黏膜引起溃疡。

2. **保持口腔清洁**　及时漱口刷牙,避免食物残留滋生细菌。

3. **作息时间规律**　不熬夜,早睡早起,保证充足的睡眠,熬夜会使抗病力降低,导致口腔溃疡复发。同时口腔唾沫增多,也会刺激溃疡面。

4. **保持大便通畅**　大便通畅有利于毒素排出,减少口腔炎症。

5. **保持心情愉快**　避免过度疲劳,以免诱发口疮。

五、病案举例

刘某,女,45岁。口腔溃疡多年(表述不清),每于劳累之后即易诱发口疮,口干喜饮,口中异味,身体虚弱,纳食尚可,精神不佳,气短乏力,睡眠梦多,脱发、脱肛,大便干,月经量少,近两月未行,血糖正常,未生育,原有乙肝,舌质淡,苔少。拟养阴生津,清降虚火,兼祛湿热。金银花15g,连翘15g,生地15g,玄参15g,麦冬10g,山茱萸15g,山药15g,丹皮10g,茯苓15g,泽泻10g,五味子 10g,藿香 10g,佩兰 10g,竹叶 10g,甘草 6g,内服。同时用吴茱萸研粉,以醋调成糊状外敷双侧涌泉穴。连续外用 10 天,内服药控制症状后,改为膏滋巩固疗效。现 5 年未复发。

荨 麻 疹

荨麻疹俗称风疹块、瘾疹,是皮肤上出现瘙痒性风团,突然发生,迅速消退。其病程反复发生,若治疗不及时、不彻底,或病因持续存在则可能转变为慢性,迁延数月、数年,经久不愈。常不定时地在身上某一部位起一块块红肿且极痒的皮疹块,越抓越痒,越抓越肿。约 3/4 的荨麻疹患者找不到原因,其发作时间不定,因不明原因,难以预防,给患者造成极大的精神、心理负担,影响生活质量,也会诱发其他疾病,甚至会导致过敏性休克症状,危及生命安全。

西医认为荨麻疹是由各种致病因素致使皮肤黏膜血管发生炎症性充血与大量液体渗出,造成皮肤局部水肿性的损害。

一、发病原因

1. **食物因素** 荨麻疹的发病与饮食有一定的关系,某些食物可能是诱因,如食用鱼、虾、蟹、蛋、牛奶、肉类等动物性蛋白质容易诱发荨麻疹,尤其是在一次性大量进食这些食物之后发病率高。含有人工色素、防腐剂、酵母菌等人工添加剂的罐头、腌腊食品、饮料等可诱发荨麻疹。过于酸辣等有刺激性的食物会降低胃肠道的消化功能,使食物残渣在肠道内滞留的时间过长,发病概率上升。

2. **药物因素** 某些西药如青霉素等可引起过敏反应,吗啡、阿司匹林等可引起荨麻疹。

3. **物理因素** 如机械刺激,动物皮屑、羽毛、花粉、灰尘、油漆、某些气体等诱发荨麻疹。

4. **昆虫叮咬** 如虱、跳蚤、毒虫叮咬皮肤及黄蜂、蜜蜂、毛虫的毒刺刺入皮肤,引起荨麻疹。身体感染某些细菌、真菌、病毒、原虫、寄生虫等,导致机体的一些反应,引起荨麻疹。

5. **遗传因素** 某些家族中有患荨麻疹者,其后人容易遗传此病。

6. **寒冷刺激** 患者常在气温骤降时或接触冷水之后,数分钟内在局部发生瘙痒性的水肿和风团,多见于面部、手部,严重者其他部位也可以累及。

7. 日光刺激 皮肤暴露在日光数分钟后,局部迅速出现瘙痒、红斑和风团。风团发生后经一至数小时消退。发生皮疹的同时,可伴有畏寒、疲劳、晕厥、肠痉挛,这些症状在数小时内消失。

8. 疾病因素 某些疾病如红斑性狼疮、风湿热等可为荨麻疹的病因。

9. 精神因素 尤其是曾患荨麻疹者,当精神紧张、感情冲动时容易发生荨麻疹。

二、表现特点

综合症状:①急性荨麻疹:起病较急,皮损常突然发生,为局限性红色大小不等的风团,皮损大多持续半小时至数小时自然消退,剧烈瘙痒、灼热感。部位不定,可泛发全身或局部。②慢性荨麻疹:若反复发作达每周至少两次并连续6周以上者称为慢性荨麻疹。皮肤风团时多时少,时轻时重,常经年累月不愈,无规律,大多数患者找不到病因。③影响皮肤:基本损害为皮肤瘙痒,随即出现风团,呈鲜红色或苍白色,皮肤红斑。风团的大小和形态不一,发作时间不定。风团逐渐蔓延,融合成片。风团持续数分钟至数小时,少数可延长至数天后消退,不留痕迹,风团常泛发,亦可局限。皮肤划痕症明显,用指甲或钝器划皮肤时,即发生与划痕一致的条状隆起,不久消退,伴有瘙痒。④其他表现:如影响呼吸道、消化道,部分患者可伴有头痛、头昏脑胀等。

1. 风邪侵袭 ①风寒型:风团色白或淡红,受风着凉,稍碰冷水则可诱发,瘙痒异常,遇冷当风则加剧,遇热可减轻,口不渴,可伴有发热恶寒。舌淡苔白,脉浮缓。②风热型:风团色红,大片焮红,暴痒难忍,可有针刺样灼热感,遇热则加剧,得冷则减轻,伴自汗口渴,甚则发热烦躁,舌红苔黄,脉浮数。③风湿型:风团鲜红或中央色白、边缘鲜红,搔抓之后,皮肤迅即潮红水肿,局部或全身瘙痒,周身散发丘疹水疱和大疱,焮红起块,晚上痒重,舌淡苔白或黄腻。

2. 气血亏虚 风团如豆瓣大,成片,疹色与肤色一致,倦怠乏力,面色无华,头晕失眠,动则汗出,皮肤干燥,舌胖,脉弱。

3. 血热瘀滞 风疹块颜色黯红,面色晦黯,时起时消,历久不愈,瘙痒难忍,烦躁不安每到晚上皮肤出现灼热或刺痛,搔抓部位出现明显的皮肤划痕症,越挠越多,口唇色紫,烦躁,便秘,脉细涩,舌质黯紫。

4. 阳气不足　遇冷时即发风团样皮疹,肿痒,全身畏寒较重,夏天亦如此。苔白腻,脉沉细。

三、治疗体会

荨麻疹的病因非常复杂,许多患者找不到发病原因。中医认为风邪、湿邪、热邪、血虚、虫淫等可为致病的原因。治疗荨麻疹以疏风祛湿、清热解毒、养血润燥、活血化瘀为原则,以达到祛邪扶正止痒。笔者通过多年临床,总结一首治疗皮疹、荨麻疹的验方。

1. **方名**　枳壳抗敏汤。

2. **组成**　枳壳 10g,荆芥 10g,防风 10g,徐长卿 15g,当归 15g,川芎 10g,乌梅 15g,仙鹤草 15g,夜交藤 30g,酸枣仁 30g,地肤子 15g,紫草 15g,凌霄花 15g,甘草 6g。

3. **方歌**　枳壳抗敏梅三草(仙鹤草、紫草、甘草),荆防归芎凌酸枣,长卿交藤地肤子,祛风止痒效果好。

4. **功效**　清热凉血,祛风止痒。

5. **主治**　荨麻疹,皮肤瘙痒,风团,起疹,时隐时发,小如麻点,大如豆粒,为扁平硬节,高出皮肤,一旦搔破,则连结成片,皮肤划痕症。

6. **用法**　水煎服,若慢性荨麻疹则熬制成膏滋,便于坚持应用。

7. **加减**　血分有热加用生地、赤芍、丹皮以凉血止血;气虚加生黄芪固护肌表,痒感明显者加刺蒺藜、蝉蜕、僵蚕,严重者加乌梢蛇搜风,湿毒盛者加白鲜皮、连翘、茵陈、泽兰。

8. **使用注意**　忌辛辣、海鲜类和牛羊肉等发物。

9. **体会**　瘾疹早在《素问·四时刺逆从论》中即有记载。风邪客于肌中,真气发散,又夹寒搏于皮肤,外发腠理,淫气妄行,则为痒也。此证主要以风邪外袭,腠理空虚为主要病因。风邪往来于腠理之间,则风团此起彼伏,而瘙痒不已。风为阳邪,其邪伤及肤表,郁而不散,最易热化燥血,热与湿气相合,蕴蓄不散,就会形成风邪外发,湿热内蕴证候。故治疗要祛风凉血,活血化瘀,兼以祛湿。

治疗皮肤瘙痒,一般要加用安神之品,尤其是夜间瘙痒会更甚,因为瘙痒会影响睡眠,加用安神之品,可以免搔抓之苦,其中夜交藤、酸枣仁即是安神之品,夜交藤本身也具备止痒作用。方中的乌梅、仙鹤草、防风、徐长卿现在认为有抗过敏的作用。治疗瘙痒用凉血之品,笔者尤喜用紫草配伍凌霄花。

枳壳乃是止痒要药,用治风疹瘙痒以及其他原因所致的痒感,《神农本草经》载"味苦寒,主大风在皮肤中,如麻豆苦痒",即是说枳壳具有止痒作用,唐代甄权云枳壳主"遍身风疹,肌中如麻豆恶疮",凡皮肤过敏导致的瘙痒病证为首选,如荆防败毒散就应用了枳壳。一些较为顽固的瘙痒病症,应加用枳壳,既有行气祛风之效,同时又有促进气血运行的作用。瘙痒病证与"风"有关,所谓"治风先治血,血行风自灭",笔者尤喜用凌霄花、紫草凉血以止痒。

四、预防调摄

1. **积极祛除病因** 对每位患者都应力求找到引起发病的原因,并加以避免。如果是感染引起者,应积极治疗感染病灶。药物引起者应停用过敏药物;食物过敏引起者,找出过敏食物后,不要再吃这种食物。

2. **避免诱发因素** 如寒冷性荨麻疹应注意保暖,接触性荨麻疹应尽量不接触或少接触过敏原,尽可能避免外界不良刺激,如热水洗烫、剧烈搔抓等。尽量不穿化纤贴身内衣、皮毛制品。

3. **保持皮肤清洁** 防止皮肤感染,避免过劳。

4. **治疗原有疾病** 荨麻疹既是一种独立的疾病,也可能是某些疾病的一种皮肤表现。导致荨麻疹的疾病较多,如寄生虫感染、病毒性感染、真菌感染,某些疾病如糖尿病、甲亢、月经紊乱、体内潜在肿瘤等,都可能引起荨麻疹。有效地诊断和治疗原有疾病,有助于消除荨麻疹。

5. **保持健康心态** 保持乐观稳定的情绪,因慢性荨麻疹的发作和加重,与人的情绪或心理因素有一定的关系,提高身体抵抗力,人体气机调和,血脉流畅,正气充沛,久而久之荨麻疹会消失在无形中。

五、病案举例

梅某,38 岁,男,军人。患荨麻疹多年,具体时间不详,每遇饮食不注意或受到如寒冷等刺激,即出现皮肤起疹,瘙痒,出现皮肤划痕症,反复发作,用过西药只能暂时控制,不能从根本上解决问题。此次因食用了几只龙虾后第二天即出现皮肤瘙痒,皮肤划痕症明显。乃按照祛风止痒,凉血安神之法用药。枳壳 10g,荆芥 10g,防风 10g,徐长卿 15g,当归 15g,川芎 10g,乌梅 15g,仙鹤草 15g,夜交藤 30g,酸枣仁 30g,地肤子 15g,紫草 15g,凌霄花 15g,赤芍 10g,

桑叶15g，蝉蜕10g，茯苓20g，忍冬藤30g，白鲜皮15g，生地15g，甘草6g。7剂后症状明显减轻，不痒，无划痕症，病人要求彻底治好，因患者职业的原因，不能熬药，乃以上方加龟胶熬制成膏滋应用以巩固疗效。

痤　　疮

痤疮俗称青春痘、粉刺，是一种毛囊皮脂腺的感染性炎症，发病年龄不受限制，但好发于青年男女。本病以粉刺、丘疹、脓疱、结节等多形性皮损为特点。发病部位以面部及上胸背部为主，尤其以面部为多，病情易反复，多数患者迁延不愈。严重地影响容貌，危害身体健康，影响工作生活，选择配偶困难，进而对患者的自信心造成损害。

西医认为与内分泌失调、雄性激素分泌旺盛、皮脂分泌过多、毛囊内微生物感染、遗传因素有关。

一、发病原因

1. **风热外袭**　为痤疮的初发原因，但也可为复发的诱因。风、热均为阳邪，其性善动炎上，故风热多侵犯人体上部，邪热灼伤血络，阻塞毛孔，局部皮肤郁闭蕴塞而成痤疮。

2. **湿热困阻**　饮食不节，或过食辛辣肥甘油腻之品，日久中土运化不畅，助阳生湿化热，循经上蒸头面而发为痤疮，或脾运不畅，水湿内停成痰，郁久化热，湿热阻滞肌肤，毛窍闭阻而发为痤疮。

3. **肾阴不足**　素体亏虚，肾阴不足，阴阳平衡失调，相火太旺，循经上蒸头面，以致肺胃阴虚，发为痤疮。

4. **血瘀痰结**　气血运行不畅，而致瘀、痰互结，血瘀痰阻，或阴虚生热，日久煎熬津液而为痰；阴虚则血行不畅，又发为瘀，妨碍气机的运行和经络的畅通，阻于局部，形成结节、囊肿、瘢痕。

二、表现特点

综合症状：①初发期：痤疮又红又硬，用手碰时会有疼痛感，颜面潮红，粉刺焮热、瘙痒，或有丘疹，高于皮肤，呈褐色或红色；或有粉刺，一般皮肤颜色不变化，触摸高于皮肤。②进行期：痤疮开始长脓头、脓疱，触摸觉手底下有疙瘤,不平整,皮疹红肿瘙痒,或有囊肿,或有粉瘤。常伴有大便不畅,消化不良,腹胀,苔黄腻,脉滑数等。③严重期:痤疮有大面积红肿,多见于30岁以上的成年人,皮疹色红不鲜,常见面色晦黯,色素沉着,神疲乏力。④愈合期:痤疮发红发热,炎症会造成周围皮肤发热,激发黑色素,容易留下很深的痘印(瘢痕),瘢痕一旦形成,不易自行消退。

1. 热毒壅盛 面部油腻,皮损以结节、囊肿、脓肿、黑头粉刺为主,口干,心烦,失眠,便干,溲赤,舌红,苔薄黄或腻。

2. 湿邪蕴结 好发于颜面部,皮损以红色丘疹、粉刺为主,平素面部较油腻,痒痛相兼,舌淡或边有齿痕,苔薄白,脉滑。

3. 脾胃积热 皮疹色红,伴有宿食不消,脘腹胀满,大便秘结,舌红苔黄腻,脉滑数或濡数。

4. 血瘀痰凝 痤疮以黯红结节、脓疱为主,反复发作,伴有凹凸不平的瘢痕和色素沉着,心烦多梦,便干,舌红或黯或有瘀斑,脉弦滑或细数。

三、治疗体会

痤疮多见于青春期男女,一般表现在面和上胸、背等部位。痤疮主要是体内阴阳平衡失调,进而表现为相火过旺,加之后天饮食生活失调等造成。有90%以上的人在青春期有患痤疮的经历。

治疗痤疮,辨证关键是权衡毒、热、湿、瘀、痰、虚六大关键因素。痤疮的初期多以热、毒、湿、瘀、痰为主,中后期侧重分析其寒、热、虚、实。①毒证突出时,表现为有大脓疱且红肿热痛,多为热毒壅盛。②热证突出时,痤疮表现为红肿、热痛,其病机有肝经热盛、肺中伏火、心火亢盛等。③湿证突出时,病机有脾虚生湿、阳虚水湿不化等。临床上以湿热并见者居多。④瘀证突出时,痤疮表现为色黯、有痘印,有气滞血瘀、气虚血瘀、寒凝血瘀等。⑤痰证突出时,痤疮表现为有结节,多是火热炼津为痰,气虚无力运化水湿聚而成痰等。⑥虚证突出时,患者表现为痤疮久病不愈,痘印深陷于里,难以透出,多表现为颜色淡白。⑦阴虚突出时,痤疮表现为细小黯红,多为正气虚无力行血化瘀、化痰,无法祛邪外出。这些因素往往相互交织,难以截然分开,痤疮的治则主要有清热解毒、祛除湿热、活血化瘀、祛痰排脓、消除瘢痕。

1. 方名 薏苡仁消痤汤。

2. 组成 薏苡仁30g,板蓝根10g,香附10g,木贼10g,桑叶15g,菊花

15g,荆芥 10g,防风 10g,牡丹皮 10g,赤芍药 10g,金银花 15g,连翘 15g。

3. **方歌**　薏苡消痤桑菊香,荆防银翘赤芍丹,木贼联合板蓝根,痤疮暗斑一起端。

4. **功效**　消疮止痒,祛痤解毒。

5. **主治**　痤疮,扁平疣,蝴蝶斑,面部疖肿等。

6. **用法**　水煎服。也可以做成丸剂或膏剂内服。若色斑明显将其制成膏滋服用更好。

7. **加减**　根据临床应用来看,风热甚一般常加刺蒺藜 15g,牛蒡子 15g;面部有脓点,热毒较重,加皂角刺 6g,紫花地丁 20g,蒲公英 20g,白蚤休 15g。若面黑可以加用美白的药物,一般在命名上带有"白"字的药物多能美白,如白茯苓、白术、白芷、白及、白附子、白蒺藜、白僵蚕、白扁豆、白鲜皮、白茅根、白果、白蔹、白丑、白前、白芍药、柏子仁、桑白皮、百合等。一些颜色为白色的药材也具有美白的作用,如天花粉、葛根、冬瓜仁、杏仁、薏苡仁、莲子、芡实、贝母、山药、桃仁、玉竹、瓜蒌仁等,此外还有茵陈蒿、木香、甘松、核桃仁、菟丝子等,这些均可以灵活加用。

8. **使用注意**　此方在使用时,有时可能解毒作用稍轻,可在此方中加大解毒药剂量,或者另加清热解毒之品。

9. **体会**　痤疮好发于青春期的男女,与内分泌失调有关,中医认为大多为热毒所致。故立法亦以此组方。此方也可以治疗湿疹。其药物平淡,作用看似平和,有四两拨千斤的特点。若热毒较甚,也可以合五味消毒饮同用。若有脓液,加皂角刺拔毒透脓,但这样面目可能会出脓点更多,一般一个星期以后,症状则明显好转,这是取天丁(皂角刺)的透散作用。

笔者体会若加用升麻也可以,但不及皂角刺透脓作用好。使用皂角刺剂量不要太大,皂角刺透散作用强,由于方中同时配伍清热解毒之品,故既有透散的特点,又不至于脓液扩散。痤疮愈后,常留下色素沉着,影响美观,这是患此病的人最不愿看到的事情,所以在后期的治疗过程中要加用美白药物。笔者认为从美白方面来看,刺蒺藜、冬瓜仁、天花粉、白蚤休作用很好,冬瓜仁可以大剂量使用,一般应在 30g 以上。应用活血药也有利于色素沉着消散,故可以适当选用,如当归、紫草、凌霄花等。

治疗痤疮以清热解毒为主,传统选用五味消毒饮加味,笔者认为不能太过于苦寒,若痤疮初起,应适当应用荆芥、防风这些表散之品,这样便于热毒外泄,为防止因痤疮留下色素沉着,加用活血凉血之药,如丹皮、赤芍、凌霄花等。上方即立法如此。薏苡仁、板蓝根、香附、木贼四味药为治疗痤疮常用配伍药组,具有美容、祛斑、抗病毒特点。全方具有清热解毒,凉血祛风的作用,以祛疮消痤。诸药配伍,无论寒热虚实病证,均可应用。本方也可以治疗蝴蝶斑、面色晦黯等。

　　从痤疮所发生的部位来看,要按照部位选用药物。①额头:主病在肝。长痘原因:压力过大,郁闷,生气,生活不规律,昼夜颠倒,为肝脏毒素积累造成。应调节身心,多喝水。②印堂(双眉间):主病在心。长痘原因:心脏活力减弱或心火过盛所致,应清心火。③发际:主病在毛孔。长痘原因:或因为化妆导致毛孔堵塞,容易在发际或眉间形成病变。应及时清除会堵塞发际周围毛孔的代谢物。④太阳穴:主病在胆囊。主病原因:饮食过于油腻,加重了胆囊的负担。应注意饮食调节。⑤左脸颊:主病在肝。长痘原因:因肝藏血,血液循环障碍所致。应促进血液循环。⑥右脸颊:主病在肺。长痘原因:右脸颊长痘是肺部有热症的反映,常伴有喉咙干燥、痰多咳嗽。应清肺热。⑦鼻头:主病在胃。长痘原因:多为胃火过于旺盛,消化系统异常,或者卵巢功能出现异常。⑧鼻翼:主病在胃、生殖系统。长痘原因:当鼻翼处长出痤疮时,除了此处油脂分泌旺盛的原因外,还是胃火过大、消化不良的表现。经常便秘,胃胀气。亦与生殖器官有关联,如过度纵欲。应少食刺激性食品,如火锅、辛辣之物。⑨嘴角:嘴角爆裂或许与铁质不足有关。⑩唇周:主病在肠、泌尿系统。长痘原因:便秘或者肠热,吃了太多辛辣、油炸食物是嘴唇周围长痘的原因。若长在人中部位,则可能是泌尿与生殖系统问题,女性可能会有白带问题,男性则常出现尿频。⑪下巴:内分泌紊乱,体内毒素聚集,皮肤油脂分泌过多,使用含氟牙膏等,都会导致下巴长痘。⑫前胸后背:当皮脂分泌过多时,胸前与背后的毛囊阻塞,并发生感染,导致丘疹和疮疖,故不敢穿低胸露背的衣服,其与热毒有关。

四、预防调摄

　　1. **不可自行挤压**　痤疮不能挤压、乱抠,挤压不仅不能改善痤疮症状,而且会影响疗效。

　　2. **注意清洁皮肤**　要勤洗脸,保护皮肤清洁,清除皮肤上的灰尘、油垢。忌用油脂类、粉类化妆品和含有糖皮质激素的软膏及霜剂。如若已经患有痤疮,可以使用一些软膏剂进行涂抹来防止继续感染。若清洁不当,致使毛孔堵塞,容易引起细菌感染。

3. 保持精神愉快 早睡早起,生活规律,保证充分睡眠。不忧伤,不苦恼,心情愉快,要舒缓压力,因压力过大,会导致内分泌失调,引发痤疮。

4. 注意饮食调节 少吃脂肪、高糖、辛辣、油煎的食品及白酒、咖啡等刺激性饮料,多吃蔬菜、水果,多饮开水。

五、病案举例

胡某,女,23 岁,本校学生。自述从高中时起脸上开始长痤疮,有脓点,以后逐渐增多,现满脸均是,并不断冒出新的脓点,疼痛,有瘙痒感,尤其是当月经来潮之前,脓点更盛,当脓破后,留下很深的色素沉着,曾用西药和内服中药未见好转,舌质偏红,时有口干现象,但并不明显,脉缓。乃投以薏苡仁消痤汤,其间对处方稍有加减,连续应用 1 月后,患者面部痤疮明显好转,因痤疮消退后面部颜色较黯,乃与八白汤(组成:白茯苓 15g,白芷 10g,白及 10g,白芍 15g,白扁豆 15g,白蒺藜 15g,白僵蚕 15g,生白术 15g,百合 15g,山药 15g,冬瓜仁 30g,天花粉 15g,葛根 10g,薏苡仁 30g,可做膏剂。)配伍一起应用,面部逐渐转白,未有留下色素沉着。若病程久,时间长,服药不便者,可以应用膏滋进行慢调细理,坚持应用,即会消除痘印。